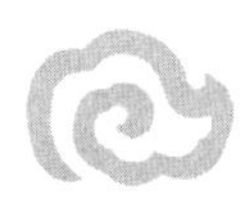

喻昌研究文集

总主编 / 徐俊华 葛惠男
执行总主编 / 欧阳八四
主编 / 黄 菲 欧阳八四 陆而立

吴门医派代表医家研究文集（上集）

苏州市中医医院
苏州市吴门医派研究院
/ 组编 /

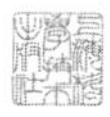

上海科学技术出版社

图书在版编目（CIP）数据

喻昌研究文集 / 黄菲，欧阳八四，陆而立主编. -- 上海 ：上海科学技术出版社，2021.2
（吴门医派代表医家研究文集 / 徐俊华，葛惠男总主编. 上集）
ISBN 978-7-5478-5208-8

Ⅰ. ①喻… Ⅱ. ①黄… ②欧… ③陆… Ⅲ. ①中医流派—学术思想—中国—清代—文集 Ⅳ. ①R-092

中国版本图书馆CIP数据核字(2021)第008689号

吴门医派代表医家研究文集(上集)

喻昌研究文集

主编　黄菲　欧阳八四　陆而立

上海世纪出版(集团)有限公司
上 海 科 学 技 术 出 版 社　出版、发行
(上海钦州南路71号　邮政编码200235　www.sstp.cn)
浙江新华印刷技术有限公司印刷
开本 787×1092　1/16　印张 19.75
字数 260 千字
2021年2月第1版　2021年2月第1次印刷
ISBN 978-7-5478-5208-8/R・2240
定价：58.00元

内容提要

喻昌，字嘉言，号西昌老人。明江西南昌府新建人，自幼习儒，攻举子业，无所成就，年近五十弃举子业，转而从医，行医于江西南昌、靖安一带。顺治初，应吴中友人钱谦益的邀请，悬壶江苏常熟，医名卓著，冠绝一时，与张璐、吴谦齐名，并称清初医学三大家。

本书辑录了当代学者关于吴门医派代表医家喻昌的研究文献，以生平著述辑要、医学思想研究、临床证治探讨、疾病诊治应用为纲要，共收集相关研究文献 71 篇，概述喻昌生平及其遗存著作，阐述其伤寒“三纲鼎立”论、温病三焦论治观、秋燥论、大气论等学术思想，探讨其临床诊治特点及处方遣药特点，以冀全面反映当代学者对喻昌学术思想的研究全貌。

本书可供中医临床工作者、中医文献研究人员、中医院校师生及中医爱好者参考阅读。

丛书编委会

编委会名单

主编

黄　菲　欧阳八四　陆而立

编委会（按姓氏笔画排序）

于鹏程　田　列

吉玲玲　刘元君

孙　柳　牟宗平

杨海洲　张　晖

张明英　欧阳怡然

金丽娟　周　曼

殷　圆　殷美琦

倪序

“宁可架上药生尘，但愿世间人无恙。”受儒学的影响，自古以来中国的医生都怀有一种普济苍生、泽被后世的博大胸怀。“进则救世，退则救民”者，是也；“不为良相，宁为良医”者，是也；“大医精诚”者，是也；“作为医师，宜兴悲悯，当先识药，宜先虚怀，勿责厚报”者，是也。

苏州位于长江中下游，古称吴都、吴中、吴下、吴会等，四季分明，气候温和，物产丰饶，宋时就有“苏湖熟，天下足”的美誉，“上有天堂，下有苏杭”的谚语也不胫而走。苏州的中医向称“吴医”，源自清乾嘉年间吴中名医唐大烈所著的《吴医汇讲》，这本被称之为现代医学杂志滥觞的著作，汇聚了当时吴中地区 40 余位医家的百余篇文稿，共 11 卷，从此“吴医”始为天下人周知。

所谓“济世之道莫大乎医，去疾之功莫先乎药”，吴中经济欣欣向荣，苏州的中医药也随之得到了快速发展，成为吴文化重要的组成部分。3 000 多年前，“泰伯奔吴”开创了吴地的历史，也开始了吴中医学的萌芽；1 400 多年前，精通医术的苏州僧人奔赴日本传授汉方医学及针灸技术，开始了吴医乃至中医学的对外交流。同时期吴地第一位御医的出现，成为“吴中多御医”的开端；1 000 多年前，吴中现存第一本医学著作的问世，拉开了“吴医多著述”的序幕，而“宋代世医第一家”苏州葛氏世医的出现，由此世家医学成为吴中医学一道亮丽的风景线；800 多年前，历史长河中掠过中医学重要医学流派——吴门医派的倩影，从此开创了吴门医派千年的传承历史；300 多年前，一部《温热论》宣告了温病学说的创立，将吴门医派推向了发展的高峰；100 多年前，西学东渐，中西医纷争，吴门医派发出了历史的呐喊,继续着前行的步伐;10年前,苏州市中医医院的整体搬迁,实现了吴门医派主阵地、主战场的跨越式发展;2019年,机构改革,苏州市卫生健康委员会加挂苏州市中医药管理局牌子,健全了中医药管理体制机制,进一步推动中医药事业的发展。

从以下一组数据不难看出苏州市中医药事业的发展:截至2020年末,全市中医类医疗机构393个,较上年增加86个,增长28.01%,占全市医疗机构总数的10.56%。目前全市共有中医医院9家,中西医结合医院4家,中医类门诊部39个,中医诊所341个,按标准建成中医馆105家、中医阁268家。全市中医类医院实有床位6 641张,较上年增加387张,增长6.19%,占全市医院实有床位总数的10.95%。全市中医药人员数达6 433人,较上年增加780人,增长13.80%,其中中医类别执业(助理)医师5 232人,占全市执业(助理)医师总数14.72%。全市中医类医院总诊疗人次数930.77万,较上年增长5.21%,占全市医院总诊疗人次18.72%;全市中医类医院入院人数24.79万,较上年增长3.91%,占全市医院总入院人数14.97%。

千年传承,百年激荡,十年跨越,吴门医派走过了不平凡的发展之路。“吴中多名医,吴医多著述,温病学说倡自吴医”,凝聚着吴门医派不断探索与创新的灵魂。当今时代,国家将振兴传统文化提高到战略层面,中医药学是中国古代科学的瑰宝,是打开中华文明宝库的钥匙,也将是中华文化伟大复兴的先行者。“要深入发掘中医药宝库中的精华,推进产学研一体化,推进中医药产业化、现代化,让中医药走向世界。”“要遵循中医药发展规律,传承精华,守正创新。”习近平总书记为中医药事业的传承发展指明了方向。

中医药无论是对疾病的预防,对重大疾病的防治,还是对慢性疾病的康复,都有其独特的优势,我国对肆虐全球的新型冠状病毒肺炎全面介入中医药诊疗并取得良好效果就是最生动的实践。如何落实习近平总书记对中医药事业传承发展的指示精神,继承好、利用好、发展好中医药,深入发掘中医药宝库中的精华，在建设健康中国、实现中国梦的伟大征程中谱写新的篇章，是历史赋予每个中医人的使命，也是未来对中医人的期盼。吴门医派作为中医学术流派中影响广泛的一支重要力量，更需要在其中发挥应有的作用。《苏州市传承发展吴门医派特色实施方案》是苏州市人民政府的政策举措，《2020 年苏州市中医药工作要点》是苏州市卫生健康委员会和苏州市中医药管理局的具体方案。为此，苏州市中医医院、苏州市吴门医派研究院组织相关专家编写"吴门医派代表医家研究文集"，汇聚当代学者对吴门医派代表医家的研究成果，总结他们的学术思想、临证经验，对发扬光大吴中医学、传承发展吴门医派不无裨益。

苏州市中医药管理局副局长　倪川明

2020 年 12 月

徐序

苏州是吴门医派的发源地,3 000 多年前"泰伯奔吴"创建的勾吴之国,开启了吴地的中医药历史。2 500 多年前"阖闾大城"建成后的风雨洗炼,孕育了吴中物华天宝、人杰地灵的江南福地。"君到姑苏见,人家尽枕河。古宫闲地少,水巷小桥多。"道尽了姑苏的雅致。苏州的魅力,既在于她浩瀚江湖、小桥流水的自然风情,更在于其灵动融合、创新致远的人文精神。

作为吴文化重要组成部分的吴门医派,肇始于元末明初的戴思恭。戴思恭"学纯粹而识臻远",是他将金元四大家之一朱丹溪的医学思想带到了吴地,又因王仲光、盛寅等将朱氏医学"本土化",之后吴地王履、薛己、吴有性、倪维德、缪希雍、张璐、叶桂、薛雪、周扬俊、徐大椿等众多医家先后崛起,真正形成了"吴中多名医,吴医多著述"的吴中医学繁荣景象,终成"吴中医学甲天下"之高度。

吴门医派有着丰富的学术内涵,以葛可久、缪希雍等为代表的吴门杂病流派,以张璐、柯琴等为代表的吴门伤寒学派,以叶桂、吴有性等为代表的吴门温病学派,以薛己、王维德等为代表的吴门外科学派,在中医学的历史长河中闪耀着熠熠光辉。尤其是温病学说,从王履的"温病不得混称伤寒",到吴有性的"戾气致病",直至叶桂的"卫气营血"辨证,300 多年的不断临床实践、理论升华,彰显了吴中医家探索真理、求真创新的务实精神,使温病学说成为了中医的经典。时至今日,在防治新型冠状病毒肺炎等重大疫病中,温病学说的理论仍有重要的指导意义。

目前,国家将振兴传统文化提高到战略层面,文化自信是一种力量，而且是“更基本、更深沉、更持久的力量”。中医药的底蕴是文化，作为中国传统文化的重要组成部分，“中医药学是中国古代科学的瑰宝，也是打开中华文明宝库的钥匙”。党的十八大以来，以习近平同志为核心的党中央把中医药工作摆在更加突出的位置，不仅通过了《中华人民共和国中医药法》，还发布了《中医药发展战略规划纲要（2016—2030 年）》《关于促进中医药传承创新发展的意见》等多项政策文件。在 2019 年召开的全国中医药大会期间，习近平总书记对中医药工作作出重要指示，强调“要遵循中医药发展规律，传承精华，守正创新”“推动中医药事业和产业高质量发展”，为继承好、利用好、发展好中医药指明了方向。

在中医药面临天时、地利、人和的发展大背景下，苏州市人民政府围绕“吴门医派”在理论、专病、专药、文化上的特色优势，颁布了《苏州市传承发展吴门医派特色实施方案》。苏州市卫生健康委员会和苏州市中医药管理局制定了《2020 年苏州市中医药工作要点》，以健康苏州建设为统领，不断深化中医药改革，传承发展吴门医派特色，发挥中医药防病治病的特色优势，进一步健全中医药服务体系，提升中医药服务能力和质量，推动中医药事业高质量发展。

苏州市中医医院是吴门医派传承与发展的主阵地、主战场，名医辈出，黄一峰、奚凤霖、汪达成、蔡景高、任光荣等先辈作为国家级名中医给我们留下了大量珍贵的遗存，龚正丰、何焕荣等国家名医工作室依旧在为吴门医派人才培养、学科建设呕心沥血，葛惠男、姜宏、许小凤等一批新生代省名中医也正在为吴门医派传承发展辛勤耕耘。多年来，医院始终将传承创新发展吴门医派作为工作的重点，国医大师团队的引进、名医名科计划的推进、吴门医派进修学院的开设、院内师承导师制的建立、传承工作室的建设、中医药博物馆的开放等，守住“中医药发展规律”这个“正”，让岐黄基因薪火相传，在新形势下创吴门医派理论之新、技术之新、方法之新、方药之新。

中医药需要创新，创新是中医药的活力所在，创新的基础是传承。“重视中医药经典医籍研读及挖掘，全面系统继承历代各家学术理论、流派及学说，不断弘扬当代名老中医药专家学术思想和临床诊疗经验，挖掘民间诊疗技术和方药，推进中医药文化传承与发展”，是《“健康中国 2030”规划纲要》给出的推进中医药继承创新的任务。习近平总书记 2020 年 6 月 2 日在专家学者座谈会上的讲话也明确指出“要加强古典医籍精华的梳理和挖掘”。因此，为更好地弘扬吴门医派，苏州市中医医院、苏州市吴门医派研究院组织专家编写“吴门医派代表医家研究文集”丛书，选取薛己、吴有性、喻昌、张璐、叶桂、缪希雍、李中梓、尤怡、薛雪、徐大椿、柯琴十一位代表性医家，撷取当代学者对他们学术的研究成果，汇集成卷，分上、下集出版，意在发皇古义，融会新知，传承吴门医派学术精华，为造福人类健康奉献精彩。

苏州市中医医院

苏州市吴门医派研究院

院长　徐俊华

徐俊华

2020 年 12 月

前言

苏州是吴门医派的发祥地,历史上人文荟萃,名医辈出。从周代至今,有记录的名医千余家,其学术成就独树一帜,形成了颇具特色的吴门医派。吴中医家以儒医、御医、世医居多,有较深的文字功底和编撰能力,善于著述,善于总结前人经验及个人行医心得。特别是那些知识广博的儒医,他们的天文、地理、博物、哲学等其他学科的知识丰富,完善了医学理论,有利于中医学的进一步发展。20世纪80年代,卫生部下达全国中医古籍整理计划,吴医古籍就占全部古籍的十分之一。

苏州是温病学派的发源地,清中叶叶桂《温热论》的问世,更确立了以苏州为中心的温病学派的学术地位,从而形成了"吴中多名医,吴医多著述,温病学说倡自吴医"的三大特点。这是吴医的精华所在,也是"吴中医学甲天下"的由来。吴门医派作为吴地文化中的一枝奇葩,中医药文化优势明显,历史遗存丰富,文化积淀厚实,在中国医学史上有重要地位。

明清两代,吴中名医辈出,著述洋洋,成就了吴中医学的辉煌。其中医名显著者有薛己、倪维德、王安道、缪希雍、吴有性、李中梓、喻昌、张璐、叶桂、薛雪、柯琴、周扬俊、徐大椿、尤怡、王洪绪、陆九芝、曹沧洲等,吴门医派代表性医家大多出自明清两代。

为了传承吴门医家的临床诊疗特色,彰显吴中医学的学术内涵,学以致用,提升当下临证能力,我们选择薛己、吴有性、叶桂、缪希雍等十一位吴门医派代表医家,汇聚当代学者对这些医家的研究成果,编著"吴门医派代表医家研究文集"丛书,分上、下集出版。以下列出这些代表医家的简要生平及学术主张。

丛书上集医家：

薛己(1487—1559)，字新甫，号立斋，明代吴郡(今江苏苏州)人，名医薛铠子。薛己性敏颖异，读书过目成诵，尤殚精方书，内、外、妇、幼、本草之学，无所不通。精十三科要旨，皆一理。先精疡科，后以内科得名。宗王冰"壮水之主，以制阳光，益火之源，以消阴翳"之说，喜用八味、六味，直补真阴真阳。薛己一生所著颇丰，医著类有：《内科摘要》《外科发挥》《外科枢要》《外科心法》《外科经验方》《疠疡机要》《女科撮要》《保婴撮要》《口齿类要》《正体类要》《本草约言》等。校注类著作有：陈自明的《妇人大全良方》和《外科精要》、王纶的《明医杂著》、钱乙的《小儿药证直诀》、陈文中的《小儿痘疹方论》、倪维德的《原机启微》、胡元庆的《痈疽神妙灸经》、佚名氏的《保婴金镜录》等。

吴有性(1582—约1652)，字又可，明末清初年间姑苏洞庭东山(今江苏苏州吴中区东山镇)人。吴有性是吴门医派温病学说形成时期的代表医家，所著《温疫论》对瘟疫的病因、证候、传变、诊断及治疗等均有独到的创见，堪称我国医学史上第一部瘟疫学专著，基本形成了中医学瘟疫辨证论治框架，对后世温病学家产生了极其深远的影响。

喻昌(1585—约1664)，字嘉言，号西昌老人，喻氏卒年又一说为清康熙二十二年(1683)，待考。喻氏为江西南昌府新建人，后应吴中友人钱谦益的邀请，悬壶江苏常熟，医名卓著，冠绝一时，与张璐、吴谦齐名，并称清初医学三大家。吴中名医薛雪说他"才宏笔肆"，动辄千言万字，好以文采相尚。"每与接谈，如见刘颖川兄弟，使人神思清发。"阎若璩将喻氏列为十四圣人之一。喻氏主要著作《喻氏医书三种》，乃辑喻昌所著《医门法律》《尚论篇》和《寓意草》而成。主要医学观点：立"三纲鼎立"论、三焦论治温病、秋燥论、大气论等。

张璐(1617—约1699)，字路玉，自号石顽老人，清长洲(今江苏苏州)人。张璐自幼聪颖好学，博贯儒学，尤究心于医药之书，自《灵枢》《素问》及先哲之书，无不搜览。明末战乱之际，隐居洞庭山中（今江苏苏州洞庭西山）10余年，著书自娱。后50余年，边行医，边著述，有丰富临证经验。张璐一生著述颇多，以博通为主，不局限于一家之学，持论平实，不立新异，较切实用，故流传较广。著有《张氏医通》十六卷、《伤寒缵论》二卷、《伤寒绪论》二卷、《千金方衍义》三十卷、《本经逢原》四卷、《诊宗三昧》一卷等。

叶桂（1667—1746），字天士，号香岩，别号南阳先生，晚号上津老人，以字行，清吴县（今江苏苏州）人。叶氏先世自安徽歙县迁吴，居苏城阊门外下塘上津桥畔。家系世医，祖叶时，父叶朝采，皆以医术闻名。叶桂幼受家学熏陶，兼通经史子集，聪明颖绝。年十四父丧，从学于父之门人朱某，闻人善治某证，即往师之，凡更十七师，博采众长。叶氏治病不执成见，立论亦不流俗见。"病之极难摸索者，一经诊视，指示灼然""察脉望色，听声写形，言病之所在，如见五脏癥结"，当时人以"吴中中兴之大名家"相评。叶氏长于治疗时疫和痧痘，倡卫气营血辨证纲领，对温病传染途径、致病部位及辨证论治，均有独到之处。叶氏贯彻古今医术，一生诊治不辍，著述甚少，世传之书，均由其门人或后人编辑整理而成。主要有：《温热论》、《临证指南医案》十卷、《叶案存真》二卷、《未刻本叶氏医案》、《医效秘传》三卷、《幼科要略》二卷、《本草经解》四卷、《本草再新》十二卷、《种福堂公选良方》等。

丛书下集医家：

缪希雍（约1546—1627），字仲醇（一作仲淳），号慕台，别号觉休居士，明常熟人。缪氏幼年体弱多病，年长嗜好方术，笃志医学，本草、医经、经方靡不讨论，技术精进，经验日丰，声名渐著，闻名于世。其友钱谦益曾记载他诊病时的情况说："余见其理积疴，起沉疚，沉思熟虑，如入禅定。忽然而睡，焕然而兴，掀髯奋袖，处方撮药，指麾顾视，拂拂然在十指间涌出。"缪希雍以医闻名于世40年，著述甚富，流传至今的有《神农本草经疏》三十卷、《先醒斋医学广笔记》四卷、《炮炙大法》一卷、《本草单方》十九卷、《方药宜忌考》十二卷等。

李中梓（1588—1655），字士材，号念莪，又号尽凡居士（一作荩凡居士），明末清初华亭（今上海松江）人（又有称云间、南汇人者）。李氏早年习儒，为诸生，有文名。后因身体多病而自学医术，博览群书，考证诸家学术思想，受张仲景、张元素、李东垣、薛立斋、张介宾等人影响较大。李氏究心医学 50 年，治病无不中，常有奇效，与当世名医王肯堂、施笠泽、秦昌遇、喻昌等交善。李氏治学主张博采众家之长而不偏不倚，临证诊治主张求其根本，注重先后二天。生平著作较多，计有《内经知要》二卷、《医宗必读》十卷、《伤寒括要》二卷、《病机沙篆》二卷、《诊家正眼》二卷、《删补颐生微论》四卷、《本草通玄》二卷、《药性解》六卷，以及《李中梓医案》等，影响甚广。李氏门人以吴中医家为大多数，其中以沈朗仲、马元仪、蒋示吉尤为卓越。马元仪门人又有叶桂、尤怡，一则创立温热论治有功，一则阐发仲景《经》旨得力，更使吴中医学得以进一步地发展盛行。

尤怡（约 1650—1749），字在泾（一作在京），号拙吾、北田，晚号饲鹤山人，清长洲（今江苏苏州）人。尤怡自弱冠即喜医道，博涉群书，自轩岐以迄清代诸书无不搜览，又从学于名医马元仪，尽得其传。徐大椿评价尤怡说："凡有施治，悉本仲景，辄得奇中。"徐锦誉之为"仲圣功臣"，他的知交柏雪峰赞他为"通儒"，他的族叔尤世辅认为尤怡"不专以医名，其所为诗，必宗老杜，一如其医之圣宗仲景"。尤怡所著医书有《伤寒贯珠集》八卷、《金匮要略心典》八卷、《医学读书记》三卷、《金匮翼》八卷、《静香楼医案》一卷等，均有刊本。

薛雪（1681—1770），字生白，自号一瓢、扫叶山人、槐云道人、磨剑道人，晚年又自署牧牛老叟，以字行，清长洲（今江苏苏州）人，家居南园俞家桥。薛雪"少时嗜音韵，键户读书"，妻"以女红佐薪"，居小楼上，卧起其中，"不下者十年"。多年的苦读使薛氏通古博今，以儒自居，既擅诗词，又工八法。薛雪两征鸿博不就，母多病，遂究心医学，博览群书，见出人上，治疗每奏奇效。与叶桂齐名，尤擅长于湿热病诊治，虽自言"不屑以医自见"，但医名日隆，终成一代名医。《清史稿》称其"于医时有独见，断人生死不爽，疗治多异迹"。薛雪著作众多，医学著作主要有《湿热论》一卷、《医经原旨》六卷、《日讲杂记》八则、《薛生白医案》一卷、《扫叶庄医案》四卷，以及《校刊内经知要》二卷等。

徐大椿(1693—1771)，一名大业，字灵胎，晚号洄溪老人，清代吴江松陵(今江苏苏州)人。大椿生有异禀，聪强过人，先攻儒学，博通经史，他如星经地志、九宫音律，亦皆精通。徐大椿研究医学完全出于偶然，他在其著作《兰台轨范》中对此有着详尽的记述。大意是因家人连遭病患，相继病卒数人，遂弃儒习医，矢志济民。自《内经》以至元明诸书，朝夕披览，几万余卷，通读一过，胸有实获。徐氏博通医学，难易生死，无不立辨，怪症痼疾，皆获效验，远近求治者无虚日，曾两次被征召进京效力。他的好友、著名的文学家袁枚记其传略言："每视人疾，穿穴膏肓，能呼肺腑与之作语。其用药也，神施鬼设，斩关夺隘，如周亚夫之军从天而下。诸岐黄家目瞠心骇，帖帖折服，而卒莫测其所以然。"徐氏一生著述甚多，医学类计有《难经经解》《神农本草经百种录》《医贯砭》《医学源流论》《伤寒论类方》《兰台轨范》《慎疾刍言》《洄溪医案》等，评注陈实功《外科正宗》及叶桂《临证指南医案》。后人辑刊徐氏著作或伪托徐氏之名的著作更多，如《内经要略》《内经诠释》《伤寒约编》《伤寒论类方增注》等。

柯琴(生卒年不详)，字韵伯，号似峰，清代伤寒学家。柯氏原籍浙江慈溪，后迁居虞山(江苏常熟)。柯琴博学多闻，能诗善文，一生潜心研究岐黄之术，平实低调，清贫度日。著医书及整理注释之典籍颇丰，《伤寒论注》四卷、《伤寒论翼》二卷、《伤寒附翼》二卷，合称《伤寒来苏集》，为学习和研究《伤寒论》的范本之一。尝谓："仲景之六经为百病立法，不专为伤寒一科；伤寒杂病，治无二理，咸归六经之节制，六经各有伤寒，非伤寒中独有六经。"因而采用六经分篇，以证分类，以类分法，对伤寒及杂症据六经加以分类注释，使辨证论治之法更切实用，且说理明晰，条理清楚，对后世有较大影响。

吴门医派尚有诸多代表医家，如王珪、曹仁伯、王子接等，因当代学者对他们研究不多，无法将研究成果集集出版，深以为憾事。在入选的医家中，也因编著者学识有限、所及文献不全，错漏及不当之处在所难免，恳请读者指正。

苏州市中医医院

苏州市吴门医派研究院

欧阳八四

2020 年 12 月

目录

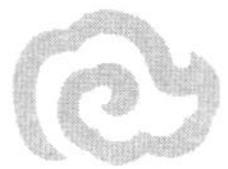

生平著述辑要

喻昌(1585—约1664),字嘉言,号西昌老人。江西南昌新建人,自幼习儒,攻举子业,曾从江右四大家之一陈际泰游。《新建县志》记载喻昌"中崇祯庚午副榜"。崇祯庚午年即1630年,喻昌46岁。"副榜"又称"副贡",是贡献给皇帝、能入选国子监的生员(秀才)。此年喻昌以副榜贡生进京,本欲在仕途有所作为,却无所成就,大约1年后郁郁不得志而返回故里,时年已近50。

由于仕途上的失意,喻昌便绝意功名,潜心于医。从喻氏的生平轨迹来分析,喻昌行医经历可分为两段时间,其一就是来到吴中之前在江西南昌、靖安一带的行医经历;其二就是顺治初(约1645),应友人钱谦益的邀请,在江苏常熟一带的行医经历。喻昌自顺治初来到常熟,直至离世,在吴中寓居有近20年的时间。由此,从喻氏近50岁习医,至80岁离世,喻氏的从医时段主要是在吴中地区,这样的经历也使喻昌成为吴门医派众多医家中的一员。

喻氏客居常熟时,以其精湛的医术名震大江南北,当时被人们称为"医圣"。《牧斋遗事》中记载有不少喻氏的趣闻轶事,他也曾以出神入化的技艺治好了朋友钱谦益的怪病。喻昌医名卓著,冠绝一时,与张璐、吴谦齐名,并称清初医学三大家。

喻昌晚年潜心著书,自言:"吾执方以疗人功在一时,吾著书以教人功在万里。"喻氏著有《医门法律》六卷、《尚论篇》四卷、《寓意草》(不分卷)、《(痘疹)生民切要》二卷等多部著作,前三种为喻氏代表作,后世合称之为《喻嘉言医学三书》(又称《喻氏医书三种》)。

喻昌生平及著述概要

苏州市吴门医派研究院　　欧阳八四

一、生平简介

喻昌，字嘉言，号西昌老人。江西南昌府新建人，后应吴中友人钱谦益的邀请，悬壶江苏常熟，医名卓著，冠绝一时，与张璐、吴谦齐名，并称清初医学三大家。

关于喻昌的生年学界并无太多争议，为明万历十三年，即1585年。证据是喻氏在《医门法律》自序落款中言“顺治十五年上元吉旦，南昌喻昌嘉言老人，时年七十有四序”，顺治十五年即1658年，古人均以虚岁计龄，上推即可获喻氏生年。

喻昌之卒年，由于依据不同，有两说，其一是卒于清康熙三年(1664)，享年80岁；其二是约卒于清康熙二十二年(1683)，享年99岁。

1. 第一种说法的证据

(1) 胡周鼒于1665年为张璐《医通》作序中所说：“近吾友喻嘉言氏，慨众喙之支杂，悯正传之榛芜，取方中行条辨，重加辨释，作为《尚论》，庶几仲景之意……甲辰秋(1664)，余年家张子路玉过娄东，携所著《缵》《绪》二论示余……辗转读之，忽戚而悲，悲嘉言遽殁，不得一见其书，而与张子上下其论，相说以解也。”据此喻昌当卒于1664年。

(2)《江城旧事》中述：“新建喻嘉言殁于钱牧斋家，牧斋(即钱谦益)以坐化龛奉之。康熙间，甥某迎归靖安。雍正中，南昌医士佥曰，先生明处士，隐于医，奈何辱遗骸而佛法祀之。因迎至南昌徐孺子墓侧葬。”钱谦益卒于1664年，应略晚于昌，否则就不可为之作骸龛，所以喻氏的卒年不应晚于钱氏卒年1664年。

(3)《常熟志》述：“昌好弈，弈品居二三手，达旦不倦，年八十余与国手朱之兆对弈三昼夜，敛子而卒。”可知他卒时不应早于1664年。

2. 第二种说法的理由

(1) 按喻昌之徒徐彬在《金匮要略论注》自序(1671)中说:"今仲景《伤寒论》,有吾师南昌喻先生《尚论》,复有余一百十三方发明,业有流布。"从序中"吾师"二字可见喻氏当时尚健在。

(2) 徐彬在喻昌《伤寒抉疑》跋中曰:"先业师初以问答见授,余甚珍之,梓以供同好,不知即新安程云来(程林)先生戊子年(1648)问答也。越二十八年,己卯秋(1699)竟于无意中相遇,悉此渊源……"据此,喻氏于1699前已逝(跋中已称"先业师"),但1672年时尚健在(据跋中二十八年上溯)。

(3) 王翃氏在《握灵本草》1683年之自序中谓:"是编也,甚于丙申(1656),迄于壬戌(1682)……是编初成,西昌嘉言喻先生适馆余舍,曾出以示先生,先生喟然曰:雷桐不作,斯道晦塞久矣,君其手握灵珠,以烛照千古乎!《握灵本草》者,喻先生之言。"据王氏之序,则喻昌于1682年尚健在,并为王氏之书命名,此时喻昌已有98岁。据以上,有些学者认为喻昌卒年约1683年。

以上两种说法各有其据,难以说服对方。学界倾向于第一种观点,原因之一在于1664年后,史料中再也没有见到喻昌活动的记载。《四库全书·医家类》著录《尚论篇》八卷中也从此说:生于明万历十三年(1585),卒于清康熙三年(1664),享年80岁。

喻昌自幼习儒,攻举子业,曾从江右四大家之一陈际泰游。《新建县志》记载喻昌"中崇祯庚午副榜"。崇祯庚午年即公元1630年,喻昌46岁。"副榜"又称"副贡",在科举制度的等级中,低于进士、举人,略高于生员(秀才),是贡献给皇帝、能入选国子监的生员。这年,喻昌以副榜贡生进京,本欲在仕途有所作为,曾以诸生名义向崇祯帝上万言书,但未被采纳。在京一年左右,无所成就,郁郁不得志而返回故里,时年已近50。

《靖安县志》记述喻昌:"明季副贡,学博才宏。隐于医,其女兄嫁邑之舒氏,故居靖安最久。治疗多奇中,户外之履常满焉。后侨寓吴中卒。"说明他离京回乡后,感到仕途无望,便弃举子业,转而从医。因其姐姐嫁于靖安县舒氏,故常往来于南昌、靖安一带行医,而且医术越来越高,求治者也愈来愈多。可见,喻氏学医、从医已是年近半百了。

由于喻氏在仕途上的失意,加之喻昌所处年代正值明清鼎革时期,喻昌便绝意功名，潜心于医，一度曾披剃为僧，以般若、涅槃安慰空虚的“真如”，栖息白马庙“福慧双修”。顺治初（约1645）侨寓常熟，“结庐城北之麓”。喻氏拒绝清廷征聘，游食生活以医为业，与娄东胡周鼒、嘉定王东皋等结为好友。吴中名医薛雪说他“才宏笔肆”，动辄千言万字，好以文采相尚。“每与接谈，如见刘颍川兄弟，使人神思清发。”阎若璩将喻氏列为十四圣人之一。

相传喻氏年少时遇到一不寻常之人，“授以秘方，兼善黄白之术”，这是否就是喻氏医术高明的本原，现已无法推求。从喻氏的生平轨迹来分析，喻昌行医经历可分为两段时间，其一就是来到吴中之前在江西南昌、靖安一带的行医过程，其二就是在江苏常熟一带的行医经历。应该说喻昌来到常熟时已经是一代名医了，只是当时的江南吴中地区社会相对稳定，没有战争之祸，经济较为富庶，医学等民生事业更为发达，使得喻昌如鱼得水，医名更为隆盛罢了。

一般来说，喻昌自顺治初来到常熟，直至离世，在吴中寓居有近20年的时间。从喻氏近50岁习医，至80岁离世，喻氏的从医经历主要是在吴中地区，这样的经历也使喻昌成为吴门医派众多医家中的一员。

喻氏客居常熟时，以其精湛的医术名震大江南北，当时被人们称为“医圣”，《牧斋遗事》中记载有不少他的趣闻轶事，他也曾以出神入化的技艺治好了朋友钱谦益的怪病。说是有一日钱氏去亲朋家赴宴，回来的路上过桥时轿夫摔倒，致使钱氏受到了惊吓，得了个奇怪的疾病。钱氏不能站立，站立后就会两眼上翻，跌倒在地。当时喻氏外出不在，其他医生诊治过后并未见效。钱氏连夜就让仆从去请回喻氏。喻氏诊后，也没有用药，只是让人拉着钱氏不停地来回走动，钱氏之疾竟然立马好了。还有喻氏救治一产妇，已经入棺了，喻氏见到棺底流出新鲜血液，就让产妇家人打开棺材，在产妇心胸之间施以针刺，针未起就见产妇产下一子，母子皆平安，等等，足见喻氏医术之高明过人。

喻昌晚年潜心著书，用喻氏自己的话来说：“吾执方以疗人功在一时，吾著书以教人功在万里。”喻氏著有《医门法律》《尚论篇》《寓意草》等多部著作，以上3种为喻氏代表作，后世合称之为《喻嘉言医学三书》。喻氏无子嗣，将医术倾心教授给门徒，《寓意草》中多次在病案后附有答门人问题的部分，将临证所遇疑难病证或者学生感到不理解的地方进行详细讲授，毫无保留，反映出他良好的医疗作风和教书育人的示范价值。

喻昌在常熟离世后，由其靖安女婿舒英和外孙炳文扶灵迎归故里，暂厝靖安萧寺。由于喻嘉言的声望与影响，雍正年间（1723—1735），医家曹必聘倡议，与众医迎柩至南昌百福寺中。后人在寺中立塑像和画像以祀。百福寺僧人又在寺旁建喻先生祠，并将其柩安葬在东汉徐稚墓侧，盖以喻征士配徐高士，相得益彰。1957 年，喻昌墓被定为江西省文物保护单位。1966 年，墓被毁，现改葬于新建西山万寿宫之西。

喻氏弟子徐彬，字忠可，浙江嘉兴人，著有《伤寒一百一十三方发明》及《金匮要略论注》，其说皆本于昌。再传弟子舒诏，字驰远，进贤人，著有《伤寒集注》《伤寒六经定法》等。

二、著 作

喻昌一生颇多著作，有《尚论篇》《尚论后篇》《寓意草》《医门法律》《（痘疹）生民切要》《喻氏古方试验》《伤寒尚论篇次仲景原文》《伤寒抉疑》《伤寒问答》《温症朗照》《会讲温症语录》《伤寒杂论十二则》《伤寒脉证歌》《温热燥论治》《伤寒后论》《张机伤寒分经注》等。其中有的是喻氏临床应用古人验方的心得之作，如《喻氏古方试验》就是他选用《本草纲目》中的方剂体会之作。有的是将前人著作重新编次，如《伤寒尚论篇编次仲景原文》。有的则是一书多名，如《伤寒抉疑》即程云来问，喻昌答，同《伤寒问答》，均见于《尚论篇》。有些则未见，如《温热燥论治》《伤寒后论》《张机伤寒分经注》等。

1.《尚论篇》 伤寒类著作，原为前、后两篇。前篇《尚论篇》初刻于 1648 年，原为八卷，至 1763 年江西陈氏重刻时并为四卷，且别刻喻昌《尚论后篇》四卷，与原书合成《尚论篇》八卷，即今流传于世的八卷本。本书全称《尚论张仲景伤寒论重编三百九十七法》，成书于顺治五年（1648）。现存版本近 40 种，以清顺治五年戊子锡环堂刻本为最早，但无《尚论后篇》四卷。内容较齐的为清代乾隆年间葵锦堂刻本、黎川陈守诚刻本（集思堂藏版）及嵩秀堂刻本。

本书主要参考《伤寒论条辨》，但编次有所不同，内容有所补正。喻氏遵方有执之论，以冬伤于寒，春伤于湿，夏秋伤于暑为主病之大纲；四序之中，以冬月伤寒为大纲；伤寒六经之中，以太阳为大纲；太阳经中，又以风伤卫、寒伤营、风寒两伤营卫为大纲，细绎有关条文。其余《伤寒论》原文，则六经各自为篇。将合病、并病、坏病、痰病四类，附于三阳经末；将过经不解、瘥后劳复、阴阳易等附于三阴经末。

具体为：卷首列"尚论张仲景《伤寒论》大意"等 6 篇，卷二列论太阳经病 4 篇，卷三列论阳明经病 4 篇，卷三论少阳经病 1 篇，卷四列论三阴经病 7 篇。此为上篇，即原《尚论篇》。卷五列"尚论春三月温症大意"等四篇，卷六列"尚论四时"等 4 篇，卷六列"尚论诸方大意"等 4 篇，卷八列"太阳合阳明方"等 3 篇。此为后篇，即《尚论后篇》。

2.《寓意草》 医论医案类著作，原书不分卷，《明清名医全书大成·喻嘉言医学全书》校刊时分为四卷。成书于崇祯十六年（1643）。《寓意草》初刊于明崇祯十六年（1643）癸未，是其最早的单行本，也是现存最早的刻本。现存版本有 40 种左右，如清乾隆二十八年癸未（1763）集思堂刻本，光绪庚子年（1900）扫叶山房校印本。清末迄民国多为石印本，如民国初年上海广益书局石印本等。中华人民共和国成立后有排印本，如 1958 年上海卫生出版社出版的印刷本。尚有日本享保十四年乙酉（1929）日本皇都书坊刻本等。

本书自"先议病后用药"至"详论赵三公令室伤寒危症始末并传诲门人"，凡六十六论，卷首有喻昌自序，署为"崇祯癸未岁季冬月"。四卷本卷一列"先议病后用药"等十六论，卷二列"详述陆平叔伤寒危证治验并释门人之疑"等十八论，卷三列"面论大司马王岵翁公祖耳鸣用方大意"等十三论，卷四列"论顾鸣仲痞块痼疾根源及治法"等十九论。

全书前两条为医论，强调"先议病，后用药"，并制定了议病格式。其后收录以内科杂病为主的疑难病案 60 余则，每案记述患者发病情况、症状体征、病情变化和治疗过程，分析病因病机，阐明治法方药，还以设问的方式讨论其关键和疑难所在。本书选案典型，记述完备，分析精当，辨证准确，善用古方，用药灵活，见解独特，发挥颇多，在医案著作中有相当的影响，对中医学习、研究和临床都有指导意义。

3.《医门法律》 内科综合类著作，六卷。成书于顺治十五年（1658），现存版本有近 50 种之多，最早版本为清顺治戊戌（1658）刻本及顺治葵锦堂刻本，清乾隆年间有黎川陈氏集思堂刻本（二十四卷），博古堂刻本（二十四卷），后有光绪庚子年(1900)扫叶山房校印本，中华人民共和国成立后有排印本，如上海卫生出版社 1959 年排印本等。

喻氏取风、寒、暑、湿、燥、火六气及诸杂证，分门别类，以成《医门法律》。卷一论述四诊之医法与医律，详述《内经》《伤寒论》中证治法则，以及“先哲格言六七条”。卷二至卷六，分别为中寒、中风、热湿暑三气、伤燥、疟证、痢疾、痰饮、咳嗽、关格、消渴、虚劳、水肿、胀病、黄瘅、肺痈、肺痿证治。每病先论病因病理，次述医法，再为医律，详述临证戒鉴。如论“四诊”之“望色”之医法，喻氏言：“色者神之旗也，神旺则色旺，神衰则色衰，神藏则色藏，神露则色露。”其详述《内经》望色以面目之色为要，死色、病色皆一一列举。之后强调望诊的医律为“凡诊病不知察色之要，如舟子不识风汛，动罹复溺，卤莽粗疏，医之过也”。全书共医律 96 条，字字珠玑，习医者当牢牢铭记。喻氏言：“医之为道大矣，医之为任重矣。”故习医者众，然中上之医，自古至今，屈指可数，而牢笼病者之庸医多因“心之不明，术之不明，习为格套”。故《四库提要》谓“昌书乃专为庸医误人而作”，言之也不为过。喻昌悬壶以人为本，急“疾厄之广”，患“医者法律不明”，故撰此书以“拟定法律为率由坦道”。其分别疑似，既深明毫厘、千里之谬，使临证者不敢轻尝；其抉摘瑕疵，并使执不寒、不热、不补、不泻之方，苟且依违，迁延至变者，皆无所遁其情况，亦可谓思患预防，深得利人之术矣。

4.《喻氏医书三种》 辑喻昌所著《医门法律》《尚论篇》和《寓意草》而成，初刊于清顺治十八年辛丑(1661)，现存各种本子有 30 种之多，刊行于乾隆年间的《喻氏医书三种》本子就有 9 种之多。

5.《(痘疹)生民切要》 儿科类著作，两卷。撰于清顺治二十一年甲辰(1664)，现存版本仅清乾隆三十七年壬辰(1772)刻本 1 种。本书卷首列“面部吉凶图”“脏腑所属图”，并以“面部吉凶图引”“脏腑所属部分”和“头面形色主病”文字配图。上卷列“痘疹原委”等四十四论与治，下卷列“辨血不足而有余”等三十五论与治。该书较全面地探讨了痘疹的病因、辨证、治疗及预后等各个方面，尤其是辨证治疗讨论得最为细致。

6.《伤寒抉疑》与《伤寒问答》 伤寒著作。清代程云来问，喻昌答(此即《尚论后篇·答问篇》)。程氏提出有关伤寒发病、病理、临床辨证和治疗等方面的疑问共设十六问，喻氏一一予以答辩，提出了一些独特见解。后复由徐彬传录刊行，题名《伤寒抉疑》。现存《尚论篇全书》本。

7.《温症朗照》与《会讲温症语录》 温病类著作，内容大致与《尚论篇》中部分内容相仿。乾隆七年(1742)葵锦堂刻本《尚论篇》八卷，附"会讲温症语录"即为《温症朗照》之后半部，仍缺"论春温大意并辨叔和四变之妄""详论温病以破大惑"两篇。实此两篇是在《尚论篇》中，故此两书实为喻氏《尚论篇》部分内容的一种辑本。

8.《伤寒杂论十二则》与《伤寒脉证歌》 伤寒类著作，两书均见于《上海中医学院图书目录》，其目录 0062 中载：见《伤寒脉证歌》。

《伤寒脉证歌》二卷，为清乾隆十六年(1751)虚白堂张超校刻本。据张序所说，喻昌著《医门法律》《寓意草》《尚论篇》后，认为《伤寒论》法多方繁，互见迭出，恐初学不能精习，临证摸索，胸无专主，续将脉证统同辨异，条分缕析，编辑成歌，为医家直示之以指南针也。惜其书未行，而先生遽已委蜕尘寰，遂亦藏之名山，俟诸其人也已。余十年前遇先生同乡人，话言及此，不惜捐金购求其家，如获异宝明珠，急欲公诸海内……并请吴鹤汀一起校定，"登之梨枣，以广其传"。吴鹤汀也为此书写了凡例。

按上所言，该书当为喻昌所著。然考证了各种古代地方志及其他目录等著作，均未见此书名。古代和近代医家文人论及喻昌著作者也不少，但都没有提及此书。有学者存疑：可能新编联目时将《伤寒脉症宜忌歌》与《伤寒脉症歌》作了对照，认为是同一书，故放在同一书目内，需进一步加以考证。

（《吴中医家与医著》，江苏凤凰科学技术出版社，2016 年）

喻昌年龄医事考

江西中医学院　　虞胜清

清初名医喻昌为发展中医学做出了卓越贡献，在中国医学史上有一定影响。对于这位名医生平的记述，尤其是生卒年代、医事活动等，目前一些书刊乃至教材、辞典，尚有歧义。本文试图对此作粗浅考证，以就正于同道。

一、"生年"考

喻昌生于万历十三年(1585),为多数学者所认可。但亦有持不同看法者,如《喻嘉言医学三书·前言》说他"生于明万历己丑"(1589)。其根据大概出自《医门法律》宋伯钱序言:"新建征君嘉言,发挥轩岐仲景不传之秘,著《尚论篇》,余为序其旨要……越二载,征君年七十,始出其《尚论后篇》及《医门法律》……"这里,宋氏对时间的推算出现了明显的失误。

根据《尚论篇》与《医门法律》喻昌的自序,二书的成书年代十分清楚:前书为"顺治戊子"年,即公元1648年;后书为"顺治十五年"即1658年,其间已越十载。而宋氏称"越二载,征君七十",显然未加核对,因此,他所谓《医门法律》成书时喻昌为70岁,其错误不言而喻。若按此推算,必然认为喻氏生于1589年,也就产生了宋氏同样的失误。

其实,喻昌在《医门法律·自序》中明白写道:"顺治十五年上元吉旦,南昌喻昌嘉言老人,时年七十有四序。"照此推算,他的生年毋庸置疑当为公元1585年。

二、"从医"考

喻昌前半生致力功名,奔波仕途,一般文献资料均未提及此前有从医经历,故对于他中年弃儒从医的事实,似无异议。但喻昌究系何时开始从医,历来记述不甚明确。

《新建县志》记载喻昌"中崇祯庚午副榜"。崇祯庚午年即公元1630年,喻昌46岁。"副榜"又称"副质",在科举制度的等级中,低于进士、举人,略高于生员(秀才),是贡献给皇帝、能入选国子监的生员。这年,喻昌以副榜贡生上京,本欲在仕途有所作为,曾以诸生名义向崇祯帝上万言书,但未被采纳。在京3年左右,无所成就,郁郁不得志而返回故里,时年已近五十。

《靖安县志》记述喻昌:"明季副贡,学博才宏。隐于医,其女兄(按:即姐姐)嫁邑之舒氏,故居靖安最久。治疗多奇中,户外之履常满焉。"说明他离京回乡后,感到仕途无望,便弃举子业,转而从医。因其姐姐嫁于靖安县舒氏,故常往来于南昌、靖安一带行医，而且医术越来越高，求治者也愈来愈多。

由此可知，喻昌开始从医时已将近50岁，即公元1633年左右。

三、“行医”考

喻昌自从医至去世，行医约30年。此间，拜其为师，受其学者甚众；其著述颇富，影响甚大，如《寓意草》《尚论篇》《医门法律》等后世广为流传；特别是其医术精湛，冠绝一时，名噪大江南北，与长洲张璐、歙县吴谦齐名，号称清初三大名医。

喻昌行医分两阶段：前期主要在江西南昌、靖安一带，后期主要在江苏常熟一带。然而，他在两地行医分别多长时间？是何原因促使他移居异乡行医的呢？

《中医大辞典·医史文献分册》《中医各家学说》本科及函授教材等，都记述喻昌移居江苏常熟的时间是1644—1661年。照此推算，他在江西行医约10年，在江苏行医约17年，而且逝世前3年不知何往。对此，笔者认为大有商榷之必要。

1. 何时移居 喻昌何时移居江苏常熟，是确定他在两地行医时间的关键。

《新建县志》记述喻昌“顺治初寻诏征，力辞不就，佯狂披鬀，复蓄发游三吴，侨居常熟”。《清史稿》亦有类似记载：“……寻诏征，不就，往来靖安间，披鬀为僧，复蓄发游江南。顺治中，侨居常熟，以医名。”《江西历史名人传》具体指出移居时间在“顺治十年(1653)前后”。这些历史资料表明：喻昌移居常熟的时间在顺治中期，即1653年左右，绝非1644年。

这里不妨回顾一下当时的历史：1644年明亡，10月清世祖爱新觉罗·福临入关定都北京，年号“顺治”，从此开始了清王朝的统治，顺治帝即位18年。据《清世祖实录》记述：顺治初“寻诏征”，即清廷下达荐举“山林隐逸”的命令，要求各地官员“凡境内隐迹贤良，逐一启荐，以凭征擢”。但“顺治初”并不一定就是“顺治元年”(1644)，即使是这一年，清廷的统治尚未到达江西，清兵直至顺治二年(1645)才攻陷南昌。显而易见，1644年根本不可能发生喻昌力辞“寻诏征”不就之事，更不可能在这年10—12月短短的3个月内完成披鬃、复蓄发、游江南、最后客居常熟这一系列活动过程。因此，认定喻昌在1644年移居常熟，是不符历史事实的。

这一切只能发生在清朝统治南昌，即1645年以后。喻昌已年逾花甲。当时，他和其他许多明朝儒生一样，拒绝应召，为此他削发为僧，遁入空门，故喻昌当和尚的时间应在61岁之后。这段时候，江西战争持续不断，直到顺治六年（1649），明朝降将金声桓等在南昌反清失败后，才渐趋平息。与此同时，战争逐渐转移到两广及西南地区，江南一带相对稳定，喻昌这才重新蓄发，游历江南，最后移居常熟。因而，喻昌于顺治中期（1653年左右）移居的记载，与历史事实基本相符，不过，这时他已是年近古稀的老人了。

综上所述，喻昌在江西行医远不止10年时间，而是约20年之久，在江苏行医也不到17年，而应是逝世前10年余。

2. 何故移居 喻昌移居常熟的原因是多方面的，有间接原因，如政治、社会、心理等因素，前文已经提及，兹不赘述。也有直接原因，正如《江苏历代医人志》所说："受常熟钱谦益邀，遂侨居虞山（按：即常熟）之麓。"

钱谦益（1582—1664），字受之，号牧斋，江苏常熟人，年龄较喻昌大3岁。《中医各家学说》函授教材、《医门法律》徐复霖点校本前言"关于喻嘉言与《医门法律》"（以下简称"徐文"）等，均将其误作"苏南名医"，其实不然。钱氏系明代万历年间进士，崇祯初在京为官，因争权失败而被革职回乡。1645年，清兵南下时，他率先迎降并受官职，时年64岁。其诗文在当时颇负盛名，还以藏书丰富著称，但并未见到有关他从医的记载。

钱、喻俩人私交甚厚，明亡以前就有交往。《寓意草》最后一则案例《详论赵三公令室伤寒危症始末并传诲门人》，就是喻昌1643年以前去过钱氏家乡常熟"谈医"治病的真实记录。另外，还有喻氏为钱氏治愈怪症的记述，亦有资料记载喻昌逝世于钱氏家中，等等，可见俩人关系非同一般。因此，顺治中期，江南相对稳定，加之钱谦益的邀请，自然就成了喻昌移居常熟的直接而主要原因。

四、"卒年"考

对于喻昌逝世的时间、地点，说法不一，分歧较大。但多数学者认为在康熙三年(1664)卒于江苏常熟,笔者亦持相同观点。

《江城旧事》记述:“新建喻嘉言殁于钱牧斋(按:即钱谦益)家,牧斋以坐化龛奉之。康熙年间,甥某迎归靖安;雍正中,南昌医士佥曰:先生明处士,隐于医,奈何辱遗骸而佛法祀之。因迎至南昌徐孺子墓侧葬焉。龛初至,寄城南百福寿。”《江苏省志》记载:“昌无后,其甥负遗骸归……后寄靖安萧寺。”《新建县志》所载相同。

钱谦益卒于1664年,应略晚于昌,否则钱氏不可能为之作骸龛,由此说明喻的卒年不应晚于钱氏去世的1664年。又据《常熟志》所载:喻昌“年八十余……而卒”,可知他逝世时的年龄又不应小于80岁,即不应早于1664年。因此,喻昌的卒年只能是1664年。至于逝世地点,上述历史资料为喻昌卒于常熟提供了无可辩驳的根据。但也有不同认识,如“徐文”提出:“喻嘉言圆寂于他晚年隐居的南昌城南古刹纯阳观内”,此说或者另有所据亦未可知。

(《江西中医药》,1988年第2期)

明代宗室出身的名医喻嘉言

上海中医药大学　　楼绍来

近读著名学者辜鸿铭、孟森等编纂的《清代野史》(1998年9月巴蜀书社版,资料丰富,分四册,清代300年间内政、外交、军事、经济以及文化无不赅备,分100种,达200万字,是继徐琦《清稗类史》后的一部清代史料专集。据编者后记介绍,该书资料珍贵可信,因为它均采自中国近代秘史,而撰写者往往是事件的当事人或耳闻目睹的见证人,对于研究清史具有一定的参考价值。其中《牧斋遗事》一文,所述关于喻嘉言的身世、医德、医事掌故,也可补正史之不逮。

喻嘉言(1585—约1664),名昌,以字行,晚号西昌老人。人们大都知道他是名医,却未必知道他是隐秘在行医队伍里的一位王孙。他是江西人,本姓朱,是明代宗室宁献王朱权的后裔,与清代著名画家八大山人朱耷(约1626—约1705)同出一脉。因祖上一代宁王朱宸濠于正德十四年(1589)密谋造反,事败得祸,连累家庭,不得不变姓埋名,隐居民间。从“朱”姓改为“余”姓,又变“余”字为“喻”字。

崇祯三年(1630)喻嘉言经副榜贡生入都,上书言事,谋求仕途未果,只得力谋出路,皈依了佛门,并兼理医术。据说他少年时遇到异人,异人见他资质不凡,收为门徒,传授医术。后来他结庐常熟虞山,定居于城北的山麓。晚年潜心著述,开堂讲授医学,身边聚集不少学子。但弟子真要拜他为师,他却用话吓退他们:“我发誓以医术济世,不以医道为私。先师传授医术时,强要我设誓。如若有违,必遭天谴:一是夭殛,一是绝嗣,二者承受其一。你们谁若愿意,必须事先立下重誓。”学子们听了就不敢再坚持要当他的门徒。许多人都怀疑这不过是他的托词,但喻自己确实没有后代。他不肯轻易接受门徒和不留子嗣,有其良苦用心,他知道师徒的亲密关系最容易暴露自己隐秘的身世,一旦败露,既毁了自己,又要连累无辜的人。其实他的倾心传授医术是完全不拘一格的。

喻昌医德高尚,尤其怜悯穷苦患者。有贫人就医,他不仅送医给药,还在药包中夹带银两,临走时常常附带嘱咐一句:“回家煎药之前一定亲自检点一下药。”

喻昌随处行医,有关传说不少。一次,在乡间水上行船,无意中见一在沙岸捣衣的少女,他注视良久,发现少女异样,预料她潜伏着一种叫闷痘的疾病,即将暴发。这种病来势凶险,几乎无药可救。出于恻隐之心,他命人悄悄接近少女,突然从背后将她拦腰抱住,用这种类似“强暴”的行为,以激其发怒,泄其肝火,削弱其病势,继之以药力托里排毒,促使痘疹透出,几经曲折,化险为夷,挽救了少女的性命。

他路遇一口可疑的滴血棺材,凭着职业医生丰富的经验和敏锐的观察力,判断棺材里的“死人”未死,急施针术救活了难产假死的产妇母子,使夫妻团圆,化悲剧为喜剧。他还挽救了一位众医误以为怪病的50多岁的高年孕妇。他一边判断所怀是男胎,一边戏谑地称那丈夫(一个致仕林下者)老而“童心不泯”。

喻昌还有过一段与明末清初著名文人钱谦益鲜为人知的交往。钱谦益是明代崇祯年间的翰林编修、大学士。某日，钱氏赴朋友的家宴回家，当轿子路过迎恩桥时，因为轿夫跌跤，致使主人倒仆在地而受了惊吓，由此得了奇疾——站立时双眼上视，头眩晕像要倒翻于地，躺下时却无异于常人，多方医治不效。当时，喻嘉言就在城里，钱谦益立刻派人前往邀请，可是喻嘉言正好出诊。过了数日，喻得讯后立刻赶到钱府，得知致病的经过和原由，便让管家把府中强壮有力善于行走的轿夫叫几个来，命家人用酒饭款待，对他们说："你们尽管吃饱喝足，接下来要做的事情，只不过是令你们快乐嬉戏一番。"轿夫吃饱后，他令轿夫分别站在庭院的四角，两人夹持主人，合力奔走，先由东奔西，再从南奔北，然后互相更换。轿夫可以休息，而主人无一刻停息。主人奔得上气不接下气，虽然疲惫不堪，但是病已霍然而愈。

当时，还有其他被聘请来的医生在场，喻嘉言当众道破玄机："这是因为跌下轿子时主人倒仆在地，左边受到搐摺（挫折）所致。现在扶掖他奔跑疾走，是为了抖擞经络，使搐摺的肝叶重新舒展。肝叶既复其位，那么木气敷畅，头目就安适了。此病不是药饵所能奏效的。"经过此番经历，钱谦益更加信服喻氏的医术"神其术，称为圣医"。

（《中医药文化》，2006 年第 4 期）

喻昌与钱谦益

江苏省常熟市中医院　　戴祖铭

公车不就幅巾征，有道通儒梵行僧。
习观湛如盈室水，炼身枯比一枝藤。
尝来草别君臣药，拈出花传佛祖灯。
莫谓石城难遁迹，千秋高获是良朋。

这是钱谦益在清顺治八年(1651)所作的《赠新建喻嘉言》诗(《牧斋有学集》)。这首诗基本上概括了喻嘉言的生平事迹和精神风貌,也表明了钱、喻二人之间的密切关系。

喻昌(1585—1665),字嘉言,晚号西昌老人。新建(今属江西南昌)人,寓居常熟。本姓朱,为明朝宗室,明亡后讳其姓,改为喻。自幼习举业,明崇祯三年(1630),以副榜贡生入都,曾上书言国事不就,遂皈依佛门为僧,兼事医术,往来靖安间。不久复蓄发,游于江南。少年时遇异人,得授内养之法,故终生不倒睡卧。深明禅理,兼习道家黄白(炼丹)之术。尤精医药,所到之处,以医活人,屡著奇效,名震大江南北。同时还开设讲堂,亲自为众多弟子讲授、解答温证、伤寒等经典,开中医课堂教学之先河。《清史稿》称其"才辩纵横,不可一世",可见其声名之盛。喻氏为清初名医三大家之一,在顺治初,喻氏应钱谦益之邀至常熟,结庐于虞山之麓。

钱谦益(1582—1664),字受之,号牧斋,江苏常熟人。明万历三十八年(1610)进士,授翰林院编修,官至礼部尚书。清兵南下,钱氏率先迎降,授礼部侍郎,兼明史馆副总裁,后称病告归,与抗清复明志士郑成功、瞿式耜有交往,被列入《贰臣传》。钱氏藏书甚富,遍览群籍,能文善诗,而诗尤胜,为清初大家,影响甚巨,东南一带,奉其为"文宗"。钱氏著有《初学集》《有学集》《开国群雄事略》等,清代曾列为禁书。

钱曾请喻为其诊病。一日,钱赴亲朋家宴,坐轿归,过迎恩桥,轿夫蹉跌,致主人亦受倒仆之惊。忽得奇疾,立则目欲上视,头欲翻拄于地,卧则否。屡延医诊视不效。时喻适往他郡治疾,亟遣仆往邀。越数日,喻始至,问致疾之由,遽曰:"疾易治,无恐。"因命府中轿夫强有力善走者数人来,款以酒饭,令分列于庭之四角。先用两人挟钱并力奔走,自东至西,自南至北,互相更换,无一息之停。主人殊苦颠簸,喻不顾,益促之骤。少顷令息,则病已霍然矣。他医在旁,未晓其故。喻曰:"此疾乃下桥倒仆,肝叶搐折而然。今扶掖之疾走,抖擞经络,则肝叶可舒,既复其位,则木气敷畅而头目安适矣!此非药饵能为也。"钱益神其术,称喻为"圣医"。

喻氏一生著作较多,主要的是3种,称为喻氏三书,《寓意草》刊刻于崇祯十六年(1643),《尚论篇》刊于顺治五年(1648),《医门法律》刊于顺治十五年(1658)。钱曾为后两种书作过序,但却长期存在着一个谜,即喻氏书虽不断翻刻，版本有数十种之多，而钱的《尚论篇序》却不见署名，《医门法律序》则未曾刊出。其原因大概是钱为"贰臣"，被清朝皇帝斥责过，因而不敢署名，不敢刊出。

钱所作《医门法律序》流传不广，今将其全文录之于下：

新建俞征君嘉言，发挥轩岐仲景不传之秘，著《尚论篇》，余为序其旨要，推本巫医之道术，比于通天地人之儒。世之人河汉其言，惊而相告者多矣。越二载，征君年七十，始出其《尚论后篇》及《医门法律》，教授学者，而复求正于余。余读天台《止观》书，论四大五藏，增损得病，因起非一，病相众多，识因治病。举要言之，则有《瑜伽》四种善巧，《杂阿含》七十二种秘法。其言精深奥妙，殊非世典医经、经方两家所可几及。当知我如来出世为大医王，五地菩萨，方便度生，以善方药疗治诸病，非积劫誓愿，用醍醐上药供养诸佛，教化众生，不能现药王身说法，岂特通天地人之儒也哉！征君外服儒行，内阏心宗，由曹洞五位，君臣旨诀，妙悟医理，用以判断君臣佐使之法。阴病一论，原本四大，广引三界，台宗《地论》之微言，一往参合，所谓如药树王遍体愈病者也。世人规规焉量药于寸匕，程方于点墨，牛羊之眼，但别方隅，其惊而相告也，不亦宜乎？然吾观如来之论医，盖莫精于《大涅槃经》旧医、客医之说。夫旧医之治病，不别风热寒温，悉令服乳，客医之厉禁之者宜也。厉禁行而王病愈，国无横死，禁乳之效，可见于前矣。迨王之热病作也，非乳不起，而客医之所以除病者，即所禁旧医之乳药而已。舍旧医之乳药，而求客医之乳药，虽谒大自在天而请之，岂可得哉？由此观之，病因弘多，病相颇异。古方新病，有不相能。察传变，判死生，在乎三指之间，一息之内。譬如两军相对，决胜负于呼吸。必欲学古兵法，按图列阵，而后从事，良将所不与也。曹洞之宗曰：动成窠臼，差落顾伫，背触俱非，如大火聚。征君之著书，其殆有得于此者乎？佛言旧医别药，如虫食木。知者终不唱言，是虫解字。今《尚论》诸书具在，皆客医之乳药也。学者神而明之，无若虫之解字，为智人所笑，庶不负征君方便苦心矣（《有学集》）。

关于喻昌的生年，据《医门法律·自序》中自谓七十有四，此书刊于顺治十五年(1658)，推算其出生在 1585 年，可无异议。其卒年，则有两种说法，一是《常熟志·牧斋遗事杂录》《重修常昭合志》卷二十中均谓喻生平好弈，"年八十余，与国手李元兆对弈三昼夜，敛子而逝"。据此年 80 余，至少 81，定其卒年为1665年，一般均持此说。另一说法如陈梦赉《中国历代名医传》，称喻寿97岁，其根据是王翃（字翰臣，号东皋，嘉定人）《握灵本草・自序》说："是编也，始于丙申（1656），迄于壬戌（1682），凡四易稿而成……是编初成，西昌嘉言喻先生适馆余舍，曾以示先生，先生喟然曰，雷桐不作，斯道晦塞久矣！君其手握灵珠，以烛照千古乎。"《握灵本草》脱稿于1682年，推算其年喻为97岁。此说其实不妥。盖《握灵本草》四易其稿，自1656—1682长达26年之中，究竟何时示喻阅读？书云是编初成出示先生，而非"终成"之时。再则即使1682年阅读，也无事实来证实喻即在这一年谢世。笔者见到两种善本：一为《寓意草附会讲温证语录》刊在1659年，一为《会讲温证语录》手写本。两书中均有《会讲温证语录题辞》一篇，系喻自撰。此题辞在以后刊刻的喻书中均不见收录，故殊觉珍贵。题辞起首即直言"予中风舌卷不知人，盖戊戌（1658）八月，弥留二百余日，肉脱皮焦，气喘渐绝"，至"己亥（1659）三月，病少间，版已刻成"。从上可知，喻在74岁时得中风重病，经治疗200余日，至次年三月方逐渐恢复，写下此题辞，附在《寓意草》后印行。极有可能在80余岁时，与国手李元兆对弈三昼夜，劳累过度，再次中风而逝。

（《浙江中医杂志》，2001年第3期）

儒、道、佛对喻昌医学品格及思想的影响

中国中医科学院　　邱　玏　朱建平

喻昌，字嘉言，江西新建人，明末清初著名医家。自幼聪慧过人，诸子百家无不通览，诗文俱佳，才辩纵横，性格不羁。他和所有的读书人一样，希望通过科举实现自己的人生抱负，年少时即与江西临川才子陈际泰、艾南英等相交甚厚，他与江苏名流钱谦益的深厚友谊也传为史上佳话。然而，科举之路于他并不顺利。直至崇祯三年（1630），喻昌45岁时才中副榜，并进京参加

会试落第。在京三年上书言事不得志后，返回故里。此时明朝政府风雨飘摇，1644 年清军入关后，他毅然摒弃了清朝政府的征诏，往来靖安间，以行医为业，“户外之履常满焉”。顺治初，喻昌来到了南昌百福寺，披剃为僧，青灯黄卷，学佛参禅。顺治中，应钱谦益之邀，蓄发侨居江苏常熟，从此行医救世、宣讲医理，“治疗多奇中”，医名卓著，冠绝一时，成为明末清初历史上的一代名医。

相传喻昌少时曾遇一异人，授以秘方，兼善黄白术（道教炼丹术）。无论传奇真假，喻昌少时接触道教的轨迹可见一斑。古时道医不分，且喻昌博览群书，自小究心医学，或许与此相关。他多承《内经》《伤寒论》之学，胆识超人，敢于创新，由此形成了独特的医学思想，影响后世绵延数代直至今日。

纵观喻昌一生，经历了“自儒而禅，自禅而医”的曲折历程，其医学品格和思想饱受儒、道、佛的浸染，尤其与佛理相参，别具一格。本文仅就儒、道、佛对喻昌医学品格和思想的影响作一探讨。

一、儒、释、道对其医学品格的影响

1. 儒家思想的影响 儒家是中国传统文化的正统思想，影响着中国几千年来的伦理道德和行为标准。儒家构建的“君臣、父子、夫妻”三纲以及“仁义礼智信”五常，构成了中国伦理价值体系的核心部分。古时学医之人，多为饱受传统文化熏陶的儒士，其医学品格的形成，自然深刻地受着儒家思想的影响。早在东汉末年张仲景的《伤寒杂病论》中就提出：“怪当今居士，曾不留神医药，精究方术，上以疗君亲之疾，下以救贫贱之厄，中以保身长全，以养其生。”其中“上疗君亲，下救贫贱”，便属儒家“孝仁”思想的集中表现。儒家的“忠恕”思想，更是被众多医家用在伦理道德的阐发和医生行为规范的探讨上，喻昌也不例外。

在他的《寓意草》自序中这样写道：“昌于此道无他长，但自少至老，耳目所及之病，无不静气微心，呼噏与会，始化我身为病身。负影只立，而呻吟愁毒，恍惚而来，既化我心为病心。苟见其生，实欲其可，而头脑骨髓，捐之不惜。倘病多委折，治少精详，蚤已内照。他病未痊，我身先瘁，渊明所谓斯情无假，以故不能广及。然求诚一念，多于生死轮上，寂寂披回。”患者愁苦，视同己出，其意诚，其情切，令人叹服！儒家所倡导的格物致知，正心求诚，正是喻昌力求的，其一生对于医学的深研精究，对于患者的高度负责，是难以企及的大儒境界。

中国传统文化中有儒家崇古尊经的作风，对于经典的注释和解说，一代一代，层出不穷。这种作风同时影响着中医界，习医之人必以研读医经为首务，借经文来阐述、表达自己的学术思想，形成了注解医经为归宿的治学方式，从而使中医论著史上出现了数以千计的医经注释、发挥类的著作，形成了中医思想的完整性和一脉相承性。喻昌的医学思想，多源于《伤寒论》，其对《伤寒论》的注解和发挥，遵古而不泥古，推陈而出新。比如他在方有执的基础上，提出“三纲鼎立，错简重订”的《伤寒论》研究新思路；在《伤寒论》的框架中，提出“伏气温病”的新学说，对于温病理论的形成功不可没；喜用经方，然对于经方的使用，灵活化裁，取其精髓，常常药到病除，效如桴鼓。儒家尊经思想，喻昌发挥得淋漓尽致，然而，他一改尊经过于保守的作风，大胆创新，推动着中医理论向前发展。

2. 道教思想的影响　《牧斋遗事》曾载：“嘉言本姓朱，江西人，明之宗室也。鼎革后，讳其姓，加朱以捺为余，后又易木以刖为俞。向往来钱牧斋之门，结庐城北之麓。少遇异人，授以秘方，兼善黄白之术。弟子有起祈其术者，辄语曰：‘我誓以济世不以私，先师强授我，然尚不免大谴二，一夭殛，二无后。汝愿夭殛乎？无后乎？二者必于设拆时愿受其一乃可。’弟子闻而惧，不复请。人或疑其托词以拒，然嘉言实无后。”此段记录，可推测喻昌少时曾接触道教炼丹术，由此给喻昌无后蒙上了一层神秘的色彩。可见，喻昌大公无私的高尚品格以及高超的医术，也深受道教的影响。

道医本同源，均与古代的神仙信仰密切相关。道教是在道家学说的基础上，沿习方仙道、黄老道的某些观念和修持方法，于东汉中期最终形成。它并不向往来世天国的永生，而是直接追求现世人间的长存，企图用内在修炼和服食丹药达到延年益寿、羽化登仙的目的。道教的这种成仙企图固然是一种幻想，却由此发展出养生、祛病、延年的一套方法。由此，学道之人兼修医术，道教即与中医学紧密地结合了起来，并对中医药学的形成和发展产生了深远的影响。

道教炼丹术原本是道教炼养方式的一种，是以金石类矿物、草木、动物等为原料，在真实的炉鼎中采用化学方法炼制成自以为养生延年的仙丹。然而，仙丹未炼成，却在客观上促进了古代化学科学的发展，无意中获得了很多宝贵的合金。这对于喻昌来说，无疑是增添了一种济世救民的好方法。喻昌诊病时，对于贫苦人，常常爱护有加。他常把炼丹术炼得的银子放在旁边，诊病的时候，如果看到穷人，他就偷偷地放一些在装药的包里，“或三星，或四五星”，然后告诉患者：“归家须自检点，乃可煮也。”穷人回家以后，一打开药包，看到银子，喜出望外，常常没吃上药，病就好了大半。

喻昌医学品格深受道教影响，由此可见一斑。

3. 佛教思想的影响 佛教东汉末从印度传入中国，其医理、方药、保健、养生以及道德规范对中医学产生了深刻的影响。佛教以慈悲为本，慈悲成为中国佛教最主要的道德观念。同时，佛教以严格的戒律来规范僧侣的行为，最基础的佛教戒律称为“五戒与十善”，核心内容是“一心向善，诸事莫恶”。可见，佛教普度、慈悲为怀的思想贯穿根本。

喻昌曾长期受佛门熏陶，对佛教戒律能够严格奉持。脱离僧团后，喻氏以行医为业，治病救人，佛门戒律时时在心，强调要以律戒医，认为：“医为人之司命，先奉大戒而入门，后乃尽破微细诸惑，始具活人手眼，而成为大医。何可妄作聪明，草菅人命哉?”由此，喻昌进一步指出，作医生一定要选取明良之辈，其德能仁恕博爱，其智能宣畅曲解，能知天地神祇之次，能明性命凶吉之数，处虚实之分，定顺逆之节，原疾病之轻重，而量药剂之多少，贯微洞幽，不失细少。而对于那些违背医德之辈，应当借鉴佛门规制，要其脱离医界，自责自讼，深刻反省，改过自新，重新执业。喻昌希望这样，可汰除庸混之辈，确保行医者之纯洁医德。

喻昌并非以此自矜，在他的临床病案中时时可见古道热肠、急危救困的大医形象，如亲自守护、煎汤喂药之事，数不胜数。喻昌曾说：“吾执方以疗人功在一时，吾著书以教人功在万里。”晚年，他效法佛教讲经的形式，开设医学讲坛，将自己所学传给后学、循循善诱、释难解疑，使福泽广施，绵延不绝。

胡卣臣曾这样赞颂喻昌：“每与嘉言接谭，如见刘颍川兄弟，使人神思清发。或体气偶有未佳，则陈琳一檄、枚氏《七发》、少陵五言诗、辋川几重图无不备矣。观此论，至明至正，至精至微，愧无马迁笔为作仓公传也。”连用典故，一气呵成，足见喻昌高尚杰出的人格魅力。

二、佛教对其医学思想的影响

喻昌十年的僧侣经历，对他的医学思想产生了重大的影响，尤其是其晚年著就的《医门法律》一书中，佛教思想贯穿始终。

喻昌深受佛教思想影响，结合佛教的“五蕴学说”，对病因学说加以拓展，提出“四大归阴说”。佛教的“五蕴”又称五阴、五众、五聚。其中的“蕴”在汉时译为阴。“五阴”即色、受、想、行、识，具体说来，色蕴即一切色法之类聚，属于物质现象。受蕴即苦、乐、舍、眼触等所生之诸受。想蕴指眼触等所生之诸想。行蕴指除色、受、想、识外的一切有为法，亦即意志与心之作用。识蕴，即眼识等诸识之各类聚，“受、想、行、识”则属于精神现象。佛教理论把“人”抽象为“五阴”之和合，所以人是物质现象与精神现象的统一，身与心的统一。同时，佛教理论中又把四大即“风、火、地、水”当成是构成一切事物的基本因素。佛教认为，若四大失调即会致病。如《佛说五王经》云：“人有四大，和合而成其身。何谓四大，地大、水大、火大、风大……地大不调，举身沉重；水大不调，举身浮肿；火大不调，举身蒸热；风大不调，举身倔强，百节苦痛。”“一大不调，百一病生，四大不调，四百四病同时俱发。”中国传统的病因病理学说都以阴阳五行理论为基础，其中阴阳是核心，“木火土金水”五行是构成人体的要素。佛教传入中国之后，佛学理论中的“四大”致病学说很快就对中医病因学说产生了不小的影响。由此，喻昌提出“四百四病，皆为阴病”的观点，认为“夫水火木金土，在天成象，在地成形，原不独畸于阴。然而五行皆附地而起，水附于地，而水中有火，火中有风，人所以假合成身，身所以相因致病，率禀四者”。他将四大与阴阳学说结合，以阴阳二气之说来解释四大，五行则成为其中的中介。喻氏首先将五行作为有形之物，将其与佛教理论中的“五蕴”相比照，即色蕴，从而将“五行说”与“四大说”相联系。然而，喻昌认为五行中的金有其独特之处，“金性坚刚，不受和合，故四大唯金不与”。由此，将佛教理论中的四大与传统中医的阴阳五行学说相结合，使两者合二而一，成为佛医理论之基础。同时，特别注意到金与气不易结合之情况，将金排除在外，从而使佛医理论更为合理。喻昌完成了佛教病因理论和中国传统病因理论的完美过渡和结合。

喻昌的四大归阴说的创立，意义重大，他更加重视阴邪致病，在他之前的诸医家对阴病认识不足。“《内经》凡言阴病，但启其端，弗竟其说。”而朱丹溪、节斋(即明代王纶)等人“多主贵阴贱阳”以致“畸重乎阴，畴非至理”，更加导致对于阴病的认识与诊治的偏差。喻昌以自然间之地震作比，认为“天原不混于地，乃地气加天而混之耳”。他深受佛学中的劫厄成毁理论影响，认为自然的异常灾害是地之浊阴之气包于天之阳气，而人体中情况与之相似，阴盛必致阳微，提出“每见病者，阴邪横发，上干清道，必显畏寒腹痛，下利上呕，自汗淋漓，肉瞤筋惕等症，即忙把住关门，行真武坐镇之法，不使龙雷升腾霄汉”之一类辨证施治之治验，治疗阴盛阳虚所致病证。他把阴邪致病与四大联系起来以开辟阴邪实体说，治法完全不同于过去滋阴方法，而用温阳之法急驱阴气，以大剂参附、姜桂投之，取得明显效果。喻昌重视温阳的观点，在他的大气论中也得到了体现，如针对胸阳不振、阴寒上乘的胸痹心痛短气，诊疗时应“识胸中为生死第一关”。把大气与胸中阳气联系在一起，用药以桂枝汤去芍药，加麻黄、附子，以通胸中阳气。

同时，喻昌深受佛教禅悟的影响，在医疗过程中非常注意心悟。如他在《寓意草》自序中云：“医者意也。一病当前，先以意为运量，后乃经之以法，纬之以方，《内经》所谓微妙在意是也。”凡遇到古典中不可理解的地方，不能敷衍了事，而要“途穷思返，斩断意识，直接返禅”。通过悟的方法，喻昌突破了经典的许多条框，大胆地指出前人的失误之处，往往发前人之所未发。如在《内经》病机十九条的基础上提出“秋燥”的理论，在竹叶石膏汤古方的基础上创制了著名的清燥救肺汤，确有卓效。

喻昌在继承中国传统医学七情致病的基础上，结合佛教特别是禅宗的“安心”说，借以告诫医门同道在诊治外因致病的同时，不可忽视精神因素所致的疾病。喻昌强调“心为五脏六腑之大主，而总统魂魄，兼赅志意。故忧动于心则肺应，思动于心则脾应，怒动于心则肝应，恐动于心则肾应，此所以五志唯心所使也”。因此，对于五志失调所致的疾病，希望患者能“从事空王，消除积恨可也”。此处空王即指释迦牟尼。喻昌十年禅修经历，让他认识到佛门修行对于情志的调节作用，因此希望病家皈依佛门，通过长时间的修行来调节心态，消除积恨。

此外，喻昌还从佛门素食中获得启示，在注重精神调养的同时，强调病家饮食的配合，强调饮食的清淡茹蔬，不主张饮食五味偏胜。在外感初愈后，喻氏特别提醒，此时病家元气已虚，然邪热未净，这时若补虚，则热不可除；若除热，则身虚不能胜任。如果采用一半补虚，一半除热，终属模糊，难得要领。对此，喻氏提出："前贤有鉴于此，宁食淡茹蔬，使体暂虚，而邪易出，乃为贵耳！"如果反而"急于用肥甘之味以补之，目下虽精彩健旺可喜，不思油腻阻滞经络，邪热不能外出，久久充养完固，愈无出期矣"。对于无病养老者的进食，喻氏同样主张清淡饮食。由此可见，喻昌佛医思想独树一帜，在中国医学史上有着一定的地位与影响。

综上所述，喻昌的医学品格和思想，饱受儒、道、佛的影响，这与他曲折非常的人生经历密切相关。大凡一位大医的诞生，莫不与崇高的精神境界相关。对于人类的大爱，超越了狭隘的自我，以患者利益为一切，救死扶伤，无论富贵贫贱，视同一等。医学品格直接影响着医学技术所臻境界，由此高低优劣，立见分晓。儒、道、佛，对于优秀人格的形成和熏陶，传统文化彼此间的融会贯通和影响，造就了喻昌这位德艺双馨的大医。

（《江西中医学院学报》，2010 年第 22 卷第 5 期）

基于《喻嘉言医学三书》探讨喻昌学术精神

贵阳中医学院　　龙奉玺

喻昌（1585—1664），字嘉言，晚号西昌老人，新建（今属江西南昌市）人，明末清初著名医学家。他治学严谨，深研经典，上溯《内经》《难经》诸典，下及诸子百家，特别是仲景学说，钻研尤深。擅长内科杂病，强调识病议药，辨证论治；诊治疑难杂证，多获奇效。著有《医门法律》《尚论篇》《寓意草》等 10 余种著作，其中《尚论篇》《医门法律》《寓意草》是代表作，后世合称为《喻昌医学三书》。

本文的研究是以中医古籍出版社出版，蒋力生、叶明花校注的《喻嘉言医学三书》为主，附以中国中医药出版社出版，陈熠校注的《喻嘉言医学全书》作为参考对象，探讨喻昌学术精神，以作引玉之砖，请同道批评指正。

一、创新的思维方法

“尚论”一词，首见于《孟子·万章下》“以友天下之善士为未足，又尚论古人”，意为向上追论。喻昌在其自序中称其有感医事不振，恐“此理一晦，黑若夜行，心窃忧之，于是杜门乐饥，取古人书而尚论之”，即旨在追论张仲景以针砭时弊。喻昌善于学习，勇于创新。他深研经典，但并不完全局限于前人，而是在学习中结合心得体会，联系医疗实践，阐发医理，启迪后人。

如《尚论篇》探讨《伤寒论》，赞成重订编次顺序，以“冬伤于寒，春伤于温，夏秋伤于暑热”为四季主病之大纲。四季之中以“冬月伤寒”为大纲，太阳病以“风伤卫、寒伤营、风寒两伤营卫”为大纲。并以397法作为订正的准则，故以法为目，每经之下设若干法，每一法下列条文加以注释。这样的编次方法，使得全书提纲挈领，条理清晰。

不仅如此，《尚论篇》突破性地将《伤寒论》中有关温病的条文抽出，按照三大例进行论述：以“冬伤于寒，春必病温”为第一大例，此邪伏肌肤，病位浅而病情轻；以“冬不藏精，春必病温”为第二大例，此为邪伏少阴，病位深而病情重；以既“冬伤于寒”，而又“冬不藏精”，至春月同时发病，为第三大例，此为邪伏双栖，病情更为严重。喻昌关于温病的三大例学说，独具创新。对于温病的治疗，十分重视顾护其津液，总以津液之盈虚论轻重，津液之存亡断生死。喻昌说：“病温之人，邪退而阴气犹存一线者，方可得生。”后世温病学家，注重存阴，皆因喻昌发明于前。因此可以说，喻昌开创了温病救阴存津的先河。喻昌这种求新发挥、不拘泥前人之说道的改革精神，值得我们学习。

另外，《医门法律》中的“法”指临床辨证施治的法则，“律”则是喻昌为防止医家临证失治、误治而给医生出示的禁例。此书为喻昌有感于当时庸医误人而作，所以该书既论病析治，又为医生临证诊疗立法定律以纠偏。书中卷一为诊法，卷二至卷六分述中寒、中风、热、湿、暑、燥和疟、痰饮、咳嗽、关格、肺痿、消渴等多种内科疾病证治。每门疾病先为“论”，分析该病的病因、病理；次为“法”，主要阐明治疗之术及运用之机；最后为“律”，指出医者临证易犯之错误。喻昌是一位富有实践经验的临床医生，故书中所论多切合临证实际，非漫为空谈。另外，对于各种内科疾病的处方治疗，喻昌论述尤其详细，体现了他丰富的临证经验，其中多有过人之处，足资借鉴。如“逆流挽舟”法，治痢疾迁延不愈者，引其内邪从表而解，开辟了治痢新途径；“秋燥论”发展完善了燥邪致病的内容；“大气论”论证了胸中阳气的重要性，开拓后人的思路；治邪热下利而小便短赤者，创“急开支河”法，利其小便，分消热势，则下利自愈。总之，喻昌精于医理，勤于临证，灵活运用经典，具有创新的思维方法。

二、严谨的治学态度

喻昌一向以“规范”著称，他指出：“诊病不问其始，忧患饮食不节，起居之过度，或伤于毒，不先言此，卒持寸口，何病能中？”他反对草率从事的医疗作风，痛斥用医术盈利的行为：“凡治病，不问证辨脉，而以无师之术笼人，此最可贱。”“凡治病，不明脏腑经络，开口动手便错，不学无术，急于求售，医之过也。甚有文过饰非，欺人欺天，甘与下鬼同趣者。”他在痛恨医家以病试手、不学无术的医疗态度的同时反对轻医重药的风气，规范议病模式，探讨中医诊断方法，试图建立一种规范的病案记录格式。“议病式”内容包括患者一般情况、患者病情的总体表现、病程、主要症状、判断疾病的性质、治疗原则、具体治疗药物及预后等，已具备现代病历的框架，具有标准化、规范化的特征，体现喻昌严密的辨证思维。

“议病式”还体现出现代医学中循证医学的思想。如“议病式”中不仅规定四诊的具体内容，如“某年，某月，某地，某人，年纪若干？形之肥瘦、声之清浊、人之形志苦乐若何？病始何日？初服何药？次后再服何药？某药稍效，某药不效？时下昼夜孰重？寒热孰多”？饮食、喜恶、二便及脉象等情况，而且还有其他因素对患者的影响，如五运六气、地理方位、患者七情劳逸、形志苦乐等，这些为全面充分的临床证据。医生在以上议病、识证的基础上，做出临床诊断，然后辨证施治，最后“刻效于何时者，逐款辨之不差，以病之新久、五行定痊期也”，估计所施治疗的可能风险和效益（有效性和安全性）。可见，喻昌所论之议病式为议病、识证、施药的模式，其思想方法是应用议病、识证，获取最佳临床证据，应用“药物验者”减少，甚至消除无效的、不恰当的和可能有害的临床实践活动，这是循证医学思想的体现。循证医学是一种临证医生捕捉最可靠的事实证据来解决临床问题，正确评价实践结果，制订临床决策的过程。这个评价体系的内容需要完整、全面的证据来支持，喻昌“议病式”中循证医学思想的体现，正是喻昌思考问题的逻辑性和完整性的反映，这与他严谨规范的治学态度是分不开的。

另外，自古医家多记载成功医案，少见误诊失诊之例，喻昌定医门律例，防止医家误诊失诊。《医门法律》一书，自问世以来，一直被医林所传诵，流行甚广，被后人赞誉为“医林名著”，至今仍有较大的临床指导意义和使用价值，是一部临床实用参考书。喻昌《四库全书总目》谓：“此书乃专为庸医误人而作，其分别疑似，既深明毫厘千里之谬，使临证者不敢轻尝。其抉摘瑕疵，并使执不寒、不热、不补、不泻之方，苟且依违迁延致变者，皆无所遁其情状，亦可谓思患预防，深得利人之术者矣。”可以说，喻昌报道了中医误诊失诊的经验，创“议病式”，体现了他认真负责的崇高精神。

三、仁爱的职业道德

喻昌诊病，以内科为主。患者涉及社会各个阶层，有社会上层，更有平民百姓，喻昌一视同仁。《医门法律》所创律例，均是提醒医家临证须辨证明确。他深感医生责任重大，“医者，仁术也。仁人君子必笃于情，笃于情，则视人犹己，问其所苦，自无不到之处”。“凡治病，不问病人所便。不得其情，草草诊过，用药无据，多所伤残，医之过也。”在临证过程中，喻昌多次力排众议，甚至遭到患者家属的怀疑，如“力争截疟成胀临危救安奇验”病案中，喻昌诊断患者腹胀的病因病机“全是太阴脾气不能统摄所致”，与其他医家诊断的“伤寒肠结”不同。喻昌为此不仅遭到怀疑，而且患者家属对他更是“含怒”“征色而且发声”。但喻昌坚持辨证用药，首先投以理中汤，且重用人参，旨在补气健脾，健运中气，恢复枢机的运转而达到胀除满消的目的，最后取得奇效。“治李思萱乃室膈气危症治验”案，对于叶氏妇女，伤寒将发，误食鸡面鸡子，大热喘胀之证，喻昌“怜其贫”，用药并不一味只用昂贵的人参，而是另选他药进行治疗,说明他淡泊名利、体谅患者的人品,与唯利是图、唯名利是务者形成鲜明的对比,受到社会的尊重与推崇。这也体现儒家"博施于民而能济众"的仁爱思想,说明喻昌具有朴素的人道主义精神和崇高的职业道德。

喻昌晚年潜心著书,教授门徒。《寓意草》中多次在病案后附有答门人问题的部分,将临证所遇疑难病证或者学生感到不理解的地方进行详细讲授,毫无保留,反映他良好的医疗作风和教书育人的示范价值。

总之,喻昌对中医学的研究是以研究经典理论为开端,以客观评价中医学术思想为依据,以心得体会为基础,以医疗实践为基本方法,以临床实效为目标,以促进中医发展为研究指向。他客观地分析了中医理论的对错,以及临床实践的案例,确立了以张仲景学术思想为本的中医学体系和以内科杂病为研究领域。他注重中医理论的客观性、实用性及创新性。他将疗效作为临床治疗的根本,认为经典研究要善于把握精华,辨别错讹,从而形成了自己的中医理论体系。以上喻昌医学思想的独到之处,体现了他对中医理论的思考与创新。

(《医学与哲学》,2013年第34卷第2期)

喻昌《医门法律》医德思想及其养成

广州中医药大学　　钟礼韬

喻昌是我国明清时期杰出的医学家、教育家,其不但以精湛的医术悬壶济世,同时兴办医学教育广收门徒,自言:"吾执方疗人,功在一时;吾著书教人,功在万里。"在这个思想的影响下,喻昌先后撰写了《寓意草》《尚论篇》《医门法律》等医籍。何兆雄指出,喻昌的医德思想集中体现在《医门法律》中,其首创医德评价,并第一次提出了"笃于情"的医德核心思想,对后世医家的医德塑造有很大的影响作用。因此,本文对喻昌《医门法律》中的医德思想进行解读,并对其形成原因进行探究。

一、喻昌《医门法律》的医德思想

喻昌生于明末清初，处于明清朝代更迭的混乱时期。喻昌自幼熟读儒家经典，曾于明崇祯年间以副榜贡生入京就读，后因仕途不畅遂削发为僧，转投佛门。佛门中的喻昌除了诵读佛理之外还研究各家医典，特别是《内经》和《伤寒杂病论》等经典。在博览医书之后，年过半百的喻昌蓄发还俗，开始了游历和悬壶济世的生活，因其医术精湛深受百姓之喜爱。

《医门法律》成书于清代顺治十五年(1658)，时值清军入关之初，本就已是生灵涂炭的战争时期，然有医者有“术之不明”“问非所问，谀佞其间”“伪者售，圆滑者售”等以医敛财的不正之风，喻昌欲救百姓于水火之中，遂著《医门法律》一书，其内包含了多种疾病的治疗法则，为解医者的“术之不明”；亦阐述了医者的行为规范，为肃清医者队伍“谀佞”“伪者”“圆滑者”的不正风气。“此书乃专为庸医误人而作，其分别疑似，既深明毫厘千里之谬，使临证者不敢轻尝。其抉摘瑕疵，并使执不寒、不热、不补、不泻之方，苟且依违迁延致变者，皆无所遁其情状，亦可谓思患预防，深得利人之术者矣。”其内的医德思想主要表现在以下几个方面。

1. 为医立律 化用佛门戒律为医门之律是喻昌医德思想在《医门法律》中的一项重要体现。喻昌对于当时医生的不正医风深为不耻，遂提出“以佛门戒律为医门立律”的思想：“治天下有帝王之律，治仙神有上天之律。至于释门，其律尤严。三藏教典，仪律居三之一，由五戒而五百戒，由五百戒直造自性清净，无戒可言，而道成矣。医为人之司命，先奉大戒为入门，后乃尽破微细诸惑，始具活人手眼，而成其为大医，何可妄作聪明，草菅人命哉?”喻昌认为，佛门通过戒律能规范僧侣的行为思想，故也应为医门立律约束医者的行为，有利于形成医者的道德自觉，产生善念因而行善。

2. 规范诊疗 喻昌在《医门法律》中突破了以往医家对医德的论述模式，改变华而不实的单纯理论说教，通过结合临床实践，创造性地把医德的规法融入诊疗规范中。其以“医者笃于情”的思想规范“医患沟通”；以“不精则杀人”的思想规范“遣方用药”，进行规范的诊疗操作以提高临床诊治水平，使施治无误。诊疗规范在一定程度上保障患者的生命健康，并具有避免风险的价值。在具体的临证中,喻昌透过“论、方、律”三个方面规范“遣方用药”,承“医为人之司命”的重任,减少临床失误。

3. 医者笃于情 喻昌是中国首位提出“医者笃于情”思想观点的医者。秉着“医者仁术”的目的,喻昌认为行医要对患者怀有深厚的感情及同情心,即“笃于情”的思想,其中他特别强调“视人犹己”“作风正派”两点。首先,“视人犹己”即是将患者当作自身,对其所苦进行详尽的询问,关心体恤患者并根据病况给予施治,最终达到治病救人的崇高目的,“笃于情,则视人犹己,问其所苦,自无不到之处,庶可详求本末,而治无误也”。另外,“作风正派”指医者有为患者解除病痛的职责,事关生死,医者应有恻隐之心,不可孜孜汲汲、唯利是图、圆滑谄媚以及学不成、业不精而胡乱行医,“凡为医之道,必先正己,然后正物”。

4. 博学精医 “医之为道,非精不能明其理,非博不能治其约”,喻昌主张医者要博览医典并善于变通,不能徒执常法、徒执方书、徒执家传。并且,治病救人是医者职责所在,必然要求医者医术之精湛,因此博学是精医的基础,精医是为医之职责所在。“博学”强调医者应保持求知之心,摒弃门户之见,故能“采折众议,以资论治之权变”。“精医”主要体现在对疾病的辨证论治原则上,是医生的从医之德,更是历代医家用以要求自己的医德规范之一,辨证正确才能施治无误,实乃“医家第一要务”。

5. 当为自讼之医 自讼之医便是要求医者要时刻对自己的行为进行审视,“凡治病,不问病人所便,不得其情,草草诊过,用药无据,多所伤残,医之过也”。医者行医过程当遵守医道,注重疾病的治疗规范,已然具备西方标准化的治疗模式雏形,有利于在临床实践中减少医者的治疗失误,更好地治病救人。喻昌在《医门法律》中将医家诊治过程中容易犯的过失和疏漏之处以医家“戒律”的形式加以强调,提出“医为人之司命,先奉大戒为入门”。他认为若医者能做到自讼,则医门之律方能起效,医门之法方能大兴。

喻昌著《医门法律》一书以警戒当时的医者和百姓,力挽医术浅薄、医风不正之乱象;同时,通过《医门法律》传承其医学思想,以教导后人正确诊治外感内伤杂病的法则;并以“律”为规范,减少临床失误的发生,承医之重任。由此可见,喻昌在《医门法律》中所表露的医德思想是明确的,但其成因却是复杂的,本文主要通过其所受的教育、经历、社会背景以及临床实践等方面对

《医门法律》的医德思想成因进行探究。

二、喻昌《医门法律》医德思想的养成

1. 文化对其道德意识的塑造

(1) 儒家的仁爱思想：儒家是中国主流的传统教育文化，喻昌在皈依佛门之前更多的是作为一名儒士。因此，儒家思想对于喻昌后来《医门法律》一书中的医德思想的形成也是有不可或缺的影响。儒家传统文化中的人本思想是喻昌《医门法律》医德观念形成的重要前提。儒家的人本思想强调了人生命之宝贵的生命观，如在《孝经》中曾提及："天地之性，人为贵。"正是这种以人为本的思想，使得喻昌钻研医术，博学精医，为救治患者的性命不断提升自己。喻昌自行医以来注重患者生命，组方用药皆仔细考究，谨防失治，时痛惜庸医治病误人性命，遂通过《医门法律》揭露庸医误治之恶，强调医之使命，应以人为本，重视生命。

"医者笃于情"是儒家人本思想在《医门法律》中的重要体现，主张医者应对患者怀有深厚的感情，体恤患者，认真用心，竭力帮助，即做到"视人犹己"，使患者感到被人关心体恤。"老吾老，以及人之老；幼吾幼，以及人之幼"(《孟子·梁惠王上》)。喻昌将儒家推己及人的儒家思想运用于临床中，对患者"视人犹己"，是《医门法律》中"仁爱"思想的重要体现。"诚致问，明告以如此则善，如彼则败，谁甘死亡，而不降心以从耶"，其大致的意思是医者诚挚地询问患者，详细地将病情告知，并告诫患者哪些做法对疾病的治疗有益处，哪些做法对疾病的治疗不利，只要感情真挚，做到视人犹己，医者与患者间的感情自然能够变得亲近，从而改善医患的交流沟通，令医生与患者彼此间关系和睦。强调医者对待患者应犹如对待自己，行医过程必仔细询问、认真治疗。

(2) 佛教的"为善"思想：佛教思想重视积德行善，如在《法句经》中描述："诸恶莫作，众善奉行，自净其意，是诸佛教。"喻昌在佛门之中受其影响颇多，乐于助人，行医为善，同时对于世医者误治、乱售之乱象寄希望于佛门戒律，皆因其发现在佛门中戒律对僧侣有十分明显的约束作用，遂喻昌化佛门戒律为医之律法，规定了医者行医之规范、道德之准绳。佛门主张"善恶有报"，其

善恶报应论渗透在社会伦理生活中，唤起了更多人的道德自觉和自律，使人们认识到“善恶报应也，悉我自业焉”，并认识到“思前因与后果，必修德而行仁”。通过佛教戒律这种形式，喻昌在《医门法律》中强调了医者行善的必要性，令其不敢轻易犯戒。“医为人之司命，先奉大戒为入门”，《医门法律》全书阐论的病症共有十六门，每门之下皆立律例若干条，以令人醒目，以不敢轻忽的“医之罪”“医杀之”“医之过”警戒医生，充分体现其“以律戒之，谨防失治”的医德规范思想。

2. 乱世下的医者仁心　因值朝代更替之际，喻昌自佛门还俗后的行医之途多见战乱纷起、瘟疫横行，所见之百姓疾苦繁多，更有听闻庸医行事致人家破人亡。喻昌对此感慨良多，既有对这乱世之争的愤懑，更是有对庸医害人的痛恨，对医之职责进行了深刻的思考。自宋后资本主义萌芽始出，人们的价值取向逐渐地发生了转移，数百年来“仁、义、礼、智、信”为主导的价值观念逐渐为重利轻义的价值取向所取代，特别是当这些重利轻义的人接触医学，利用医学为自身谋取私利时，便造成了诸多的医疗乱象。其“不知《内经》为何书，仲景为何人，王叔和所说何语，只恃简洁歌诀，记诵数行，某证用某方，率尔操觚，草菅人命”。对此，喻昌著书育人，一方面呼吁医者应博学精医，贫富同视，也告诫病家谨慎择医；另一方面对庸医所为进行大胆披露和猛烈抨击。

3. 临床实践中医德规范的树立　喻昌医德思想的形成与其临床的实践过程是密不可分的。在行医的过程中，喻昌见到百姓疾苦，由于连年的战争导致民不聊生，在无法满足自身生存需求的条件下更是难以花钱看病。喻昌于心不忍，其内心愿为患者治疗疾病的职业素养胜过了对名利的追逐。基于此，喻昌的医德思想在临床中逐渐形成，常遇家境贫苦的患者便改方换药，在保证能起到最大疗效的前提下给予成本最低廉的药物，甚至偶有无力负担治疗费用的患者，喻昌便免其费用，遂深受百姓的喜爱，其医德思想受此正面反馈便更加确立起来。

此外，《医门法律》中提到当时有世医者“浅者售”“伪者售”“圆滑者售”的乱象，喻昌对此种行径颇为不齿，在临床实践中不断地对自身进行自省，进而提出了为医立律，为医定法的医德思想。

临床实践是医者道德培养的重要途径，喻昌在自身的临床实践中通过与患者的接触，不断加深自身的道德思想，并体悟到医门戒律对医者不正之风的约束力，从而形成了《医门法律》及其医德思想。

三、结 语

喻昌《医门法律》中所蕴含的医德思想对当今医院的医德医风建设具有极其重要的借鉴意义，主要表现为以下两个方面：首先，喻昌在《医门法律》中为多种疾病制定了治疗法则，以此规范临床诊治，减少失治误治，从而实现其高尚的医德思想。特别是对于中医这门学科，由于依个人经验对患者进行诊治，往往在治疗方案上较难以统一，因此形成历史上中医多流派的发展趋势。而喻昌医德思想的创新性在于对中医体系提出规范化、标准化的诊疗法则，该思想在当今医患关系紧张的环境下，为减少医患纠纷，提升治疗效率具有重要意义。另一方面，喻昌《医门法律》中的“法律”非指国家之法律，而是自省之法律，书中强调“当为自讼之医”，注重内省的思想，对提高当今医务人员自身医德修养具有借鉴意义。医当“先奉大戒为入门”，让医务人员在临床实践中自觉依照医德规范和原则进行自我对照、自我总结、自我批评，通过不断地纠正自身错误的思想观念，从而树立医德医风，把自己培养成医德高尚的医务人员。

（《中国中医药现代远程教育》，2018 年第 16 卷第 17 期）

《寓意草》成书及流传情况述略

陕西省中医药研究院　　谢晓丽　焦振廉

一、《寓意草》成书与刊行

《寓意草》不分卷，全书自“先议病后用药”至“详论赵三公令室伤寒危症始末并传诲门人”，凡六十六题。卷首有喻昌自序，署为“崇祯癸未岁季冬月”，则其成书当不晚于是时。“崇祯癸未岁”为明思宗崇祯十六年(1643)，亦即明代亡国的前一年，其时天下动荡，而喻昌为一介布衣，恐未必得峻刊行之事。据喻昌自序，其“欲遍历名封，大彰其志，不谓一身将老，世态日纷，三年之久，不鸣一邑”，景况之不够裕如是可想而知的。《寓意草》的成书及刊行，实与一位名叫胡卣臣的人关系密切。根据喻昌自序，胡卣臣担任“谏议”的官职。“谏议”为“谏议大夫”的省称，滥觞于春秋时齐桓公所设的“大谏”。《管子·小匡》中记载齐桓公任用鲍叔牙为“大谏”，是负责“谏正君”，是为谏官设置之始。历代皆置，但称谓不同。如宋代置谏院，以左、右谏议大夫为长官。到了明代，实际上已废除了专职谏官，而由六科给事中兼任谏职，俗称“给谏”。因此，胡卣臣极有可能是担任“给事中”的官职。按照明代官制，给事中有都给事中、左右给事中和给事中之别。都给事中为官阶，正七品，左右给事中与给事中为从七品，官阶虽低，但掌侍从、规谏、拾遗、补阙，稽察六部百司违误，权力颇重。喻昌称胡卣臣“建言归里，一切修举，悉从朝廷起见”。“建言”是向朝廷提出建议，“建言归里”即是为“建言”而回归乡里，有调研取材的意思，因此“一切修举，悉从朝廷起见”。胡卣臣正是在“建言归里”的时候发现了喻昌。胡卣臣无疑认为喻昌是医林俊杰，所以便“格外引契”。从《寓意草》的内容看，喻嘉言与胡卣臣相识时，《寓意草》尚未成书，因为书中有喻嘉言为胡卣臣的父亲及其本人治病的记载。所以，《寓意草》成书是在喻、胡二人相识之后，而其相识则必在“崇祯癸未岁”之前。《寓意草》可能经历了一个相对较长的成书过程。喻嘉言已有部分成稿在先，在与胡卣臣相识并建立交谊之后，并且在胡卣臣“格外引契”之下，喻嘉言完成了此书，胡卣臣之父及其本人的案例自然便在其中了。

对于《寓意草》的刊行，胡卣臣至少做了三件大事。按照喻昌的说法，胡卣臣首先“参定俚案之近理者，命名《寓意草》”，不仅对“俚案”即喻昌的医案进行了“参定”，而且为其书确定了书名。需要注意的是，所谓“参定俚案之近理者”，隐约有入选者皆为“近理者”，而与“理”较远者，或已湮没了。至于“理”，当不止医理，或亦隐含着士人所持守的修身齐家治国平天下之“理”。其次，胡卣臣“捐赀付梓”，是《寓意草》刊行的出资人。最后，胡卣臣又为《寓意草》中多数医案撰写了评按，计 60 余则，少则数语点睛，多则侃侃而论，多有见地，妙语连珠。胡卣臣与喻昌的交谊还不止于此。在《寓意草》中有“详胡太封翁疝症治法并及运会之理剿寇之事”案，记载喻昌为胡卣臣的父亲治疗“疝症”并“议病”之事，由于用药取效，以至于胡卣臣称“今遇嘉言救济，病且渐除，日安一日。家大人乐未央，皆先生赐矣”。至于“详辨谏议胡老先生痰饮小恙并答明问”，则记载了喻昌为胡卣臣本人辨析“痰饮小恙”的事，两人来去交谈，十分投契，却并不曾真正用药。胡卣臣在其后评论说：“每与嘉言接谭，如见刘颖川兄弟，使人神思清发。或体气偶有未佳，则陈琳一檄、枚氏《七发》、少陵五言诗、辋川几重图无不备矣。观此论，至明至正，至精至微，愧无马迁笔为作仓公传也。”胡卣臣连用典故来说明喻昌所论“至明至正，至精至微”，并且遗憾地认为没有像司马迁那样的人来为他作传，赞美之意是溢于言表的，这也正是他愿意校订并出资刊行《寓意草》的原因。

二、《寓意草》流传及版本

《寓意草》初刊于明崇祯十六年癸未(1643)。这次初刊如前所言是得到了胡卣臣的资助，也是《寓意草》最早的单行本。此外，《全国中医图书联合目录》还载录了一种“明末刻本”，可知《寓意草》当有两种明代刻本。入清以后，《寓意草》的流传分为两个系统，一是单行本系统，自清康熙间至民国有近30种不同的本子。在这些单行本中，早期多为刻本，如清乾隆二十八年癸未(1763)集思堂刻本，清末迄民国多为石印本，如民国初上海广益书局石印本，还有个别的铅印本，如1936年三民图书公司铅印本。此外，尚有日本享保十四年乙酉(1929)日本皇都书坊刻本。除单行本外，《寓意草》还以丛书的形式流传。《喻氏医书三种》辑喻昌所著《医门法律》《尚论篇》和《寓意草》而成，初刊于清顺治十八年辛丑(1661)。应该说，《喻氏医书三种》的辑印，加速了喻昌医书的流传，对喻昌医学史地位的确立也起到了重要作用。清代以后，喻昌成为最负盛名的医家之一，与《喻氏医书三种》的辑印是有关系的。据《全国中医图书联合目录》记载，《喻氏医书三种》现存各种本子有30种之多，而且值得注意的是，除顺治初刊本外，刊行于乾隆间的《喻氏医书三种》本子有9种之多，较同期《寓意草》单行本的数量明显要多。频繁的刊行反映了社会的需求，喻昌的医名与《喻氏医书三种》的辑印应该有关。此外，民国间胡思敬辑《豫章丛书》，以《喻氏遗书三种》为名，将《喻氏医书三种》辑印其中，《寓意草》又因此而多了一种丛书本的形式。总括而言，《寓意草》自其问世至今，其各种版本在70种左右。众多的版本，不仅说明了《寓意草》的价值，也足以证明了喻昌之学的影响。

（《陕西中医》，2008年第29卷第2期）

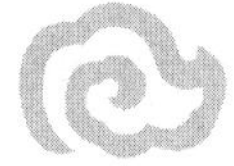

医学思想研究

喻昌的医学思想主要体现在《喻嘉言医学三书》等著作中，伤寒“三纲鼎立”论、温病三焦论治观、秋燥论、大气论等是喻昌代表性的医学思想。以下即以喻氏伤寒“三纲鼎立”论为例加以阐述。

喻氏治《伤寒》之学，追随方有执的“错简重订”之说，反对王叔和、林亿、成无己等编次、校注之法。喻昌认为《伤寒论》经王叔和重新编纂后已经失去了本来的面目，言：“仲景之道，人但知得叔和而明，孰知因叔和而坠也。”喻氏赞赏方有执削去叔和《伤寒例》“大得尊经之旨”，改订《太阳篇》“卓识超越前人”。对林亿、成无己的校注，喻氏亦大加反对，认为“其所为校正，所谓诠注者，乃仲景之不幸，斯道之大厄也”。

为了追溯仲景原旨，喻氏乃自著《尚论篇》，重新编次《伤寒论》，以成一家言。喻氏承袭方有执重订《伤寒论》，但其改订的方法，较之方氏则有所不同。如对《伤寒例》一篇的处理，方氏削之，喻氏存而驳之，“如存原文，驳正其失，以定所宗”，并谓：“万历间方有执著《伤寒条辨》，始先即削去叔和《序例》，大得尊经之旨，然未免失之过激，不若爱礼存羊，取而驳正之，是非既定，功罪自明也。”

喻氏研究伤寒，提出太阳病“三纲鼎立”之说，以太阳经中风伤卫的桂枝汤证、寒伤营的麻黄汤证、风寒两伤营卫的大青龙汤证为大纲，立“三纲鼎立”论。谓：“夫足太阳膀胱，病主表也，而表有营卫之不同，病有风寒之各异，风则伤卫，寒则伤营，风寒兼受，则营卫两伤。三者之病，各分疆界，仲景立桂枝汤、麻黄汤、大青龙汤，鼎足大纲三法，分治三证。风伤卫则用桂枝汤，寒伤营则用麻黄汤，风寒两伤营卫，则用大青龙汤。用之得当，风寒立时解散，不劳余力矣。”

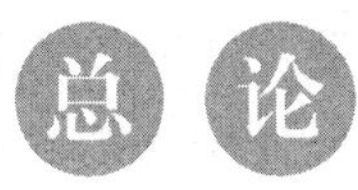

总论

试论喻嘉言学术渊源及贡献

暨南大学医学院　　沈英森

喻昌一生攻读医书，对岐黄以下历代名医的著述均有研究，尤深受仲景的影响，且学以致用，在中医理论及医疗实践方面，颇有造就。晚年著有《尚论篇》《尚论后篇》《医门法律》《寓意草》等书。其文字流畅、词句优美自不必说，而学术思想、临床经验更是独具匠心，对中医学的流传和发展确有贡献。喻氏的著述，对后世温病学派的形成也不无影响。

一、学术渊源于《伤寒论》，又具有初步温病学的思想

喻嘉言在《医门法律》卷五中明确提出："谈医者，当以《灵》《素》为经，《金匮》为纬，读《灵》《素》而不了了者，求之《金匮》，矩获森森。"观喻氏著述，确是言不离《灵》《素》，论不离《伤寒》《金匮》。他对仲景推崇备至，称为先师、亚圣，自谓"数十载寤寐诚求"，潜心致志研读仲景之《伤寒论》等，而且在临床上身体力行，反复实践、在治学上收授门徒推而广之。故中医学之得以连绵不绝流传至今，喻氏实亦有一份功劳。

随着社会的发展，人与自然环境的关系更加密切，人对周围事物，包括疾病的产生、发展、变化以及预后的认识，不断丰富，不断深化。疾病本身也因为社会环境的变迁而逐渐复杂化，有一些疾病过去不被人们认识，有一些疾病是随着社会的变迁和人群的流动而产生的。因此，单凭《灵》《素》及《金匮》《伤寒》就不能完满地解决当时产生的一些新的疾病，也就是说，不能满足不断发展的中医学的需要。故岐黄仲景之后，历代医家都在不断探索新的路子，从而产生各种医学流派，这就在不同程度上充实、丰富了中医学的内容，

为中医学的流传和发展做出了重大的贡献，如金元四大家之刘完素、张从正、李东垣、朱丹溪等。虽然喻氏对历代医家贬多于褒，但是，他认为“三人行必有我师”。因此，对晋以来医家还是采取了“综列群方，赞其所长，核其所短”这样一种比较得体的态度，故他的学术思想免不了受这些医家的影响。

固然喻嘉言以前温病学派尚未形成，但作为一种学说的雏形，在刘河间的论著中已朦胧可见。而明末战乱不已，温热病流行也给温病学说的发展提供了有利条件。喻氏就是在这样的环境中攻读医书悬壶济世的。一方面，他推崇张仲景；另一方面，他不可避免地受到诸如金元四大家等历代医家的学术影响以及对当时流行病的亲身体验。所以，他的学术思想既脱离不了仲景的《伤寒论》，但也具有温病学说的某些特点。

例如，他在《尚论后篇》卷一中说：“仲景书详于治伤寒，略于治温，以法度俱错出于治伤寒中耳。”在该篇卷二又说：“汉末张仲景……著《伤寒论》……于中温证一法，划然天开，步步著实，绎伤寒家，成朱十余辈，义例多获，独温证从不知为何，予步趋仲景先师，至老不辍，诸公会讲、大举温证以建当世赤帜。”在《尚论篇》卷三关于痰病的论述中，他认为后世医家把“食积虚烦痰饮脚气”及“冬温、温病、寒疫、热病、风湿、霍乱、痉、内痈、蓄血，为类伤寒十四证”是“歧派”。又认为“仲景春夏秋三时之病，既以冬月之伤寒统之，则十四证亦皆伤寒中之所有也”。以上可以说明喻氏推崇张仲景，深受《伤寒论》影响，可谓亦步亦趋矣。

虽然他对晋以来自王叔和以下历代医家多有指谪，但是对后世诸家，如金元四大家的著述，也颇有研究，这是不容否认的。《医门法律》卷三就有：“刘河间则主火为训，是火召风入，火为本，风为标矣。李东垣则主气为训，是气召风入，气为本，风为标矣。朱丹溪则主痰为训，是痰召风入，痰为本，风为标矣。”此外，在《尚论后篇》卷二又指出：“丹溪研心杂证，不事仲景，遇外感宗东垣补中益气，兼行解法，终非正法……东垣不解伤寒正治，盖一生精神在内伤也，乃从内经深入至理，发出冬温春温二义，真千百年之一人也。”如果对诸家著述没有精心研讨，哪能发出如此议论。

此外，他联系当时疾病之“触冒寒邪之病少，感发温气之病多，寒病之伤人什之三，温病之伤人什之七”等实际情况，创造性地提出“似此则温证之分经用法，比之伤寒大有不同”（《尚论后篇》卷一）这一名言。

综上述，喻嘉言的学术思想，主要是渊源于仲景之《伤寒论》，同时博采众家，特别是金元四大家的著述，扬长弃短，揉合己见，具有初步的温病学的思想。但是，由于他过分崇拜张仲景，因此，他的学术思想始终囿于《伤寒论》之框架而没有取得更大的突破。不过，也不能因此说明他在学术上毫无建树，对后人无可借镜。事实上，他的学术见解对于温病学派的形成以及沟通伤寒与温病两大学派的学术交流是有一定作用的。此外，他的临床经验和治学治医精神对后学者也有一定的影响。

例如清代著名温病学家叶天士关于"辨营卫气血虽与伤寒同，若论治法则与伤寒大异也"的著名论点，个人认为是深受喻氏关于伤寒与温病之分经用法"大有不同"的思想影响的。

又如现代名医章次公关于温病发热的辨证施治中，对神识有恍惚状的证候，认为是"虚人患温，用药最难，盖虚当补之，而补有碍邪之弊，不补则正气不支"。指出："喻嘉言谓虚人于解表药中加参，其效乃捷，实有至理。"方用清热解毒、化浊利湿的甘露消毒丹、鸡苏散等品，加入大量党参(24 g)为治，即从喻氏人参败毒散悟出。又《泄泻》门治疗"恶寒发热……腹痛、泄泻"之症时，指出"喻氏逆流挽舟之法，本为下痢夹表而投，其实治泄泻亦可用。"因此方取羌、防、柴、葛等既可解表，又能升清之品，所谓"鼓舞胃气上腾，则泄泻自止"。

二、既是中医学的理论家，又是经验丰富的实践家

喻氏是一个博览群书，注重实践，具有一定革新精神的著名医学家。

1. 重新编例《伤寒论》，以纠正叔和之误 喻氏认为晋代王叔和"附以己意"编纂《伤寒论》之后，致其篇目先差后错，历代医家特别是林亿、成无己等先后校注《伤寒论》均"莫能舍叔和疆畛"，且各鸣一己之见，甚至于"先传后经"。唯方有执著《伤寒论条辨》，"削去叔和序例，大得尊经之旨"，说明他对方氏"错简论"是极力推崇的。但他又认为方氏没有对王叔和加以驳正，痛感千余年来，《伤寒论》沦为"若明若昧之书"，为使之"如日月之光照宇宙"，必先驳正叔和序例，振举其大纲，然后详明其节目，使学者不致受王叔和编次

之误。

究竟《伤寒论》的序例如何编次才正确？首先，他认为王叔和编纂《伤寒论》序例有以下五个方面的错误。即：① 认为始先序例一篇，蔓引赘辞其后，可与不可诸篇独遗精髓平脉一篇，好比碎剪美锦，缀以败絮，迷惑后人，并认为王氏以辨痉湿暍脉证为第一，以辨太阳病脉证为第二，别论反在正论之前，这是叔和不究心之弊。② 太阳经中插入温病、合病、并病、少阳病、过经不解病，内容庞杂，令读者茫然。③ 阳明经中漫次仲景偶举问答一端，隶于篇首，纲领倒置，且无扼要。④ 春温夏热之证，当另立大纲，而叔和懵然不识，致后人误以冬月之方施于春夏，而归咎古方之不可以治今病。⑤ 霍乱病、阴阳易、瘥后劳复等证，仅是条目，而王氏却别立篇名与六经并峙，有失轻重。而对林亿、成无已，则指责他们“割裂经文，使后人无门可入……乃仲景之不幸，斯道之大厄”。由此，他认为欲使仲景之道不致因叔和而坠，必须重新编次《伤寒论》序例。

喻氏认为《伤寒论》的四序应顺次为“冬春夏秋”，而“冬伤于寒，春伤于湿，夏秋伤于暑热”则为四序中主病之大纲。同时，指出大纲之下，分例 397 法，如此仲景之书始为全书。此外，他还认为仲景立法，冬伤于寒独详于春夏秋三时者，是以“冬月伤寒为大纲”，而伤寒六经中，又以太阳经为大纲，而太阳经中，又以风伤卫、寒伤营、风寒两伤营卫为大纲。至此，则“大纲既定，然后详求其节目，始知仲景书中，矩则森森，毋论法之中更有法，即方之中亦更有法。”在具体序例中，他把风伤卫之证 53 条列入“太阳经上篇”，寒伤营之证 58 条列入“太阳经中篇”，风寒两伤营卫之证 24 条列为“太阳经下篇”……在各篇中，又将其分门别类。如以桂枝汤证为一类，桂枝汤加减法另归一类，麻黄汤证归为一类，如此种种，条目甚为分明(以上引文见《尚论篇・卷首》)。

2. 敢于正《内经》秋伤湿之误，创立“秋燥论”之说 燥与湿，天壤之殊。燥为天气，湿为地气。从季节来说：春月地气动而湿胜，秋月天气肃而燥胜。本来这是一般的道理，但《素问・生气通天论》《素问・阴阳应象大论》均有“秋伤于湿”之说，历代医家也多从其说。喻氏认为“秋伤于湿”之“湿”字分明为燥之误，他在《医门法律》卷四“伤燥门”中对《内经》病机十九条“独遗燥气”提出质疑，然后指出“春伤于风，夏伤于暑”之后，应是“长夏伤于湿，秋伤于燥……”只有这样，四时五运之气才不相背戾，才能决千古之大疑。喻氏这种敢于向经典提出质疑和创立新论的革新精神是十分可贵的。

秋燥论的主要论点既有凉燥，也有温燥，但从“大热之后，继以凉生，凉生而热解，渐至大凉而燥令乃行”，以及“金位之下，火气承之”分析，他还是偏于温燥的。关于秋燥之脉因证治，也各有阐述。他说：“其脉之应，仍从乎金之端。”而燥气为病则干，内干而精血枯竭，外干而皮肤皱揭，干于津液而荣卫气衰，肉烁而皮著于骨等。而燥气伤人必先伤于上焦华盖……故喻氏认为病机十九条之“诸气膹郁，皆属于肺”“诸痿喘呕，皆属于上”二条系指燥病而言。治则上，他认为应治以辛凉甘润，佐以或酸或辛，临病制宜，这正是他临床中灵活变通的表现。喻氏之秋燥论，对后世医家是有影响的，如叶天士说“燥自上伤，均是肺先受病”，以及“秋令感伤……当以辛凉甘润之方”，笔者认为都是受喻嘉言的影响。事实上，他自制的清燥救肺汤时至今日，仍为广大医者所喜用，也足以说明秋燥论在临床上是有一定的指导意义的。

3. 制定中医病历格式，使后世有规矩可循 历代医家，著书立论不厌其详，然在中医临床上，特别是病案的记载方面，却过于从简，往往是三数十字，甚至寥寥数笔，即将全病概括其中。又因为中医与儒家关系密切，往往儒家即医家，医家也即儒家，或者是举业不成即为医业，故行文用字多深奥难懂，使后学者常感困惑。喻氏有感于此，强调书写病历的重要性。他认为医案对于今人后人，皆有一定的参考价值，甚至可以“治千万人而不爽”。因此，他特别指出书写病历应有一定的格式。在《寓意草·与门人定议病式》中，对如何书写病历均有较详尽的论述。举例：

“某年某月，某地某人，年纪若干，形之肥瘦，长短若何，色之黑白枯润若何，声之清浊长短若何，人之形志苦乐若何，病始何日，初服何药，次后服何药，某药稍效，某药不效，时下昼夜孰重，寒热孰多，饮食喜恶多寡，二便滑涩有无，脉之三部九候，何候独异……”几将今之中医学中之四诊八纲纳入其中矣，这与喻氏一贯强调凡治病必四诊合参不无关系。他在《医门法律》卷一关于望色、闻声、辨息、问病、切脉、合色脉各论中，均有阐述，并分别指出：“凡诊病者，不知察色之要。”“不能分呼笑歌哭呻……不别雌雄长短，出于三焦何部。”“不分呼出吸入，以求病情。”“不问病人所便，不得其情，草草诊过，用药无据……”“凡切脉不求明师传授……以病试手。”总之，“凡治病不合色脉，参互考验，得此失彼，得偏遗全……”均为医之罪过。喻氏强调四诊合参，完全是对病家负责的表现，我们从《寓意草》记载的一些医案中亦可见一斑。《四库提要》对喻氏医案也有恰如其分的评价，该书认为喻氏对医案“皆反复推论，各阐明审证用药之所以然，较各家医案，但泛言某病用某药者，亦极有发明，足资开悟焉。”喻氏这种严肃认真，书写病历一丝不苟的精神，实为难能可贵，也确是吾人学习之楷模。他定下的书写病历格式至今仍有一定参考价值。

4. “先议病后用药”论的临床意义　《寓意草》开宗明义第一篇是《先议病后用药》，足见喻氏对其重视。他认为从上古至今时，代有良医，虽分量不同，然必不能舍规矩准绳，为医者必按一定方法治病遣药。他主张“治病必先识病，识病然后议药”，这是因为“药者可以胜病者也”，指出药物之所以能治病，在于医者对疾病有全面正确的认识，即正确的诊断。用药不在多而在于精，要做到精，就必须有正确的诊断，然后才能药到中的，直达病所。“任举一二种用之，且通神”，即此意也。同时，他又指出，药既能胜病，但“药皆可伤人”，也不可不知。医者如不能了解疾病而滥施药物，就可使药伤人。这样全面地辨证地论述医、药、病的相互关系，确属不可多得。他还针对当时医者不学无术，徒以空名，遂致医学荒废，成“议药不议病”之弊端而大声疾呼“无如议病精详，病经议明，则有是病即有是药，病千变，药亦千变”，真可谓金玉良言也。

笔者对喻氏“先议病后用药”是有一定体会的。曾见一患者，头痛胀重难忍，且头晕，发热恶寒，白睛稍黄，小便黄而短少，大便结，且有口臭纳呆等症，就诊时头裹毛巾又戴帽，身着棉衣，由其兄扶持。其舌红苔白黄腻，脉弦数。自谓从发病至今 20 余日，先后延医诊治，均以感冒证治，遂致愈拖愈觉难愈。笔者当时认为此乃肝胆温热内蕴所致，非外感之病。以疏肝利胆、清热利湿之法治之，投以柴胡、青蒿、地骨、草果、地胆头、栀子、白茅根、车前、香薷、薏苡仁、麦冬等二剂，二诊时症已大减，即以上法加减数剂而愈。由此，可见治病必先议病，议病然后才能识病，识病然后才能药到病除。

综上所述，喻氏之论，立论正确，层次分明，道理深入浅出，举例不厌其烦，真是做到丝丝入扣，使学者莫不为之信服。反以喻氏之论，看今之医道，确有相形见绌者。喻氏之“先议病后用药”也不失为中医学宝库中一份珍贵遗产。

三、结束语

喻氏推崇《伤寒论》，长于内外科杂病，强调辨证论治，对某些书持批判的态度。但由于过于推崇张仲景，也有泥古的一面；他把温疫从伤寒中分出，却有贡献。此外，喻氏认为某些病是鬼祟所致，这是错误的。对他的著述，后世医家也各有贬褒，如柯琴所著《伤寒论翼》自序"近日作者蜂起，《尚论》愈奇，去理愈远，条分愈新，古法愈乱，仲景六经反茅塞而莫辨……"这就是对喻嘉言尚论《伤寒论》的批判。

（《暨南大学学报（自然科学版）》，1981 年第 2 期）

喻昌学术思想的六个研究要点之探讨

贵阳中医学院　　龙奉玺
北京大学肿瘤医院　　唐东昕

喻昌的医理，主要集中在《尚论篇》《医门法律》和《寓意草》三部医著中。《寓意草》成书于 1643 年，明思宗崇祯癸未年（崇祯十六年）；《尚论篇》成书于 1648 年，清世祖顺治戊子年（顺治五年）；《医门法律》成书于 1658 年，清世祖顺治十五年。在众多的版本中，选择的底本直接关系到医籍的质量。而目前流行的合订本以中医古籍出版社出版，蒋力生、叶明花校注的《喻嘉言医学三书》和中国中医药出版社出版、陈熠校注的《喻嘉言医学全书》为主。蒋力生的《喻嘉言医学三书》开篇即该书的主要内容和点校说明，将喻昌学术思想进行概括。三部医书也分别有点校说明，清楚说明整理校对所使用的版本。书后附"清史稿喻昌传""雍正江西通志喻昌传""赠新建喻嘉言（清代钱谦益）""喻嘉言先生改葬告词（清代蒋士铨）""道光靖安县志喻昌传"及"牧斋遗事记喻昌（清代高士奇）"等篇。其中《尚论篇》和《医门法律》两种版本还附有"四库全书总目提要”和“钱谦益所作的序”。总之，《喻嘉言医学三书》是目前对喻昌医著比较全面的整理出版。

对喻昌的学术成就的研究取得了较大的成果，积极推动了喻昌思想研究的深入，为进一步开展专题性研究奠定了基础。但这些研究内容资料散漫纷杂，没有专门的著作，缺乏系统性、完整性。仅仅就喻昌学术思想的某一个方面进行研究，没有将其视为一个有机的整体，缺乏全面深入的讨论。同时，没有将喻昌的学术思想放在明末清初的大背景下，缺乏深层次的研究，如喻昌医著中对时势诸多的感慨，喻昌引佛入医的思考。

基于此，对喻昌的医学思想从《尚论篇》《医门法律》《寓意草》三部代表著作入手，从以下六个研究要点进行了整理、归纳、阐释，并评价其医学思想，以明确喻昌在中医学史上的地位和对中医学的贡献。

一、考察喻昌编次《尚论篇》的内容

喻昌否定王叔和编次、林亿校订《伤寒论》之功，推崇方有执三纲之说，将《伤寒论》按照三纲鼎立、以法统纲的原则进行重新编次。

喻昌认为《伤寒论》有纲有目，四时外感，尤其是冬伤于寒是《伤寒论》的大纲。三阴、三阳是分辨伤寒病的大纲。太阳篇里风伤卫、寒伤营、风寒两伤营卫，又是分析太阳病的大纲。即六经是分析伤寒病的大纲，风伤卫、寒伤营、风寒两伤营卫又是辨证的大纲，因此他确立伤寒病研究的“三纲鼎立”之说。另外将桂枝汤、麻黄汤、青龙汤作为鼎足三纲的三大治法。

喻昌将伤寒六经各自为篇，每一经之前，都叙述证治大意，再以法为目，法下分列条文，加以注释，并将合病、并病、坏病、痰病四类附于三阳经末，以过经不解、瘥后劳复、阴阳易病等附于三阴经末，这样使得条理清晰，求理法方药于一统。喻昌对《伤寒论》错简重订思想颇受争议，后世对此褒贬不一。但从伤寒学史来看，它的提出对《伤寒论》重新编次、归类的方法，属创举之作，首开《伤寒论》学术争鸣之端，由此而引发尊经派与错简派之争，促进了《伤寒论》研究的深入与发展。后世以方类证，以法类证等诸多归类法的问世，就方法论言，是受其影响。

同时喻昌将《伤寒论》中有关温症的条文提炼出来，按照三纲鼎立的方法，将温症也分为三大类，即《内经》所提到的冬伤于寒，春必病温，此一大例；冬不藏精，春必病温，此一大例；既冬伤于寒，又冬不藏精，至春月同时病发，此一大例。他的注重护阴治法，对后世温病学家的思想影响颇大。

二、探讨喻昌六气为病的思想

这个研究要点主要包括以下四个方面的内容：一是喻昌探讨中寒证治的内容，反对朱丹溪"阳常有余，阴常不足"之说，论述阴邪为患的病机、辨证及治法。将仲景《伤寒论》《金匮要略》及前人有关阴邪为患的论述进行深入剖析与比类，将中寒证治的内容补充完整。二是中风分外风和内风两种。外风是"阳虚邪害空窍为本，而风从外入者，必挟身中素有之邪，或火或气或痰而为标"；并首创"内风"之说，认为内风是"真中风之风，乃人身自有之风，平素蕴蓄，而一旦内出者也"。三是纠正《内经》"秋伤于湿"为"秋伤于燥"，认为燥为秋之主气，燥胜而干，创著名清燥救肺汤，辛凉甘润，为后世医家所称道。四是将热湿暑三气合而论述。因三气致病，往往杂合而至，不可完全分离。可见喻昌六气论述内容全面，而且创立医门律例，提出辨证要点，这些内容都是其独创的地方，值得深入挖掘。

三、论述喻昌定议病式的内容

总结了喻昌制订的"议病式"的内容，喻昌制定的"议病式"作为一个工具化的标准，有着其深厚的理论基础，每一条每一款都有经典理论的指导且与医疗实践相结合。对于医案内容的书写要求作详细规定，可视为医门矜式。作为中医病案规范化的书写，对于现在越来越注重中医规范化的今天，将中医进行标准化，探求中医诊断内容中书写病例，在文献追溯源流方面起了作用，至今仍有借鉴意义。

四、探讨喻昌论治杂病的内容

包括疟证、痢疾、痰饮、咳嗽、关格、消渴、虚劳、水肿、黄疸及肺痈、肺痿等杂病的证治。喻昌对每病首述病因、病理，次论各种律例，分析误诊原因，最后载入常用方剂，体例严谨。该内容多基于对《金匮要略》的比较与阐述。

五、医案医话论医理

一是小儿论，辨明“小儿惊风”之误。小儿论分温症一、二、三例，通过具体医案论述小儿治则，须重视脾肺。二是老年病，需从注重脾胃、补养正气、温补下元、从痰论治四个方面入手进行辨证治疗。三是血证论治，镇纳肾气，以救吐血；温中健脾治呕血；涤痰生血治痰血兼证；咸寒治胃络损伤之血证等四个方面进行论述。四是论述潜降法治厥巅疾、肠风下血五证可治、血蛊之辨证等内容。

《寓意草》所载医案均为喻昌亲手治疗内科杂病或伤寒等疑难病证的案例。每案详述其病因、病情，尤着力于辨证治疗，推敲设问，层剖缕分，务求精审明晰。由此可以看出，喻昌对医学实践、临床治疗方面极为重视。他的很多医理都是散见于众多的医案、医论中。喻昌善于从这些宝贵的经验中吸取营养，经过思考提出新的理论和方法，从而给喻昌的医学研究赋予了很强的实践特色。

六、医著的几个相关问题

善用人参，喻昌不仅在医著中列专篇讨论用参的问题，而且将人参运用于温补下元、治痢种种及内伤杂病等方面。另外喻昌经历复杂，曾一度削发为僧，所以他的医著中很多地方有引入佛理的内容，可从喻昌仿照佛教戒律，为医门立法；将佛教四大与中医阴阳学说相结合，重视阴邪为病；治病注重精神调养；强调饮食清淡并以律戒医等方面进行探讨，分析喻昌引佛入医的内容。

总之，喻昌在医学史上具有不可忽视的地位，他的三纲鼎立学说打破传统研究《伤寒论》的局面，引发了争鸣。他所创的医门律例、订立议病式及所主张的医学思想，提炼温症条文，在历史上都有很大的影响，其医学地位不容忽视。喻昌将自己的医学实践与经验著书立说，尤其是书中误诊学的思想，着力于指导临证医生的辨证论治，启迪后学。

（《时珍国医国药杂志》，2012年第23卷第11期）

从《尚论》浅探喻昌的学术特色

广州中医药大学　　许云祥　陈贵珍

《尚论》为《尚论张仲景伤寒论重编三百九十七法》之简称，全书共八卷，一至四卷详论六经证治，以尽伤寒之意；五至八卷论述春温及夏秋暑湿热病证治，并论伤寒诸方，又称《尚论后篇》。《尚论》对《伤寒论》的编次及注解都提出了新的见解，从中可窥喻昌治伤寒的重要学术思想，成为后世研究伤寒学的重要代表著作之一。

一、纲举目张，倡三纲之说，尊古不泥古

由于《伤寒论》"其言精而奥"，给后人正确理解辨证论治的理论精髓带来了诸多困难。自宋以后，历代医家对《伤寒论》的研究逐渐重视，研究方法也更加广泛。喻昌系研究伤寒之大家，其治学态度严谨，在学术上对诸家正确的观点，常能兼收并蓄，然有不同见解，亦能大胆质疑，勇立新说。他对《伤寒论》评价甚高，认为《伤寒论》自传至晋代，其《卒病论》六卷已不可复睹，经王叔和编纂后，已失本来面目，"仲景之道，人但知得叔和而明，孰知其因叔和而坠也哉！"历代以来，虽有英才辈出，终不能舍叔和之疆畛，去追溯仲景之渊源。喻氏在自序中称其有感医事不振，恐"此理一晦，黑若夜行，心窃忧之，于是杜门乐饥，取古人书而尚论之"，即旨在追论仲景而针时弊。在研究《伤寒论》方面，推崇方有执，认为"其于太阳三篇，改叔和之旧，以风寒之伤营卫者分属，卓识超越前人"。方有执认为《伤寒论》以六经辨证，有纲有目。喻昌力

倡纲目之说，在盛赞方氏之余，进一步指出四时外感以“冬月伤寒为大纲，伤寒六经中，又以太阳一经为大纲，而太阳经中，又以风伤卫，寒伤营，风寒两伤为大纲”，即为“三纲”之说。

喻氏在“三纲”原则的指导下，还结合了类证汇聚的方法，对《伤寒论》397条全部重新进行编次分类。如太阳经篇，以风伤卫、寒伤营、风寒两伤营卫各为一类，分上、中、下三篇，“仲景立桂枝汤、麻黄汤、大青龙汤，鼎足大纲三法，分治三证，风伤卫用桂枝汤，寒伤营则用麻黄汤，风寒两伤营卫则用大青龙汤，用之得当，风寒立时解散，不劳余力矣”。在每一类中，又根据类证汇聚法分若干部分，如有关太阳经病的初期脉证为一部分，有关太阳中风的典型脉证为一部分，桂枝汤的主治范围又为一部分等，其他寒伤营、风寒两伤营卫的分类中，亦是如此再分；少阴病分上下两篇，以寒化、热化之证再分类归纳条文；并将合病、并病、坏病、痰病四类条文附于三阳经末，以过经不解、瘥后劳复、阴阳易病三类条文附于三阴经后。

三纲之说，发端于王叔和（《伤寒例・辨脉法第一》）“风则伤卫，寒则伤荣，荣卫俱伤，骨节烦痛”及孙思邈三方大义之说，至喻昌博采众长，始为完善，也体现了喻昌尊古不泥古、勇于创新的精神。

二、创“温病三纲”，独立一说，以切实用

明末清初时期，瘟（温）病曾多次流行，喻昌根据当时的实际情况，结合自己的实践经验及理论知识，指出“触冒寒邪之病少，感发温气之病多，寒病之伤人十之三，温病之伤人十之七”。认为张仲景《伤寒论》虽详寒略温，但治温之法，实已包含其中，“后人未解义例，故春温一症，漫无成法可师”。他根据《内经》之旨，把温病也分为三类：以冬伤于寒、冬不藏精、冬伤于寒又冬不藏精，春必病温各为一大类，并分析了三种温病的病理变化和不同症状，“昌特会《内经》之旨，以畅发仲景不宣之奥”。他认为冬伤于寒之温病，是寒邪郁于肌肤，感春月之温气而病，是邪郁肌肤，从阳明化热而达太阳；冬不藏精之温病，是由肾脏虚亏，寒邪稽留骨髓，至春气疏泄，风木上升，引肾邪内动而发，病情较重；冬伤于寒，又冬不藏精之温病，是太阳、少阴互为标本的病变。总之，伤寒系冬伤于寒，邪起于三阳，春温由冬不藏精，邪中于三阴。“阳分之邪

浅而易疗，阴分之邪深而难愈。所以病温之人，有发表三五次而外证不除者，攻里三五次而内证不除者，源远流长，少减复剧。以为表也，又似在里，以为在里也，又似在表。用温热则阴立亡，用寒凉则阳随绝。”对温病的治疗，喻氏反对用辛温发表之麻、桂，“温热病，原无风伤卫、寒伤营之例，原无取于桂枝、麻黄二方也。表药中，即败毒散、参苏饮等方，亦止可用于春气未热之时，若过时而发之温病、暑病，尚嫌药性之带温，况于桂、麻之辛热乎”！且在治疗中，特别注重阴津的调养，认为春温病由于热邪久伏体内，“真阴为热邪久耗，无以制亢阳而燎原不熄也。以故病温之人，邪退而阴气犹存一线者，方可得生。”

喻氏对温疫的病机认识、辨证治疗主要从三焦立论，认为“伤寒之邪，先行身之背，次行身之前，次行身之侧，由外廓而入，温疫之邪则直行中道，流布三焦”，从而认为疫病由三焦相溷、内外不通所引起。提出：“未病前，先饮芳香正气药，则邪不能入；邪既入，急以逐秽为第一义。上焦如雾，升而逐之，兼以解毒；中焦如沤，疏而逐之，兼以解毒；下焦如渎，决而逐之，兼以解毒。”为后世温病学家用芳香化湿、逐秽解毒治疗温疫奠定了理论基础。

三、重“法”释义，阐发幽微，见解独到

喻氏倡三纲之说的同时，还重视“法”的确立，“赖有三百九十七法，一百一十三方为校正”。因此，他在分类编纂《伤寒论》条文时，以六经为纲，在六经每一经的前面叙述证治大意，以下则以法为目，如太阳经上篇中，“中风病主用桂枝汤解肌大纲一法”即为喻氏所言之法，每一法下面分列条文，并加以注解，故“举三百九十七法，分列于大纲之下，然后仲景之书，始为全书”。这样编次，纲目清楚，突出《伤寒论》“方以法立，法以方传”之特色。正如喻氏在自序中所言“拟议以通玄奥，俾观者爽然心目，合之《伤寒论》可为济川之舟楫”，可使后世易于掌握《伤寒论》辨证论治之精髓，从而使仲景之书如“日月之光昭宇宙”。

喻氏治学严谨，勤求古训，从穷经入手，不仅对《伤寒论》有较深造诣，而且对《内经》《金匮》钻研极深，“顾穷源千仞，进求《灵》《素》《难经》《甲乙》诸书”，因此在注释条文方面亦不落俗套，常于细微之处，阐发幽微。如对“太阳

病，或已发热，或未发热，必恶寒、体痛、呕逆，脉阴阳俱紧者，名曰伤寒”条文注解，《医宗金鉴》与成无己皆持风伤卫、寒伤营的观点，认为太阳中风证为卫分受病，太阳伤寒为营分受病，后人也多附会此说而未加深究，喻氏独谓其不然。他在《尚论》太阳经中篇中指出：“仲景恐见恶寒体重呕逆，又未发热，认为直中阴经之证，操刀杀人，蚤于辨证之先，揭此一语，虑何周矣耶！”认为太阳伤寒证在尚未发热时，当与直中阴经之证作鉴别，以免投麻桂发汗者，误以温里之剂。以此，足见其辨证之功底，治学之严谨。如此独特立论，在《尚论》中多次可见。

总之，喻昌的严谨治学精神在他的《医门法律》《寓意草》等著作中也充分得到体现。在《尚论》中对《伤寒论》研究举纲目之说，并以三百九十七法订正分类条文，这种分类归纳的研究思路，极大地方便了后人对《伤寒论》的研究。《尚论》亦是后世研究伤寒学的重要论著之一，其对伤寒、温病学的发展功不可没，影响深远。

（《中国中医基础医学杂志》，2005年第11卷第8期）

试论《寓意草》与中医临证议病的传统

陕西省中医药研究院　　焦振廉

《寓意草》为清代医家喻昌所撰医案专著。喻昌，字嘉言，号西昌老人，新建（今属江西）人。明崇祯间以副榜贡生入都，上书言事，不见纳。后曾削发为僧，不久还俗，游于江南。清顺治间，寓居江苏常熟，以医术闻名。晚年潜心著述，并开堂讲授医学，所著有《寓意草》《尚论篇》《医门法律》等。《寓意草》初刊于明崇祯十六年（1643），不分卷，凡六十六题，以“先议病后用药”“与门人定议病式”两题为全书总论，次后列医案若干。喻嘉言认为“从上古以至今时，一代有一代之医，虽神圣贤明，分量不同，然必不能舍规矩准绳以为方圆平直也。故治病必先识病，识病然后议药。药者，所以胜病者也。识病则千百药中任举一二种，用之且通神，不识病则歧多而用眩”。今天，喻嘉言“先议病后用药”的思想仍受到广泛重视与高度评价。本文谨就其“议病”的概念和中医临证议病的传统略述一二管见。

一、“议病”内涵的剖析

喻昌强调议病。“与门人定议病式”分为两层意思，自“某年某月”至“不必演文可也”为第一层，讲医案格式；其后至结束为第二层，讲格式之所以如此的理由。他还强调这种医案格式“允为医门矜式，不必演文可也”。实际的情况是，医案格式“不必演文”，但“议病”则不可能不“演文”。综观喻嘉言之案，其特点正在“反复推论，务阐审证用药之所以然”，如不“演文”是不能透彻的。再者，“议”为议论、讨论的意思，医案载录临床诊疗过程，自然不可能通篇为“议”，而只能是夹叙夹议，且以“叙”为主干，以“议”为枝叶。喻嘉言强调“先议病后用药”，是有鉴于一些医家但载病状，而不分析病状之所以出现的原因；但载方药，而不表述方药之所以应用的理由。于是才“反复推论”，“演文”以“议病”的。如治钱仲昭伤寒发癍危症奇案：

钱仲昭患时气外感，三五日发热头疼，服表汗药，疼止，热不清，口干唇裂，因而下之，遍身红癍，神昏谵妄，食饮不入，大便复秘，小便热赤。脉见紧小而急。谓曰：此症全因误治。阳明胃经表里不清，邪热在内，如火燎原，津液尽干，以故神昏谵语。若癍转紫黑，即刻死矣。目今本是难救，但其面色不枯，声音尚朗，乃平日保养，肾水有余，如旱田之侧有下泉未竭，故神虽昏乱而小水仍通，乃阴气未绝之征，尚可治之。不用表里，单单只一和法，取七方中小方而气味甘寒者用之，唯如神白虎汤一方足以疗此。盖中州元气已离，大剂、急剂、复剂俱不敢用，而虚热内炽，必甘寒气味方可和之耳。但方须宜小，而服药则宜频，如饥人本欲得食，不得不渐渐与之，必一昼夜频进五七剂，为浸灌之法，庶几邪热以渐而解，元气以渐而生也。若小其剂，复旷其日，纵用药得当，亦无及矣。如法治之，更一昼夜而病者热退神清，脉和食进，其癍自化。

自“此症全因误治”至“亦无及矣”，皆是“演文”以“议病”。《清史稿》称其“凡诊病，先议病，后用药。又与门人定议病之式，至详审。所载治验，反复推论，务阐审证用药之所以然，异于诸家医案但泛言某病用某药愈者，并为世所取法”，说的正是这一过程。因此，喻嘉言虽提出“议病式”，但“议病”的真正内涵主要是对病因病机、证候进行分析，对治则、治法、选方、用药进行阐释的过程，而非是医案格式的全部。

二、中医临证“议病”的源流

既然“议病”是对病因、病机、证候进行分析，那么对治则、治法、选方、用药进行阐释的过程，必是依据“诊”而发生，并成为“治”的前提。当然，“议病”虽不可或缺，却未必都能形诸语言和文字，并通过文献的载述流传下来。所以，不存在没有“议病”过程的诊疗实践，只有“议病”记载缺项的医案文献。

“议病”开创于西汉淳于意。淳于意获罪而终被赦免，对汉文帝不能不怀着感恩的心理。他撰述“诊籍”，是因为汉文帝“诏召问所为治病死生验者几何人也，主名为谁”。于是，淳于意不仅回答了汉文帝所问，而且进行了详细阐说。如：“臣意尝诊安阳武都里成开方，开方自言以为不病，臣意谓之病苦沓风，三岁四支不能自用，使人喑，喑即死。今闻其四支不能用，喑而未死也。病得之数饮酒以见大风气。所以知成开方病者，诊之，其《脉法奇咳》言曰，脏气相反者死。切之，得肾反肺，法曰三岁死也。”

我们不能不认为淳于意是在“议病”。两汉至隋唐，医案多见于史书医家传记，而非医家手撰，但仍有“议病”的痕迹可寻。如《三国志》载：“李将军妻病甚，呼佗视脉。曰：伤娠而胎不去。将军言：闻实伤娠，胎已去矣。佗曰：案脉，胎未去也。将军以为不然。佗舍去，妇稍小差。百余日复动，更呼佗。佗曰：此脉故事有胎。前当生两儿，一儿先出，血出甚多，后儿不及生。母不自觉，旁人亦不寤，不复迎，遂不得生。胎死，血脉不复归，必燥著母脊，故使多脊痛。今当与汤，并针一处，此死胎必出。汤针既加，妇痛急如欲生者。佗曰：此死胎久枯，不能自出，宜使人探之。果得一死男，手足完具，色黑，长可尺所。”

宋元是中国医学大发展的时代，医案也从此期开始形成专学。宋代钱乙《小儿药证直诀》载案 23 则，皆为钱乙治验，其中多有“议病”内容。如：“段斋郎子四岁，病嗽，身热吐痰，数日而咯血。前医以桔梗汤及防己圆治之，不愈，涎上攻，吐喘不止。请钱乙，下褊银圆一大服，复以补肺汤、补肺散治之。或问：段斋郎子咯血肺虚，何以下之？钱曰：肺虽咯血，有热故也。久则虚痿，今涎上潮而吐，当下其涎。若不吐涎，则不甚便。盖吐涎能虚，又生惊也。痰实上攻，亦能发搐。故依法只宜先下痰，而后补脾肺，必涎止而吐愈，为顺治也。若先补其肺，为逆耳。此所谓识病之轻重先后为治也。"

宋代许叔微《伤寒九十论》为现存最早医案专著，载许叔微医案90则，先案后论，每案必论，"议病"已被作为医案的必然部分。如："仪真一妇，病伤寒八九日，发热，昏闷不识人，手循衣缝，摸床谵语，不识人事。他医不识，或汗或利，旬日增甚。予诊之，曰：此脉涩而小便不利，不可治也。翌日死。论曰：华佗云：病患循衣摸床谵语，不可治。仲景云：伤寒吐下后不解，不大便五六日，发潮热，不识人，循衣撮空，微喘直视，脉弦者生，脉涩者死。又云：小便利者可治。今脉涩，小便不利，见其两死，不见一生，吾莫能为也。"

金代张子和《儒门事亲》卷二载："顷又治一狂人，阴不胜其阳，则脉流薄疾，阳并乃狂。《难经》曰：重阳者狂，重阴者癫。阳为腑，阴为脏，非阳热而阴寒也。热并于阳则狂，狂则生寒；寒并于阴则癫，癫则死。《内经》：足阳明胃实则狂。故登高而歌，弃衣而走，无所不为，是热之极也。以调胃承气，大作汤，下数十行，三五日复上涌一二升，三五日又复下之，凡五六十日下百余行，吐亦七八度，如吐时，暖室置火，以助其热，而汗少解，数汗方平。"

《元史》载李东垣案："西台掾萧君瑞，二月中病伤寒发热，医以白虎汤投之，病者面黑如墨，本证不复见，脉沉细，小便不禁。杲初不知用何药，及诊之，曰：此立夏前误用白虎汤之过。白虎汤大寒，非行经之药，止能寒腑脏。不善用之，则伤寒本病隐曲于经络之间。或更以大热之药救之，以苦阴邪，则他证必起，非所以救白虎也。有温药之升阳行经者，吾用之。有难者曰：白虎大寒，非大热何以救？君之治奈何？杲曰：病隐于经络间，阳不升则经不行，经行而本证见矣。本证又何难焉？果如其言而愈。"

元代罗天益《卫生宝鉴·下多亡阴》载："真定赵客，乙丑岁六月间，客于他方，因乘困伤湿面，心下痞满，躁热时作，卧不得安，遂宿于寺中。僧以大毒食药数丸下十余行，心痞稍减。越日困睡，为盗劫其财货，心有所动，遂燥热而渴，饮冷酒一大瓯，是夜脐腹胀痛，僧再以前药复下十余行，病加困笃，四肢无力，燥热身不停衣，喜饮冷水，米谷不化，痢下如烂鱼肠脑，赤水相杂，全不思食，强食则呕，痞甚于前，噫气不绝，足胻冷，少腹不任其痛。请予治之，诊其脉，浮数八九至，按之空虚。予溯流而寻源，盖暑天之热，已伤正气，以有毒大热之剂下之，一下之后，其所伤之物已去而无余矣，遗巴豆之气，流毒于肠胃之间，使呕逆而不能食，胃气转伤而然。及下脓血无度，大肉陷下，皮毛枯槁，脾气弱而衰也。舌上赤涩，口燥咽干，津液不足，下多亡阴之所致也。阴既已亡，心火独旺，故心胸燥热，烦乱不安。《经》曰：独阳不生，独阴不长，天之由也。遂辞而退。后易他医，医至，不审其脉，不究其源，唯见痞满，以枳壳丸下之，病添喘满，利下不禁而死。《金匮要略》云：不当下而强下之，令人开肠洞泄，便溺不禁而死。此之谓也。夫圣人治病，用药有法，不可少越。《内经》云：大毒去病，十去其六；小毒治病，十去其七；常毒治病，十去其八；无毒治病，十去其九。如不尽行，复如法以谷肉果菜养之，无使过之，过则伤其正矣。记有之云医不三世，不服其药，盖慎之至也。彼僧非医流，妄以大毒之剂下之太过，数日之间，使人殒身丧命。用药之失，其祸若此。病之择医，可不谨乎？戒之。”

元代朱丹溪《格致余论·痛风论》载：“又邻鲍六，年二十余，因患血痢，用涩药取效。后患痛风，叫号撼邻。予视之，曰：此恶血入经络证，血受湿热，久必凝浊，所下未尽，留滞隧道，所以作痛。经久不治，恐成偏枯。遂与四物汤加桃仁、红花、牛膝、黄芩、陈皮、生甘草，煎，入生姜，研潜行散，入少酒，饮之数十帖，又与刺委中，出黑血近三合而安。”

《名医类案》卷四载元代项彦章医案：“项彦章治一人，病胸膈壅满，甚笃，昏不知人。医者人人异见。项以杏仁、薏苡之剂灌之，立苏。继以升麻、黄芪、桔梗消其胀，服之逾月，瘳。所以知其病者，以阳脉浮滑，阴脉不足也。浮为风，滑为血聚，始由风伤肺，故结聚客于肺。阴脉之不足，则过于宣逐也。诸气本乎肺，肺气治则出入易，菀陈除，故行其肺气而病自已。”

明清时期，医家的医案秉承前代传统，“议病”内容更加丰富，甚至成为一种风气。聊举二例：

《名医类案》卷一载明代吕复医案：“吕沧洲治一人，病伤寒十余日，身热而人静，两手脉尽伏。俚医以为死也，弗与药。吕诊之，三部举按皆无，其舌苔滑，而两颧赤如火，语言不乱。因告之曰：此子必大发赤瘢，周身如锦文。夫脉，血之波澜也。今血为邪热所搏，淖而为瘢，外见于皮肤，呼吸之气无形可依，犹沟隧之无水，虽有风不能成波澜，瘢消则脉出矣。及揭其衾，而赤瘢烂然。即用白虎加人参汤化其瘢，脉乃复常，继投承气下之，愈。"

《名医类案》卷八载明代薛己医案："薛己治一童子，年十四，发热吐血。薛谓宜补中益气以滋化源。不信，用寒凉降火，愈甚。始谓薛曰：童子未室，何肾虚之有？参芪补气，奚为用之？薛曰：丹溪云，肾主闭藏，肝主疏泄，二脏俱有相火，而其系上属于心。心为君火，为物所感，则易动心。心动则相火翕然而随，虽不交会，其精暗耗矣。又《精血篇》云：男子精未满而御女，以通其精，则五脏有不满之处，异日有难状之疾。遂用补中益气及地黄丸而瘥。"

据此可知，"议病"实为中医临证的必然环节。

三、《寓意草》对"议病"的贡献

喻昌撰《寓意草》，强调"先议病后用药"，并提出"议病式"，对中医医案学是有贡献的。但是，从临证实践的过程看，"议病"是中医临证的必须环节，非"议病"不足以言治疗，无论其是否形诸文字；"议病"的实际过程总是在治疗之先的，无论其在医案文献中是在前还是在后。从文献载述的内容来看，"议病"始于西汉淳于意，两晋以下而至隋唐尚无医案专书出现，史传所载并不出自医家手撰，因而"议病"环节略显薄弱，但仍有痕迹可寻。宋元以后，"议病"成为医案的重要内容，包括金元四大家在内的医家多在医案中有"议病"部分，有些医案甚至是以"议病"为主干来书写的，如元代王好古《此事难知》中的"许先生论关中梁宽甫证"。明清时期，医家医案中"议病"内容更趋丰富，乃至成为一种风气。

因此，对《寓意草》关于"议病"的贡献需要客观评价。第一，明确提出"先议病后用药"，订"议病式"，但"议病"原本便是中医临证的需要和传统；第二，提出"议病式"，对医案格式以及"议病"的内容进行了规定，有助于中医医案的规程化；第三，喻嘉言“反复推论”，“演文”以“议病”，对后世医案辨证部分的撰写有启发和示范作用。

（《山西中医学院学报》，2008年第9卷第5期）

喻嘉言《寓意草》中的循证医学思想

吉林省中医医院　　童延清　任继学

循证医学（evidence-based medicine，EBM）作为一个概念，是由加拿大McMaster大学Gordon Guyatt领导的循证医学工作组于1992年正式命名。临床流行病学家Sackett等提出，EBM是指对个体患者的临床医疗决策的制订应基于当前最佳的科学研究成果。2000年Sackett等在其主编的第二版《循证医学：如何实践和教学》一书中进一步指出，EBM是最佳的证据、临床经验和患者价值的有机结合。即任何临床医疗决策的制订仅仅依靠临床经验是不够的，应当基于当前最佳的科学研究成果，并充分考虑患者对治疗的选择、关注和期望，此即所谓的循证临床决策。①最佳证据除了来自基础医学的研究，更主要的是来自以患者为中心的临床研究。②临床经验是指医生利用临床技能和既往经验快速评价患者健康状况，进行诊断、估计所施治疗的可能风险和效益，以及分析患者的价值观念和期望的能力。③患者的价值是指每个患者对其治疗的选择、关注和期望。其中的最佳证据首先是指证据的针对性好，在周期长、环节多的临床干预措施的实施过程中，每一发展阶段都有具体的证据相匹配，环环相扣；其次证据要灵敏有效，确实能发现和反映出干预措施产生的重要效果，要做到这一点又要求证据的信息充分，比如措施实施的过程和环境等。

由此可见，EBM是一种以治疗患者为目的，不断获得有关重要的诊断、预后、治疗、病因及其他相关健康信息的自我学习实践活动，通过这一活动，临床医师可以尽最大可能捕捉到最可靠的事实证据来解决各种各样的临床问题，正确评价建立在事实证据基础上的实践结果，并将这些结果应用于今后的临床实践中，可以使用循证实践（evidence based practice，EBP）来概括发现、评价和应用科学证据制订临床决策的整个过程（图1）。

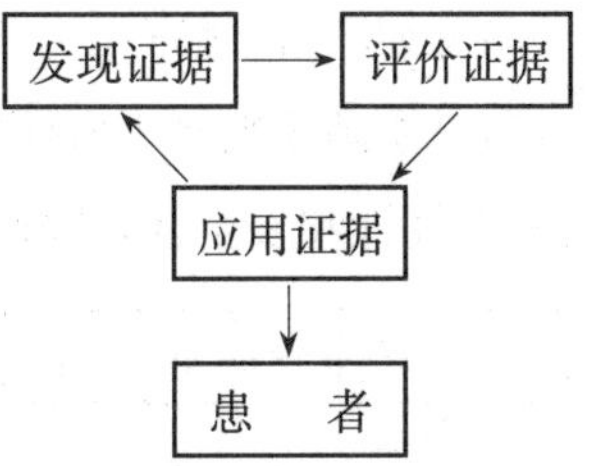

图1　循证实践过程

循证医学的思想古已有之。清代喻嘉言《寓意草·先议病后用药》提出“先议病后用药”之论，认为医生“治病必先识病，识病然后议药”，针对当时一些医生于《灵枢》《素问》《甲乙》《难经》无方之书全不考究，不求医理，盲目索方，只议药不议病的倾向进行了批驳：“诊毕即令定方……初不论病从何起，药以何应？”并指出只有“议病精详，病经议明，则有是病，即用是药，病千变，药亦千变”，才能真正解决临床实际问题。可见喻嘉言十分重视中医学理论研究，强调中医经典著作学习对临床研究的重要性和指导意义，即医学理论的学习和研究是获得“最佳证据”的基本条件；另外，临床医生要做到干预措施与具体的临床证据相匹配，也就是“有是病，即用是药，病千变，药亦千变”。

那么如何获得“最佳证据”呢？喻氏提出了详细的议病格式和内容作为议病、识证、获取“最佳证据”的依据。《寓意草·与门人定议病式》中不但规定了望、闻、问、切的具体内容，如“某年、某月、某地、某人。年纪若干？形之肥瘦、长短若何？声之清浊、长短若何？人之形志苦乐若何？病始何日？初服何药？次后再服何药？某药稍效，某药不效？时下昼夜孰重？寒热孰多？饮食、喜恶多寡，二便滑涩有无？脉之三部九候何候独异？二十四脉中何脉独见？何脉兼见”等等；而且还指出应当注意外在环境对患者的影响：“某年者，年上之干支，治病先明运气也。某月者，治病必本四时也。某地者，辨高卑燥湿五方异宜也。”以及内在环境对患者的影响：“某龄、某形、某声、某气者，用之合脉，图万全也。形志苦乐者，验七情劳逸也。”这样所获临床证据不但全面充分，而且灵敏有效。

医生在以上议病、识证的基础上，进而作出临床诊断：“其症或内伤，或外感，或兼内外，或不内外，依经断为何病？其标本先后何在？”然后根据病情施以治疗，“汗、吐、下、和、寒、温、补、泻何施？其药宜用七方中何方？十剂中何剂？五气中何气？五味中何味”？喻氏还强调制订临床医疗决策时，应对以往临床医学研究成果加以总结，“历问病症药物验否者，以之斟酌已见也”“引汤名为加减者，循古不自用也”“仿此议病，先衡量所造高下，然后用之则可矣”，以便满意地解决所面对的临床问题；同时估计所施治疗的可能风险和效益（有效性和安全性），“刻效于何时者，逐款辨之不差，以病之新久、五行定痊期也”。

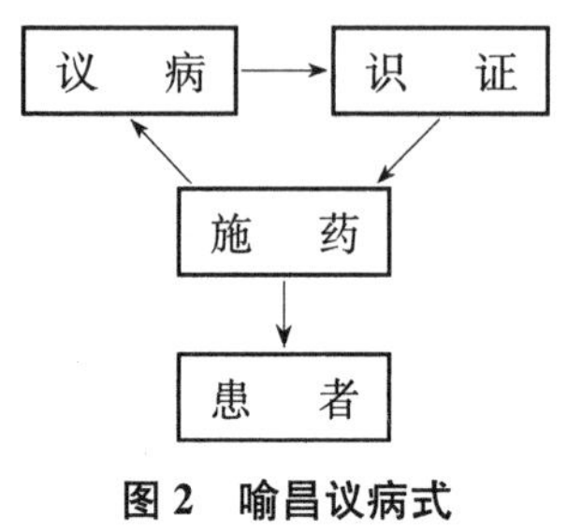

图 2　喻昌议病式

喻氏所论之议病式可概括为：议病、识证、施药（图 2），其思想方法是应用议病、识证，获取最佳临床证据，应用“药物验者”，减少甚至消除无效的、不恰当的和可能有害的临床实践活动，是循证医学思想的体现。

（《上海中医药杂志》，2005 年第 39 卷第 6 期）

《医门法律》与喻嘉言的学术成就

第一军医大学　　徐复霖

《医门法律》，顾名思义就是医学之规范，“法”者正确诊治之术，“律”者误诊失治之责。该书内容共六卷，卷一提纲挈领，论述辨证论治的总法则；卷二至卷六取风、寒、暑、湿、燥、火六气，以及临证常见的痰饮、虚劳、痢疾、疟疾、消渴、水肿、黄疸、咳嗽、肺痈等各类病证，逐一细述。《四库提要》认为：“昌此书乃专为庸医误人而作，其分别疑似，既深明毫厘千里之谬，使临证者不敢轻尝；其抉摘瑕疵，并使执不寒、不热、不补、不泻之方，苟且依违，迁延致变者，皆无所遁其情状。亦可谓思患预防，深得利人之术者矣。”这个评价是恰如其分的。

一、《医门法律》与脏腑经络学说

从秦汉到元明，在漫长的历史进程中，随着封建社会生产力的发展和科学文化的繁荣，中医学在实践中也获得了长足的进步。在中医理论方面，脏腑经络学说自《内经》《难经》奠定基础之后，已发展成为中医的理论核心之一。特别是宋金时代注重脏腑经络学说的著名医家张元素倡言“运气不齐，古今异轨，古方今病，不相能也”，在医学界引起了强烈的反响，此后出现了不少以研究脏腑经络证候的病机及治疗为主要辨证方法的学派，对中医脏腑经络理论的发展起了很大的促进作用。喻嘉言在《医门法律》中用许多篇幅阐述和发挥了《内经》《难经》的脏腑经络学说，这是该书在理论上的重要特色之一，如他根据脾胃脏腑生理功能的特点，分析胃在人体的重要作用时说：“夫人天真之气，全在于胃，津液之多寡，即关真气之盛衰。而胃复赖脾以运行其津液，一脏一腑，相得益彰，所以胃不至于过湿，脾不至于过燥也。”（《医门法律》卷一）又如关于《内经》论“味过于苦，胃气乃厚”一句，王冰注释认为厚为强厚，不作病态论，这个观点一直为历代许多人所沿用。喻氏认为：五味之过，皆可伤人，味过于苦，则脾气不濡，脾不能为胃行其津液，故胃气积而至厚也。“胃气一厚，容纳遂少，反以有余成其不足，更难施治。今人守东垣一家之学，遇胃病者咸用补法，其有愈补愈胀者，正坐此弊。”（《医门法律》卷一）喻氏举“胃气乃厚”为例，从理论到临床将脾胃的生理、病理用脏腑经络学说的观点进行剖析，并且结合当时的临床实际，提出自己的见解，提示人们对胃病应从脏腑生理、病理方面作具体分析，不要一见胃病，便妄投温补之剂，这是很中肯的。喻嘉言鉴于当时有些医生不注重基本理论和脏腑经络学说，造成了“不辨阴阳逆从，指标为本，指本为标；指似标者为标，似本者为本，迷乱经常，倒施针药”“真邪不别，轻病重治，重病轻治，颠倒误人”等种种严重后果，呼吁医学界要重视脏腑经络学说的研究。他的名言“治病不明脏腑经络，开口动手便错”，对后世影响很大。著名医家王清任曾说：“夫业医诊病，当先明脏腑”“著书不明脏腑，岂不是痴人说梦；治病不明脏腑，何异于盲子夜行！”《医林改错》上卷对喻氏重视脏腑经络学说的观点深表赞同。

喻氏重视脏腑经络学说，还体现在临证杂病的诊治方面。例如痰饮病，喻氏认为该病是：“痰饮为患，十人居其七八。”（《医门法律》卷五）他结合《内经》等书理论，从脏腑生理、病理的角度分析其成因，谓：“胃为水谷之海，五脏六腑之大源。饮食于胃，游溢精气，上输于脾，脾气散精，上归于肺，通调水道，下输膀胱，水精四布，五经并行，以为常人。《金匮》即从水精不四布，五经不并行之处，以言其患。”接着以大自然江河湖泊形象地取类比拟道：“天一生水，乃至充周流灌，无处不到，一有瘀蓄，即如江河回薄之处，秽莝丛积，水道日隘，横溢旁流，自所不免。”（《医门法律》卷五）他根据这些理论，提出了因势利导、疏通积水的治疗方法，选用刘河间神芎导水丸等治疗痰饮的方剂，充实和发展了张仲景提出的“病痰饮者，当以温药和之”的治疗痰饮的法则。

二、《医门法律》与“大气论”

喻昌在中医理论方面的另一个重要贡献是关于“气”的学说。喻氏倡言“大气论”，认为：“天积气耳，地积形耳。”（《医门法律》卷一）气是万物的根本，宇宙是由气所构成的，由于气的运动不息，才有四季和六气的变化，生长收藏的递变。而人体的形成以及生命运动，也都是气的作用，所谓“唯气以成形，气聚则形存，气散则形亡”（《医门法律》卷一）。人身的营卫、脏腑、经络之气之所以能发挥正常的生理功能，主要是由于胸中大气的支撑作用，他说：“五脏六腑，大经小络昼夜循环不息，必赖胸中大气，斡旋其间。”反之，“大气一衰，则出入废，升降息，神机化灭，气立孤矣”（《医门法律》卷一）。喻氏于此密切结合临床生理、病理变化，以阳微阴弦、胸阳不振、阴寒上乘的胸痹心痛短气病为例，把大气与胸中阳气的功能联系在一起分析病情、判断预后，并强调它决“生死第一关”的地位。这个颇有创新的见解，至今仍有临床价值。

喻氏对秋燥的认识，同样是独树一帜，可谓补前人之未备。他认为“《内经》病机十九条，独遗燥气”，问题主要是由于注家将“秋伤于湿，冬生咳嗽”随文解义，未作深究。因为秋令主气是燥气，应作“秋伤于燥，冬生咳嗽”。他还认为《内经》病机十九条中“诸气膹郁，皆属于肺；诸痿喘呕，皆属于上，二条明指燥病言矣”（《医门法律》卷四）。对于燥病的临床表现作了系统的归纳，并在竹叶石膏汤的基础上，创制清燥救肺汤（桑叶、石膏、党参、甘草、胡麻仁、阿胶、麦冬、杏仁、枇杷叶）治疗燥热之邪伤肺，以致气阴两虚之证。该方配伍以甘寒柔润之品为主，既能清燥热，又可养气阴，组方非常周密。《删补名医方论》一书评论此方时说：“古方用香燥之品以治气郁不获奏效者，以火就燥也……用甘凉滋润之品，以清金保肺立法。喻氏宗其旨，集诸润剂而制清燥救肺汤，用意深，取药当，无遗蕴矣。”这对于治疗温热病恰当地运用甘寒法，寓存胃气、养津液于一炉，也是一个启发。

三、其 他

明末清初之际，战乱不断，饥伤劳役，疾病流行，而“水火刀兵禽兽王法所伤残，不若病厄之广”。喻氏身当此世，在理论研究的同时，积极参加医疗实践，终于成为医术高超的名医。在他的著作及医案里，记载了不少值得借鉴的经验。如认为痹证皆由气血闭阻而得，由于病变部位和风、寒、湿挟邪的不同，临床表现也不一样。他归纳了 20 种不同证型的痹病，分别列举治疗主方：气血凝滞，手足拘挛，风寒湿三痹，通用三痹汤；痹在上，用黄芪桂枝五物汤；病在臂，用十味剉散；痹在手足，风淫末疾，则用乌头粥；痹在手足，湿流关节，则用薏苡汤；痹在身半以下，用通痹散；痹在遍身，走痛无定，用控涎丹；痹在脉，用人参丸；痹在胸，用瓜蒌薤白半夏汤；痹在胞，用肾沥汤；痹在肠，用吴茱萸散；痹在筋，用羚羊角散；痹在皮，用羌活汤；热痹，用升麻汤；冷痹，用巴戟天汤；心痹，用犀角散；肝痹，用人参散；脾痹，用温中法曲丸；肺痹，用紫苏汤；肾痹，用牛膝汤。又如在论述黄疸病阴黄证治时，喻氏明确指出：“至于阴瘅一证，仲景之方论已亡。千古之下，唯罗谦甫茵陈附子干姜甘草汤一方，治寒凉药过当，阳瘅变阴之证，有合往辙，此外无有也。”（《医门法律》卷六）仅此数例，可见喻氏临床实践造诣之一斑。

喻氏在如何正确运用四诊合参、治病求本等方面，也有许多精辟的见解，如：

“凡治病不知察色之要，如舟子不识风汛。”

“凡诊脉，不求明师传授，徒遵往法，图一戈获，以医试手，医之过也。”

“凡治病，不合色脉，参互考验，得此失彼，得偏遗全，只名粗工。”

“万事万变，皆本阴阳。而病机药性，脉息论治，则最切于此。故凡治病者，在必求于本，或本于阴，或本于阳……若不知求本，则茫如望洋，无可问津矣。”（《医门法律》卷一）

喻氏认为，医者应该具备严谨的治学态度、丰富的理论知识和优良的实践技能。指出：“诊病不问其始，忧患饮食之失节，起居之过度，或伤于毒，不先言此，卒持寸口，何病能中？”他激烈反对草率从事的医疗作风，痛斥用医术来笼取营利之辈，大声疾呼：“凡治病，不问证辨脉，而以无师之术笼人，此最可贱！”（《医门法律》卷一）可见他不仅医术精湛，医德亦非常高尚。

总之，喻昌一生在医学上的贡献是多方面的，他还著有《尚论篇》和《寓意草》等书，记载了他对《伤寒论》研究的心得和医案，是研究喻氏学术经验的另外两部著作。喻氏身处我国古代唯物主义发展的新阶段，他能顺应时势，在思想方法上逐步摆脱理学的桎梏和考证八股思想的束缚，用毕生的精力投身医疗实践和医理研究，在某些方面阐前人所未述，充实和发展了中医的理论。但由于历史条件的局限，喻氏在著作中难免存在某些糟粕之处，我们在学习继承时应注意加以区别。

（《江苏中医杂志》，1883 年第 5 期）

从《医门法律》中的律看喻嘉言的诊断治疗思想

西安医科大学　　贺惠芳　张　文　韩中平

在《医门法律》中，喻昌取风、寒、暑、湿、燥、火六气及诸杂证，分为门。每门冠以论，次为法，再次为律。论为基本理论的阐述；法为治疗之术，运用之机；律则阐明医疗上避免失误所必须遵循的原则。自古以来，医书多以阐述病源和治疗方法为主，很少论及施治之失，即使偶有讨论，也不及概括成律。《医门法律》则专为医者预防误人而作，实为不可多得之箴言。

研究喻昌的诊断治疗思想，对我们学习用唯物辩证法分析矛盾，认识疾病，提高医疗质量，具有重要意义。本文从八个方面对喻嘉言的诊断治疗思想作一初探。

一、要符合实际，勿误执一家方书

他在中风门律五条中提出：“凡治外中于风，不辨内挟何邪，误执一家方书，冀图弋获，其失必多，医之过也。”主张对外入之风邪，必驱之使从外出，但应先辨明内挟何邪，准确诊断，对证处理，才能避免失误。内挟有虚，则应兼补虚；内挟有火，则应兼清热；内挟有气，则应兼开郁；内挟有湿，则应兼利湿；内挟有痰，则应兼豁痰。如果不能根据实际情况，灵活变通，而只按一家方书进行医治，就可能适得其反。关于消渴病的诊治，他在消渴门律五条中提出：“凡治肺消病而以地黄丸治其血分；肾消病而以白虎汤治其气分，执一不通，病不能除，医之罪也。”他认为消渴之患，常始于微而成于著，始于胃而极于肺肾，胃以其热上输于肺，形成肺消；下传于肾，形成肾消。胃热极深，胃火极炽，故产生了能食、易饥、多渴的症状。三消总为大病，可是火之在阴在阳，分何脏腑，合何脏腑，宜升宜降，宜折宜伏，各不相同，必须分析清楚，才能找出治疗良法。地黄丸和白虎汤，笼统用之，会徒劳无益。在咳嗽门律六条中提出：“凡治咳不分外感内伤、虚实新久，袭用清凉药，少加疏散者，因仍苟且，贻患实深，良医所不为也。”按照他的理论：“六气主病，风、火、热、湿、燥、寒，皆能乘肺，皆足致咳。”并提出外感、内伤以及挟邪不同的各种咳嗽的治则及方剂，他提出的总的原则是：明察细辨，准确诊断，对证下药，切不可误执一方，贻误病机。在热、湿、暑三气门律十一条中提出：“凡治中暑病，不辨外感内伤，动静劳逸，一概袭用成方者，医之罪也。”“伤寒挟阴，误用阳旦汤，得之便厥。伤暑挟阴，误用香薷饮，入喉便喑。”并指出有人在香薷饮中加人参、黄芪、白术、陈皮、木瓜，兼治内伤，卓见成效。足可见不辨证，不符合实际，只执一家方书，是会发生失误的。统观喻氏这些论述，治病必须从疾病的实际出发，决不能不辨病因，袭用成方，他认为这是医者的过错。喻氏这些思想说明他是从诊断治疗思想的高度提出问题的，为我们树立了一条必须从疾病实际出发，反对单凭书本教条办事的原则，这是我们今天必须加以继承和发扬的。

二、分清标本，是使诊断符合实际的主要之点

他在申明治病不明标本之律一条中提出：“凡病有标本，更有似标之本，似本之标。若不明辨阴阳逆从，指标为本，指本为标，指似标者为标，似本者为本，迷乱经常，倒施针药，医之罪也。”认为“万事万变，皆本阴阳，而病机药

性，脉息论治，则最切于此。”并指出“今世不察圣神重本之意，治标者常七八，治本者无二三，且动称急则治标，缓则治本，究其所为缓急，颠倒错认，举手误人，失于不从明师讲究耳”。他认为作为医生，能够正确判断疾病之所生本于阴还是本于阳，而抓紧治本，就抓住了要害，就会收到好的效果。若不知求本，则茫如望洋，无可问津。只治其标，不治其本，必成大误。在痢疾门律三条中提出：“凡治痢不分标本先后，概用苦寒者，医之罪也。”接着阐明：“以肠胃论，大肠为标，胃为本。以经脉论，手足阳明为标，少阳相火为本。故胃受湿热，水谷从少阳之火化，变为恶浊，而传入于大肠，不治少阳，但治阳明，无益也。以少阳生发之气，传入土中，因而下陷，不先以辛凉举之，径以苦寒夺之，痢无止期矣。”在咳嗽门律六条中提出：“凡咳而渐至气高汗渍，宜不俟喘急痰鸣，急补其本。若仍治标忘本，必至气脱卒亡，医之罪也。”这都充分说明，他对分清标本在诊断治疗上的重要性作了充分估计，并把分清标本看作是使诊疗符合实际的一个关键问题。在中医临床实践中的确也是这样，如不分标本，治疗上就会失去方向，茫无头绪，甚或顾此失彼，导致错误，从患者实际出发就必然成为一句空话。

三、分清标本的关键在于全面观察

在合色脉论律一条中提出：“凡治病，不合色脉，参互考验，得此失彼，得偏遗全，只名粗工，临证模糊，未具手眼，医之罪也。”他认为色者目之所见，脉者手之所持。高明医生，“察色按脉，先别阴阳”“审清浊，视喘息，听音声，切浮沉滑涩，而知病之所生”。喻嘉言的这一认识是完全符合实际的，因为只有通过全面观察，才能得到确切的诊断。而似是而非，顾此失彼，得偏遗全，必然铸成大错。在关格门律四条中提出：“凡治关格病，不参诊人迎、趺阳、太冲三脉，独持寸口，已属疏略，若并寸口阴阳之辨懵然，医之罪也。”他引用《素问》关于人迎“四盛以上为格阳”，寸口“四盛以上为关阴”“人迎与寸口俱盛四倍以上为关格”。又引证《灵枢·脉度》中的论述，曰：“阴气太盛，则阳气不能荣也，故曰关。阳气太盛，则阴气弗能荣也，故曰格。阴阳俱盛，不能相荣，故曰关格。关格者，不能尽期而死也。”并申述了他自己的意见，认为在用药上，“则从两手寸关尺三部之脉，辨其脏腑之阴阳”。“随其脉之尺阴寸阳、偏盛俱盛而定治耳。”所以，必须重视人迎、趺阳、太冲三脉，不能独守寸口，也应辨别阴阳，才能防止失误。这就是说，即使脉诊，也必须全面检查，不能孤立地只诊一种，这种全面要求，无疑会使认识更接近于实际。他又指出：“凡治关格病，不辨脉之阳虚阳实，阴虚阴实，而进退其治，盲人适路，不辨东西，医之罪也。”这种看法也是完全符合实际的，因为，只有观察全面，才能摸清实质，分辨标本，这对我们的临证，无疑是一个重要的提示。我们应当是清醒地驾驭诊断治疗疾病的医生，而不能做偏离正轨的盲人。喻昌为我们规定的就是不要走入迷途的律。

四、只有在发展变化中观察事物，才能更好地了解疾病实质，分清标本

喻氏在营卫论律二条中提出：“凡医不能察识营卫受病浅深、虚实、寒热、先后之变，白首有如童稚，不足数也。”认为营行脉中，卫行脉外，营卫交加，往来贯注，并行不悖，无时或息。营中有卫，卫中有营，营卫一有偏胜，其患即不可胜言。卫偏胜则身热，营偏胜则身寒，卫偏衰则身寒，营偏衰则身热。营卫之气不行，则水浆不入，形体不仁，营卫之气立除，则精气弛坏，神去而不可复。营卫主病先后，邪入之浅，气留而不行，卫先病也；邪入渐深，而血壅不濡，其营乃病，营病在卫病之后。故审察卫气，是认识百病之本，仔细分辨营卫变化，是准确诊断所必须的。这里虽然说的是营卫，但却为我们提供了从发展变化中观察事物，掌握事物本质的一般方法，我们运用中医基本理论诊治疾病时，都应当遵循这样的方法。在虚劳门律十条中提出：“凡虚劳病，多有发热者，须辨其因之内外，脉之阴阳，时之早晚，而定其治。”认为虚劳之脉，为精气内夺，与邪气外入之实脉，常常相反。他推崇并引述《难经》中关于治虚损之法为：“损其肺者益其气，损其心者调其营卫，损其脾者调其饮食，适其寒温，损其肝者缓其中，损其肾者益其精。”认为俱仿此言治，何患无括。他还认为虚损与气虚不同，气虚可复，虚损难复。但虚损本身也有难复、易复之分，因病致虚者，缓调自复，因虚致损者，虚上加虚，更难治愈。饮食劳倦，内伤元气，真阳下陷，内生虚热，宜补中益气以治之。劳心好色，内伤真阴，阴血既伤，则阳气偏盛，而变为火，是阴虚

火旺劳瘵之证，宜滋阴降火以治之。“虚劳之疾，百脉空虚，非黏腻之物填之，不能实也。精血枯涸，非滋湿之物濡之，不能润也。”总之，他把了解疾病发展变化具体化为辨其因之内外，脉之阴阳，时之早晚，认为这样才能切中要害，取得疗效。如果不管这些变化，只用退热之药，于病即不相当。这些论述至今仍然是我们临证时奉行的原则，我们师其意而加以发展，对我们诊断治疗工作将会大有益处。

五、辨别疑似，细致分析各种证候，了解疾病的原因，才能分清标本

在水肿门律七条中提出：“凡治水肿病，不分风水、皮水、正水、石水、黄汗五证及脾、肺、肾三脏所主。恣用驱水恶劣之药及禹功、舟车、导水等定方者，杀人之事也。”认为风水其脉自浮，外证骨节疼痛恶风，宜从表治之；皮水其脉亦浮，外证跗肿，其腹如鼓，当发其汗，以散皮毛之邪，外气通而内郁自解；正水其脉沉迟，外证自喘，跗肿腹大，肾本肺标，子母俱病；石水其脉自沉，外证腹满不喘，所主在肾；黄汗汗如柏汁，其脉沉迟，身发热胸满，四肢头面肿，阴脉阳证，肾本胃标。水病本之于胃，脾肺二脏之气，结而不行，则胃中之水日蓄，浸灌表里，无所不到。然其权尤重于肾，肾者胃之关也。肾司开阖，肾气从阳则开，阳太盛则关门大开，水直下而为消；肾气从阴则阖，阴太盛则关门常阖，水不通而为肿。故水肿病以脾、肺、肾为三纲。在治疗上必须认真区分五水三纲所主诸证，对证下药，如果一味驱水、导水是不行的。在肺痈肺痿门律四条中提出：“凡治肺痈病，须与肺痿分头异治，肺痈为实，肺痿为虚，肺痈为阳实，肺痿为阴虚，阳实始宜散邪。次宜下气，阴虚宜补胃津，兼润肺燥，若不分辨而误治，医杀之也。”阐明了肺痈是肺气壅而不通；肺痿是肺气痿而不振。肺痈由五脏蕴祟之火，与胃中停蓄之热上乘于肺，火热熏灼而成，辨其脉证属表属里，极力开提攻下，是不难治疗的；肺痿乃因胃中津液不输于肺，肺失所养，转枯转燥，然后成之，宜采取生胃津、润肺燥，补真气、散火热之法，亦可奏效。肺痈为实，误以肺痿治之，是为实实；肺痿为虚，误以肺痈治之，是为虚虚。故若不分辨而误治，是医之大错。在热湿暑三气门律十一条中提出：“凡治痉病，不察致病之因，

率尔施治，医之罪也。”可见，喻氏把辨别疑似提到极为重要的地位，这与西医之重视鉴别诊断的看法也是一致的，因为只有细致辨别疑似，了解病因，分清标本，才能避免错误。我们可以这样说，辨证从根本上讲就是辨别疑似，排除假象，认识疾病实质。上面引述喻嘉言条分缕析的几个例子，为我们提供了范例，我们不仅应当对表面相同实质不同的疾病进行辨证，还要对同一类型的疾病作深入分析，找出其原因和治疗上的特异点，才能克服临床工作中的盲目性。

六、正确认识疾病，需要有广博的医学基础理论知识作为前提

喻氏在申治病不疏五过之律中提出：“凡诊病，不问三常，不知比类，不察神志，不遵圣训，故犯无忌，医之过也。”当医生的应懂得三常、比类，善于观察患者的神志，熟悉前人的经验，知道病情之所始和患者七情所变，饮食居处，喜怒哀乐对发病的影响，应用比类之法，判断脉象之奇异平常，把握三常，从容参酌，即可收到较好疗效。但这需要丰富的知识，没有丰富的知识便难以开阔思路，横竖联系。在络脉论之律一条中提出：“凡治病不明脏腑经络，开口动手便错，不学无术，急于求售，医之过也。”在热湿暑三气门律十一条中指出：“凡治痉病，不深明伤寒经候脉候，妄肩其任者，医之罪也。”当医生的，不知邪在何经，则药与病不相当；不知脉有何据，则药用了也无济于事。喻氏强调中医理论的重要，认为不明伤寒、经候、脉理，动手便会发生失误，这是医生必须注意的。临床医学是经验性的科学，很易于出现囿于经验、忽视理论的经验主义的倾向，以至开口动手便错。喻氏看到了这一点，认为行医不能“不学无术，急于求售”，而要打好理论根基，才能高瞻远瞩，抓住实质。这在今天，仍不失为临床工作中的一条指导原则。

七、正确认识疾病的实质，需有专门的方法和技能

喻氏在申治病不察四易四难之律一条中提出：“凡治病，参合于望色、切

脉、审证三者，则难易若视诸掌。粗工难易不辨，甚且有易无难，医之罪也。”在切脉论律一条中提出：“凡诊脉，不求明师传授，徒遵往法，图一弋获，以病试手，医之过也。”他认为学切脉如学射者一样，必先凝神不瞬，求详于《素问》，参合于《灵枢》，分清部位，自为深造，以求指下精微毕透，熟练判断病之所在。上古圣神，首重切脉。脉切不准，则病难断。故医者切不可徒遵往法，认为三指一按，即可以病试手。这是医疗上所不容许的。医学是技能性很强的科学，切脉又是医学基本技能之一，指下如何掌握，往往要凭个人意会，不经明师传授，很难掌握其客观指征，至于望色、审证，也要有明师指导，才易掌握。喻氏这些论述，可以说为如何使中医诊断方法客观化，增加其可传授性方面开了先河。

八、诊断中尚应注意的其他问题

一是疾病的部位。喻氏在痰饮门律三条中提出：“凡遇肾虚水泛，痰涌气高，喘急之证，不补其下，反清其上，必致气脱而死。”在咳嗽门律六条中提出：“凡咳而且利，上下交征，而不顾其人中气者，十无一起，如此死者，医杀之也。”说明不注意疾病的部位，乱施针药只能适得其反。二是发病季节。喻氏在申治病不本四时之律中提出：“凡治病，而逆四时生长化收藏之气，所谓违天者不祥，医之罪也。”认为四时之气，各有所本。春生本于冬气之藏，夏长本于春气之生，秋收本于长夏之化，冬藏本于秋气之收。不明天时，则不知养藏养生之道，更无从得知如何救治之。三是地理因素及个人特点。喻氏在申治病不审地宜之律中提出：“凡治病，不察五方风气，服食居处，各不相同，一概施治，药不中窍，医之过也。”他在虚劳门律十条中提出：“常富后贫，名曰‘脱荣’；常贵后贱，名曰‘失精’，‘脱荣’‘失精’，非病关格，即病虚劳，宜以渐治其气之结，血之凝，乃至流动充满，成功计日可也。”主张治病应与五方所异及个人的遭遇、环境的改变及精神郁结等密切结合，其治疗效果肯定是比较好的。

喻嘉言的诊断治疗思想，充满了辩证法，是中医学宝库中的重要组成部分。努力发掘这些宝贵遗产，是我们的光荣任务。

（《西安医科大学学报》，1986年第7卷第3期）

喻昌“温阳”学术思想浅析

安徽中医学院　　张仁岗

喻昌为清初著名医家，与张璐、吴谦齐名，号称清初三大家。喻昌生于明万历十三年(1585)，卒于清康熙三年(1664)，终年79岁。他医术精纯，医德高尚，精研仲景学说，奉仲景为“医门之药王菩萨”，代表作有《寓意草》《尚论篇》《医门法律》，后人集为《喻嘉言医学全书》流传至今，对弘扬仲景学说产生很大影响。喻氏临床重视辨证，不落俗套，对仲景学说多有发挥。现仅就其著作中的温阳学术思想予以浅析。

一、治病求本，重视阳气

阳气不足，人体卫外功能下降，百病乃生。从《内经》到《伤寒杂病论》都很重视人体的阳气。如《素问·生气通天论》曰：“阳气者，若天与日，失其所则折寿而不彰，故天运当以日光明。”《伤寒论》中有桂枝甘草汤之急复心阳、四逆辈之温脾肾之阳、桂枝加附子汤与麻黄细辛附子汤之扶阳解表等，都反映了仲景在辨治疾病过程中，时刻注意顾护阳气。喻氏精研仲景之学，对仲景顾护阳气的思想多有发挥。《寓意草》所录医案中，近三分之一都是以姜、附为主药，或理中，或附子理中，或参附并用。他强调“万事万变，皆本阴阳……故凡治病者，在必求于本”。《寓意草》论养老时曰：“是以事亲养老诸方，皆以温补下元为务……无火则运化艰而易衰，有火则精神健而难老。”论少阴病时，他认为邪入少阴“亡阳之证最多”“必藉温药以回其阳，方可得生”，其中需急温之证十之七，若至阴盛无阳，即用四逆等法，“其不能回者多矣”。在《医门法律》中他也多处指出顾护阳气的重要性，如“在天象之阳，且不可微，然则人身之阳，顾可微哉”；阳气亏虚于里，是卒中寒、中风等发病的关键，“设非阳虚，其人必轻矫便捷，何得卒倒耶”；暴下利之预后亦与阳气密切相关，所谓“暴病有阳则生，无阳则死”等。

喻氏对痢疾的治疗独树一帜，论因析机、审证立法，灵活多变，除了著名的逆流挽舟等法之外，也重视温中法、温补法、回阳救逆等法的应用。痢疾中但凡有中阳虚或真阳不足者，皆治以理中或配姜、附等入药，告诫此类痢疾切不可墨守成规，以治痢疾常法治之。如治疗一例苦寒伤中、饱而不思食、脉无根之噤口痢患儿，先以数剂理中汤温中阳救胃气之绝，后以补中益气调理旬日而安。另治一例痢疾，其人内有湿热，感受时令外邪，又犯房劳，发为太少两感之证，见发热如蒸、昏沉不食、危急将绝、脉大空虚等症，先与麻黄附子细辛汤一剂两解表里，继以附子理中二剂温补阳气，最后以黄连理中丸攻补兼施，调理中焦，旬日而安。

二、回阳救逆辨真假

《寓意草》记载了喻嘉言治疗内科杂病或伤寒等疑难病证 60 余案例，集中反映了其辨治思路，见解独到，一直受到后世医家的重视。其中伤寒诸案多为危急重症，病证错综复杂，往往寒热虚实并见，症状或阴证似阳，或阳证似阴，给辨证处方带来很大困难。然喻氏能够从复杂的症状中抓住诊断要点，明辨真伪。他在《医门法律》中指出："凡治病，有当逆其势而正治者，有当从其势而反治者。""从者反治，辨之最难。"假热者，外虽热，而内则寒，脉"或数而虚，或浮大无根""或喜冷水，而所用不多"。指出此乃群阴格阳于外、不能内返之象，治当温其真阳，中阳得温则虚火自能归元，此时"若用寒凉以助水，则真阳不返，而命根斯断矣"。

喻氏胆识过人，在诊治寒热真假之类危急重症时，能力排众议，坚持己见，最终使患者化险为夷。如"辨徐国祯伤寒疑难急症治验"，患者伤寒六七日，身热目赤，索水到前复置不饮，异常大躁，将门牖洞启，身卧地上，辗转不快，要求入井，症见一派实热之象，一医欲急以承气与服。喻氏诊其脉为洪大无伦、重按无力，断言此乃内有真寒、阳欲暴脱、外显假热之证。论曰："观其得水不欲咽，情已大露，岂水尚不欲咽，而反可咽大黄、芒硝乎……唯用姜、附，可谓补中有发，并可以散邪退热，一举两得，至稳至当之法，何可置疑！"毅然处附子、干姜各五钱，人参三钱，甘草二钱，煎成冷服。药后寒战、阳微之状方显。再予前药一剂，微汗热退而安。另以参附等药治疗戴阳证数例，疗效亦佳。

三、甘温建中治其本

脾胃为后天之本，中阳一虚，百变可生。喻氏重视甘温建中，倡导扶正固本，在《寓意草》中提出“重视脾胃、崇土为先，师法仲景、强调甘温建中，上下交损、当治其中”的观点。他在论少阴死证时指出，由上吐下利发展至厥逆、烦躁之死证，是“中州之土先败”，而真阳外越，“故主死也”“神丹莫救”。若能早用温中之法，则不至于此。他临证之际，推崇使用温阳之四逆辈，言“有用理中而愈者，甚则理中加附子而获安者”“如不得已者，四逆方为用也”。喻氏认为理中汤“脾之体阴而用则阳，胃之体阳而用则阴，理中者兼阴阳体用而理之，升清降浊，两擅其长”，加附子则兼肾中之阳，可使“釜底有火，乃得腐熟水谷”。此甘温建中之法，若能擅用之，可使小病顿瘳、重危之证立见起色，其经验值得参考。

如“辨袁仲卿小男死症再生奇验”案，即是从脾论治之例。此案患儿溺水救出后，大热呻吟，诸医按照惊风予以镇惊清热之丸散，2 日后昏迷、胸高、颈软、气已垂绝、鼻如烟煤、脉如蛛丝。喻昌认为，患儿跌仆水中，外感冷湿，内伤饮食，而前医不识，投以金石寒冷重坠之品，致使外邪深入脏腑，寒凉不运，药食内停不化，宜以理中之药转运中州，或有生机。于是煎理中汤一盏予服，灌入喉中，果然吐出前二日所受之药，胸平，颈稍硬，续进前药，诸症递减，继以玄明粉下其宿食，终至神苏而愈。另治一例膈气 14 日、粒米不进患者，始吐清水，继吐绿水、黑水、臭水，呼吸将绝，诸医歇手。喻昌认为此属旋覆代赭汤证，但黑水、臭水既出，可知胃气将绝，故先以理中汤分理阴阳，调理中焦气机，继以旋覆花煎汤调代赭石末予之，得建奇功。

四、温通并用治坏证

喻昌博览医经，造诣深厚，临床经验丰富，遇到坏证、难证多能化裁古方而愈疾。其临证主张“用药之道，先议病后用药”“有是病，即有是药，病千变而药亦千变”，发仲景之未言，具有革新精神。如其受仲景寒热并调诸方的启发，巧妙化裁仲景方，攻补兼施、温通并用治愈一例虚实夹杂之伤寒坏证。张令施乃弟案，患者两腰偻废，卧床彻夜痛叫，百治不效，历时已久。喻昌诊其脉无患，痛亦大减，知因迁延时日，正气大亏，已不能与邪气交争，故虽痛楚已缓，病势反而更为沉重，虽非死症，恐成废人。究其病机关键，为热邪深入腰间，血脉久闭不能复出，法当攻散。但虑其正气已虚，攻之必不能应，遂选攻下瘀热之桃核承气汤，合入大剂肉桂、附子温补下元、鼓舞生气，补泻结合，虚实兼顾。服二剂即起，再以丸方缓服，旬余即瘥。

五、辨证为主，戒滥用温补

喻昌学宗仲景，师古而不泥古，虽对温阳之法大加倡导，但是他强调临证还以辨证为基本准则，不可滥用温补。若不辨证而用方，“几何而不误焉”。如其对痰饮的治疗，提出痰饮属阳虚阴盛者，当遵仲景所言“病痰饮者，当以温药和之”。若属脾胃虚寒，饮食不思、阴气痞塞、呕吐涎沫者，宜温其中；若属真阳虚者，更补其下。但同时亦列出禁忌，告诫不可滥用温补，应根据患者的具体情况而辨证施治。若“热痰乘风火上入，目暗耳鸣，多似虚证，误行温补”，必使痰热更盛，永无出路，治当降火消痰，选用老痰丸之类；若“痰饮随食并出，不开幽门，徒温其胃”，必迁延误人。另在《寓意草》中亦强调不可见厥即予姜、附，厥有先犯房劳、后成伤寒者，见面色黧黑，身如枯柴，属阴分伤、邪火盛者，切不可与温热之药，否则四逆入口，必促其暴亡。

六、结　语

综上所述，喻嘉言作为明末清初著名医家之一，学宗仲景，精悟医理，临床经验丰富，对仲景著作中所体现的温阳思想，多有发挥，在临床中重视阳气，擅用温阳之法治疗多种急、难、重证，使得这一治疗思想得到进一步地完善，其学术思想值得我们深入挖掘和系统学习。

（《山东中医药大学学报》，2011 年第 35 卷第 6 期）

试论喻嘉言对《伤寒论》的研究

广州中医药大学　　熊曼琪

喻嘉言研究《伤寒论》的学术思想，主要反映在《尚论篇》中。《尚论篇》分为两部分，即《尚论张仲景伤寒论三百九十七法》四卷（附卷首一卷），详论六经证治，以尽伤寒之意；和《伤寒尚论后篇》四卷，以推广春月温病、夏秋暑湿热病以及脉法诸方等。于《伤寒论》研究至新至详，下面分别加以探讨。

一、持错简之论，倡三纲之说

喻嘉言研究《伤寒论》，力斥叔和之非，讥讽林、成之晦，独承有执之说。他认为《伤寒论》一书，至晋时已历遭劫火，仅得之读者口授而流传，故其篇目先后差错而不全，经"太医令王叔和附以己意，编集成书"（《尚论篇卷首·尚论张仲景伤寒论大意》），"乃碎剪美锦，缀以败絮，盲瞽后世"（《尚论篇卷首·尚论张仲景伤寒论先辨叔和编次之失》），继之林亿、成无己两家，过于尊信叔和，往往先传后经，将叔和纬翼仲景之辞，混编为仲景之书，"则其所谓校正、所谓诠注者，乃仲景之不幸，斯道之大厄也"（《尚论篇卷首·尚论张仲景伤寒论大意》），虽后代有贤者，然能得仲景之心者，乏其人也。至"万历间，方有执著《伤寒论条辨》，始先即剥去叔和序例，大得尊经之旨"（《尚论篇卷首·尚论张仲景伤寒论大意》）。故《尚论篇》依有执错简之说，于条文次序多加改动。但于盛赞方氏之余，喻氏亦有独特见解，谓有执径削《序例》，"未免失之过激，不若爱礼存羊，取而驳正之"（《尚论篇卷首·尚论张仲景伤寒论大意》），乃于卷首，先辨叔和编次之失，次驳叔和《序例》之误，再正叔和四变之妄，层层剖析，欲使后学者，晓其得失，免囿于其见，"是非既定，功罪自明也"（《尚论篇卷首·尚论张仲景伤寒论大意》）。

喻氏素以主张规范化著称，其在条文编序方面，亦大倡纲目之说。他认为，有执以风寒分伤营卫来分证，卓识超越前人，故于外感病中，以冬伤于寒、春伤于温、夏秋伤于暑热为主病之大纲；四时外感又以冬月伤寒为大纲。他解释说："夫足太阳膀胱，病主表也，而表有营卫之不同，病有风寒之各异，风则伤卫，寒则伤营，风寒兼受，则营卫两伤，三者之病，各分疆界，仲景立桂枝汤、麻黄汤、大青龙汤，鼎足大纲三法。"（《尚论篇·论太阳经伤寒证治大意》），三纲鼎立之说，至此完备。大纲既定，还须详求其节目，才可成为至当不易之规，故他将伤寒六经各自为篇，每一经之前，都叙述证治大意，次则以法为目，法下分列条文，加以注释，并将合病、并病、坏病、痰病四类附于三阳经末，以过经不解、瘥后劳复、阴阳易病等附于三阴经末，这样纲举目张、条理清晰，求理法方药于一统。

二、以纲统法，类证汇聚，法证相应

喻氏治伤寒之学，尤重大"法"，谓《伤寒论》"赖有三百九十七法，一百一十三方之名目可为校正"（《尚论篇卷首·尚论张仲景伤寒论大意》），故"举三百九十七法，分列于大纲之下，然后仲景之书，始为全书"（《尚论篇卷首·尚论张仲景伤寒论大意》）。综观嘉言所定之法，计有太阳经上篇五十三法，太阳经中篇五十八法，太阳经下篇二十四法，阳明经上篇三十九法，阳明经中篇三十一法（缺第二十八法），阳明经下篇三法，少阳经全篇二十法，附合病九法，并病五法，坏病二法，痰病三法，太阴经全篇九法，少阴经前篇二十五法，少阴经后篇十九法，厥阴经全篇五十五法（实仅至于第四十七法），附过经不解病四法，瘥后劳复病六法，阴阳易病一法，春温证上篇三法，春温证中篇十二法，春温证下篇十五法，合计共得三百九十七法（实际仅得三百八十八法）。

喻氏在三纲鼎立、以纲统法的原则下，在条文的具体编排上，还结合了类证汇聚的方法。例如阳明经篇分上、中、下三篇，上篇是外邪初入阳明地界，太阳之邪未尽者（太阳阳明）之条文，中篇为凡外邪已离太阳、未接少阳（正阳阳明）之条文，下篇是外邪已趋少阳、未离阳明（少阳阳明）之条文；少阴病分上、下两篇，以寒化、热化之证分类归纳条文；他如合病、并病、坏病、痰病、过经不解病、瘥后劳复病等，也都是将同类证候汇聚一处，进行分类编排的结果。纵然于太阳经篇三纲之下，也是进行证候分类，于每一类证候中，总结其各种治法，归纳条文，如“中风病主用桂枝汤解肌和营七法”“不解肌，或误汗，病邪入里用五苓散两解表里二法”“不解肌，而以火劫汗伤阴致变四法”，即分别归纳了太阳中风正证、腑证及误治失治变坏证等，然后法随证立，证法相应。

喻氏进行类证汇聚的原则，或依其病因相同（包括相同的误治方法），或依其证候相类似，或依其病机相同而方药亦同，或依其传变趋势相同，或依其某方某法之禁忌证相同等，由于各类证候既有共同点，亦有不同处，故其法治，同中有异，异中有同，汇聚一处，可以达到相对鉴别、知常达变的目的。如《太阳经中篇》有“服麻黄汤得汗后察脉辨证有次第不同三法”一节，一法辨汗解后复烦脉浮当纯解表者，一法辨汗后宜表里两解之证，一法辨汗后里少表多者，说明虽均为汗后，但表里有不同，证情有轻重，故治疗亦异。

由上可见，喻嘉言以纲统领三百九十七法，又结合类证汇聚而归纳原文，使法随证转，证法相应，类证互辨，纲举目张，体现了《伤寒论》辨证施治的精华所在，如果没有较深的理论造诣和临床上的丰富经验，是难以进行如此精深研究的。

三、条文释义，不落俗套

喻氏在注释条文方面，不拘泥于前人之说，往往于众人忽略之处，有独到之见解，于后学者颇有启发。如脾约证，成无己谓之“胃强脾弱”，后人也多所附和而未加深究，嘉言独谓其不然，他在《尚论篇》卷二的“附答门人奇问”中曰：“盖约者，省约也。脾气过强，将三五日胃中所受之谷，省约为一二弹丸而出，全是脾土过燥，致令肠胃中津液日渐干枯，所以大便为难也。设脾气弱，即当便泄也，岂有反难之理乎？相传谓脾弱，不能约束胃中之水，何以反能约束胃中之谷耶?”此不囿于前人之说，单以燥土津枯而立论，确有新意。

喻氏于注文之中，每以精细的辨证而析其机制，持论不同凡响。如他在《尚论篇·太阳经中篇》第七法注文中说：“见脉紧故当用麻黄汤，而脉浮不紧者，乘其邪方在表，当用麻黄汤托出其邪，不使得入；既脉浮数而不紧者，乘其邪正欲传，当用麻黄汤击其半渡，而驱之使出……可见天然一定之法，不因邪势之浅深,辄可变易也。”可见麻黄汤证,脉浮紧为常,脉但浮不紧或脉浮数为变。辨证不可但凭一证之变而改弦更辙,妄施他法,必以病机为立法之据,足见其辨证之功底。

综上所述,可见喻昌在《伤寒论》的研究方面,有许多独特的立论。自其将三纲鼎立之说系统化之后,以此来订正、研究《伤寒论》的学风渐次兴起,如张璐祖仲景之文,宗喻昌之说,采各家之注,参个人之见,撰成《伤寒缵论》一书;程知的《伤寒经注》则谓唯有喻嘉言能“破前人之窠臼,开后学之悟门”;舒弛远为嘉言再传弟子,故对其更加推崇备至,谓《尚论篇》一书,使“仲景斯道,焰如日月”(《舒氏伤寒集注》);吴仪洛之《伤寒分经》则是全面承袭了喻氏学说,认为“将三百九十七法分隶于大纲之下,极得分经之妙”;他如徐忠可(喻嘉言门人)的《伤寒图说》、史以甲的《伤寒正宗》、高学山的《伤寒尚论辨似》、黄元御的《伤寒悬解》等,在理论上也多宗尚喻氏之说,可见喻氏学术思想对后世影响之大。

方、喻两氏执错简论,倡三纲之说冲开了当时泥古不化的风气,开创了各派争鸣的局面,推动了《伤寒论》的研究,但应该指出的是,所谓三纲鼎立的基本思想,即风伤卫、寒伤营、风寒两伤营卫之说,早在王叔和的《伤寒论·辨脉法第一》第20条已有论及,原文说:“风则伤卫,寒则伤荣,荣卫俱病,骨节烦疼。”孙思邈则谓:“夫寻方之大意,不过三种,一则桂枝,二则麻黄,三则青龙,此之三方,凡疗伤寒,不出之也。”(《千金翼方·伤寒上》)成无己则认为,风伤阳,寒伤阴,卫为阳,营为阴,故风伤卫,寒伤营,各从其类而伤也。可见前人对三纲的理法方药已有论述,只是未提高到统领全书的高度。而喻氏独尊方有执,非议成、王不遗余力,也未免失之偏激,况此三纲之说,凿分营卫,机械地进行病理套析,也不无可非之处。故后世持反对意见的亦大有人在,如柯琴《伤寒论注·自序》谓:“三纲鼎立之说,巧言簧簧,洋洋盈耳,此郑声所为乱雅乐也。”尤在泾《伤寒贯珠集》虽亦按法类证,却不以三纲之说印定眼目,只以大纲大法,贯汇经文。柯、尤两氏,结合临证应用以阐发《伤寒论》之理法,较之喻氏过求理论之规范而机械划分三纲,是有一定进步的。

喻氏还以伤寒法统括温病,颇多发挥。他认为,《伤寒论》虽详于寒而略于温,但辨治温病之法尽括其中。他在深入研究《伤寒论》的基础上,结合《内经》的学术思想,提出了较为系统的温病辨证纲领,尤其是他提出的以保阴为主的治疗原则和伤寒方治温病的思想，对后世温病学派有一定的影响。但是他提出的温病三纲分证理论，由于和临床实际有一定出入，而且他在冬不藏精及两感温病的选方用药中，使用温热方药较多，故未被后世医家广泛接受。

总括上述，可以看到，喻昌在《伤寒论》的研究中，不但于原文的编次、释理方面有独特的见解，而且他推广《伤寒论》之用，于温病方面亦师仲景之法，对后学颇有启迪。其提出的新理论虽亦有不妥之处，但其着意于求新发挥，不泥于前人之说的改革精神，却是值得赞扬的。

（《江西中医药》，1996 年第 27 卷第 5 期）

论喻昌“三纲鼎立”学说的意义及启示

江西中医学院　　刘新亚

一、“三纲鼎立”学说的内容

喻昌在研究《伤寒论》方面是一位具有改革和创新精神的医家，他研究《伤寒论》的学术思想主要反映在《尚论篇》一书中。喻氏源于对《内经》《伤寒论》等经典著作的钻研和大量的临床实践活动，在方有执《伤寒论条辨》的基础上，对《伤寒论》的篇章结构作了新的调整，他认为《伤寒论》经晋代王叔和编撰后，已改变了其原貌，故承方有执“错简”之说，对《伤寒论》条文次序重新加以编次，使后世医家能全面认识王叔和整理《伤寒论》的功过。

喻氏主张太阳病的“三纲鼎立”学说。以太阳一经为伤寒六经的大纲，又以风伤卫、寒伤营、风寒两伤营卫的三纲学说作为太阳经的大纲。他以三纲分统太阳经的上、中、下篇，把条文分类再编，如：属于风伤卫的为一类，属于寒伤营的为一类，属于风寒两伤营卫的为一类；而每一类中又分若干部分。三纲已定，而后“举三百九十七法分隶于大纲之下”，各条文之首均冠以法；法下又分列诸方证；诸方证的组合则突出病因病机的演变及内在联系。

二、“三纲鼎立”学说的意义

喻氏“三纲鼎立”学说突出体现了他在《伤寒论》研究方法上继承和发展的创新性。《尚论篇》宗方有执之“三纲”以六经分篇、以法汇论的思想，对后世研究《伤寒论》的医家产生了很大的影响。清代张璐在《伤寒缵论》太阳病的编次中，效法喻氏“三纲”，其他经病的编次则与喻氏不同，其阳明经与少阳经病证以经证、腑证分次，三阴经条文以传经热证、中寒证、坏证归纳重编。周扬俊《伤寒三注》承袭喻氏之说进一步标明了“三阳分经腑，三阴定寒热”的编次思想，完善了喻氏编次思想和方法。程应旄《伤寒论后条辨》变其条目，强调寒热病因，是对“三纲鼎立”学说的修正。

喻氏研究《伤寒论》重视三纲证候的实质研究。“三纲鼎立”学说是伤寒学派中重要的理论之一，来源于张仲景“五邪中人，各有法度”的学术思想，认为风、寒是不同性质的外邪，其侵袭人体后产生的证候各别，治法与方药也应不相同。其实质是强调病因在外感病中的重要地位，喻氏认为在外感病初期病因起主导作用，不同的病因有不同的病理变化，所导致的病证也不尽相同，这样方体现出张仲景辨证论治的精神。

喻氏着重阐述了太阳病变的营卫分证，显示了太阳统摄营卫而主表的生理机制，即太阳表证有在卫、在营之分，而其他五经病变则不分营卫而弱于营卫，也就弱于表证的病变。阳明、少阳、太阴、少阴、厥阴虽有中风与伤寒之分，但无伤卫伤营之别。喻氏承方氏提出的风伤卫、寒伤营、风寒两伤营卫的三纲分类证治体系，突出显示了不同病因对营卫不同的病机倾向，实首开《伤寒论》营卫辨证之先河。

三、“三纲鼎立”学说的启示

喻氏“三纲鼎立”学说对营卫分证的阐发，揭示了张仲景《伤寒论》六经辨证所蕴含的营卫气血的病理变化，虽然《伤寒论》所蕴含的这种营卫气血病理变化与温病卫气营血辨证有很大不同，但其分辨病机浅深层次的意义是一致的，对于临床辨证也是有所裨益的。正如叶天士《温热论》所云：“肺主气属卫，心主血属营，辨卫气营血虽与伤寒同，若论治法则与伤寒大异也。”喻氏对营卫分证的论述给我们的启示是：在以六经辨证理论分析和诊断外感伤寒病证的前提下，也可以从营卫气血病变的角度来探讨其变化，这样能更全面地掌握其病机。以下试举例探讨《伤寒论》营卫气血的证治。

1. 营卫证治 《伤寒论》第12条、第13条和第95条是讨论卫强营弱证治的，其形成的机制是风寒外袭，卫阳浮盛于外，与邪抗争呈现亢奋状态，同时因卫气抗邪，卫外不固，营阴不能内守而外泄。以致发热，汗出；风气偏胜恶其有余而恶风，脉浮缓弱而不紧，是风寒袭表，风重寒轻，过卫伤营之象。选用桂枝汤解肌发汗，调和营卫。

《伤寒论》第53条、第54条则是讨论卫弱营和的证治，阐述了“营气和”而“卫气不和”的杂病营卫不和之自汗出，以及“时发热，自汗出”的病机。营气和是指营阴无病，徐灵胎云：“荣气和者，言荣气不病，非调和之和。”而病理关键在于卫气不和，导致营阴不能内守而营卫不和，故选桂枝汤燮理阴阳，调和营卫。

2. 气分证治 伤寒病证当寒邪入里化热之后无论病邪或病证均已化热。六经病证中的阳明病证和少阳病证与卫气营血辨证中的气分证都是里热实证，很多具体证候是相同的，治法也很一致，如白虎汤证、三承气汤证等。章虚谷云：“温病初起，治法与伤寒迥异，伤寒传里，变为热邪，则治法与温病大同。”但温病气分证治比《伤寒论》阳明病证与少阳病证论述更加详细并有所发展。

3. 血分证治 如《伤寒论》第106条讨论了蓄血轻证证治，因太阳病不解，热邪与瘀血结于下焦，形成少腹急结、神志错乱之如狂者，用桃核承气汤活血化瘀、通下瘀热。第124条讨论蓄血重证证治，由于表邪不解，外邪循经化热入里，与瘀血互结，患者表现为发狂、少腹硬满、脉微而沉，治疗用抵当汤破血逐瘀。

又如《伤寒论》第143条、第144条、第145条均讨论了热入血室的证治。第143条为血室空虚，热邪内陷而居之，故刺期门以泻肝热。第144条为经水初来适断，热入血室，热与血结，瘀滞于内，故以小柴胡汤疏解肝胆气机，以透外邪。第145条为热入血室而与血结，热聚不得散，值经水适来，热可随经行而不留。故无犯胃气及上二焦，必自愈。

综上所述，喻氏“三纲学说”不仅在《伤寒论》的研究方法上对后世产生了极大的影响，更重要的是首开了《伤寒论》营卫辨证的先河，启示我们在临床辨证中应将六经辨证和卫气营血辨证统一起来，对病证作出更准确的诊断。

（《江西中医学院学报》，2006 年第 18 卷第 1 期）

喻昌“三纲鼎立”学说理论浅探

湖南中医药大学　刘　琴　廖　丽　彭　诩　李定祥

“三纲鼎立”学说由明代医家喻昌所创立，其起初受王履《伤寒论》错简学说的影响。王履认为仲景只为既病伤寒而设方，后世之人用伤寒之法治温病暑病等属于借用，并非张仲景的原意。《医经溯洄集·张仲景伤寒立法考》中载：“寒之初客于表也，闭腠理郁阳气而为热……此麻黄汤之所由立也；至于风邪伤表，虽反疏腠理而不能闭，然邪既客表，则表之正气受伤而不能流通……则邪去腠理自密矣，此桂枝汤所由立也。”后来受方有执主张六经以太阳经为纲，太阳经分为“风伤卫”“寒伤营”“风寒两伤营卫”的影响，喻昌在《尚论篇·论太阳伤寒证治大意》中言：“风则伤卫，寒则伤营，风寒兼受，则营卫两伤，三者之病，各分疆界。仲景之桂枝汤、麻黄汤、大青龙汤，鼎足大纲，三法分三证。”风伤卫指风邪入卫则脉外浮，用桂枝汤解肌；寒伤营指寒性收引则腠理闭密，用麻黄汤散邪外出；风寒两伤营卫，腠理闭而烦躁则用大青龙汤。这种病机和方药之间结合的思维体现了他对《伤寒论》的创新性理解，不拘泥于前人的释义，是《伤寒论》错简重订派的主要学术思想之一。喻嘉言所著《尚论张仲景伤寒论重编三百九十七法》为研究《伤寒论》提供了新的思路，后代医家张璐、吴谦、吴仪洛、程应旄等人在这种思维的影响下对《伤寒论》进行更多重要发挥。

一、“风伤卫”理论

“风伤卫”即指太阳病之初，受风邪侵犯者，卫阳受伤出现汗出、恶风、脉浮等症状。《内经》中所有论及风邪为主要病因的病（症）约有 90 个，是外感表证的首要致病原因。风邪轻扬开泄，致病易侵犯人体皮肤腠理，使皮肤腠理不能闭。《素问·风论》有载“风气藏于皮肤之间，内不得通，外不得泄”，而皮肤腠理之间是人体卫气所在之处，《尚论篇》中载：“风性属阳，从卫而入，以卫为阳气所行之道，从其类也。”说明风邪属阳易袭阳位而行于脉外，卫气亦属阳行于脉外，同气相求，故风邪伤及人体最易伤及卫气，使卫气向体表发散减弱而导致机体体表虚弱。《伤寒论》载“太阳中风，阳浮而阴弱”，可理解为风邪入卫鼓动卫阳向体表发散来保卫人体，从而出现热自发的症状。卫阳向体表鼓动不安，且推动阴液外出，故有“阴弱者，汗自出”之说。卫气与营气本相依附而达到人体功能相调和的状态，但风邪侵犯人体，卫阳奋起反抗而又受风邪削弱，卫阳被削弱则腠理疏松而汗出，人体得病。

太阳病中风证用桂枝汤解肌祛肌表之阳邪为大纲一法，取桂枝汤中桂枝解肌祛风，桂枝为辛温之品，能够解散侵犯卫分的风邪，温通卫阳。太阳中风病强调的是风邪侵犯人体之初，尚未传而入里，在肌肤腠理之间所得之病。喻氏认为：“伤风者，但取解肌以散外，不取发汗以内动血脉……服桂枝时，要使周身漐漐然，然恐药力易过，又藉热粥以助其缓。”风邪从肌腠外解，营卫调和为治疗太阳中风病证关键。桂枝汤为辛甘温，用来发肌表之邪，风邪得以发散则肌肤腠理自密。喻氏整理《伤寒论》，将太阳中风桂枝汤证进行系统地阐述，认为风邪未除则忌过发汗，若过发汗则易扰动人体津血，津液亏虚，扰动营阴。在临床中使桂枝汤尤其注意汗解之法、祛风邪之度，恐其不及不足以解肌，邪去不尽而入里，亦恐其太过伤正而有虚候。

二、“寒伤营”理论

喻氏所言“寒则伤营”，其本源于《内经》所述的寒邪致病病机特点。《内经》对寒邪伤人的致病特点有诸多认识，其中如“天寒地冻，则经水凝泣……

夫邪之入于脉也，寒则血凝泣。”以取象比类的方法指出寒邪于自然界可凝滞河流里的水液，于人体则凝滞脉管内的血液。《素问·调经论》载：“寒独留，则血凝泣，凝则脉不通。”指出寒性凝滞的特点以凝滞血脉为主。中医学认为脉管内有营气运行，《医宗金鉴》载“营即血中之精粹者也”，营主血，血遇寒邪则凝泣不通，故营气遇寒邪则运行亦受阻碍，营阴郁滞，经脉不通，不通则痛，则人体出现头身疼痛的症状为伤寒病典型特点。喻嘉言认为《伤寒论》中“太阳病，头痛发热，身疼腰痛，骨节疼痛，恶风，无汗而喘者，麻黄汤主之”为伤寒之主要脉证，以麻黄汤为大纲之法。《素问·举痛论》载：“寒气入经而稽迟，泣而不行，客于脉外则血少，客于脉中则气不通，故卒然而痛。”寒为阴邪，易伤人体阳气，阳气受损则无力推动津液的运行，且寒性收引凝滞亦导致津液凝滞，寒邪伤人则无汗。而“汗乃血之液”，营血遇寒，腠理密闭导致的运行不畅也是外感寒邪则无汗的原因之一。

太阳病伤寒证用麻黄汤发汗为法，固然寒邪能入里直中阴经，营为阴，寒性收引凝滞则伤营，营阴涩滞则无汗，但并未削弱营卫之气，而出现脉浮紧的症状特点。故伤寒证病标在于外感寒邪，病本为卫气不虚营阴受阻。麻黄汤将寒邪托出，不使其入，正气足，发汗而解。太阳伤寒证的病机是因闭合太过则太阳经气不通，方中用麻黄以开肺卫之气，但麻黄辛温力猛，以桂枝、甘草来调和营卫防止麻黄发散太过，杏仁润下止喘逆。治疗时虽以开腠发汗为法，同时要调理整体气机，宣降肺气。此外，麻黄汤辨证、禁忌证治在《伤寒论》中有大量描述，喻氏将其整理归纳入太阳病辨寒伤营之证，认为不能违背仲景的法度。

三、“风寒两伤营卫”理论

喻昌在《尚论篇·太阳经下》按语中总结：“上篇太阳中风，乃卫病而荣不病之证；中篇太阳伤寒，乃荣病而卫不病之证。”此即“风伤卫，寒伤营”。接着又指出：“然天气之风寒每相因，人身之荣卫非两截，病则俱病者恒多。”风邪寒邪可单独伤人，也可同时伤人。自然界风邪寒邪常夹杂而至，风邪侵犯肌腠，寒邪夹至，郁阻营卫之气。方有执在《伤寒论条辨·图说》中言：“太阳者，风寒之着人，人必皮肤当之，当之则发热，热在皮肤。皮肤在躯壳之外，故曰表。有汗无汗在荣卫，荣卫亦在表。”其指出风寒之邪侵犯人体初期在表，营气卫气亦在表，风寒之邪两伤营卫，营卫俱病即是太阳病中外感风寒病之初病在肌表的反应，并认为汗出与否是最为关键的辨证要点。《素问·玉机真脏论》载：“风寒客于人，使人毫毛毕直，皮肤闭而为热。”指出风寒之邪侵袭人体导致无汗、郁闭而热的特点。《伤寒论》载：“太阳中风，脉浮紧，发热恶寒，身疼痛，不汗出而烦躁者，大青龙汤主之。”喻嘉言后来发展为“风寒兼受，则营卫两伤”，即风邪寒邪一起侵犯人体出现恶寒重、发热轻、阳气闭阻等症。方有执言：“大青龙者，桂枝麻黄二汤合剂之变制也，故为并中风寒之主治。”临证中则有风邪寒邪轻重多少之别。

大青龙汤证所治主要为寒多风少或风寒两停之证。寒多风少之证中，寒邪偏多占主导地位而无汗，外感寒邪之中夹带风邪，风邪属阳入卫，受寒邪郁闭于内不得发散，郁热内扰出现烦躁的典型特点，这是与麻黄汤证最主要的区别。风寒两停之证中，风邪寒邪同时侵犯肌表，卫阳奋抗，外邪逼进，营阴收敛，邪闭于表，卫失温通则恶寒而栗，营阴遏制肺气闭郁，出现无汗、咳喘、烦闷的病症。喻氏认为，大青龙汤之仲景本意在于解肌发汗以除郁热，郁热得除，烦躁便解。方中石膏寒以胜热而助青龙升腾之势，辛以桂枝发散风邪，甘以麻黄散寒，临床辨证要点为风寒表实、饮郁肌腠。大青龙汤证尤需将其与风多寒少之证和有风无寒之证注意区分，从脉证虚实中加以鉴别，大青龙汤证脉浮紧为表实之证。

四、小　结

王叔和在《辨脉法》中首先提出“风则伤卫，寒则伤营”，即言明风寒所伤营卫之别，孙思邈也在《千金翼方》中提出“夫寻方之大意，不过三种，一则桂枝，二则麻黄，三则青龙”。按经分篇，喻昌受方有执太阳三纲的影响而著《尚论篇》，发挥方有执三纲思想且更注重治法体系整理为 397 法。“三纲鼎立”旨在将“太阳三纲”相关条文进行考订，喻昌本人临床经验丰富，他将疗效作为临床治疗的根本，认为经典研究要善于把握精华，辨别错讹，不同的病因导致不同病证，是仲景对辨证论治的强调。关于《伤寒论》太阳病篇“三纲鼎立”学说实意，各医家有不同的理解，清初医家程应旄更是作《伤寒论后条辨》完善三纲学说，对“风伤卫”与“寒伤营”之间的内在联系做出补充并深入阐述大青龙汤病机以纠正三纲的偏误。

(《湖南中医杂志》，2018年第34卷第4期)

喻嘉言“三纲鼎立”说浅识

山东中医学院　　郭洪涛

治仲景伤寒之学，喻嘉言倡“三纲”之说，即四时外感“以冬月伤寒为大纲；伤寒六经中，又以太阳一经为大纲；而太阳经中，又以风伤卫，寒伤营，风寒两伤营卫为大纲”，以至于后来多有效法者，如张璐等人每每称道。笔者初学，偶有粗见，书之于后，以请教于老师和同学们。

(1) 按照嘉言观点：冬月伤寒是四时外感之大纲，即为一切外感病的大纲。此处伤寒所指是广义、还是狭义，且不管它，因为现在看来两者均存有问题。

第一，我们先就广义伤寒来说：仲景《伤寒论》自序中说过“撰用《素问》《九卷》《八十一难》……”《素问·热论》开宗明义：“今夫热病者，皆伤寒之类也。”《难经·五十八难》说：“伤寒有五：有中风、有伤寒、有湿温、有热病、有温病。”因而伤寒的涵义有了广义和狭义之说。就广义而议，笔者认为，“伤寒”似相当于“外感病”。《孟子·告子》篇云“吾退而寒之者至矣”，“寒”字训为“邪”，“伤寒”即伤于邪，就是害病的意思，邪又非人身所固有，多自外来，故有是说；其次，《内经》成书年代与孟子生活的年代相当，《难经》成书稍晚，所以这样说是可以成立的。这样我们再来看《内》《难》：现在的热性病，大多属于外感病的范畴；外感病，包括中风、伤寒、湿温、热病、温病五种，似觉更近原意。日本人中西惟忠子文氏在《伤寒之研究》卷一中说：“伤寒也者，为邪所伤害也，谓邪为寒，盖古义也，故寒也者，邪之名也。”亦为佐证。这样伤寒(广义)含义为外感病，外感病以外感病为大纲，实无存在的意义了。

第二，我们再就狭义伤寒来看：仲景的《伤寒论》是部外感病专著，已被世人所公认。然书中仅有“温病”“风温”之证名，实详于寒而略于温。所以说，《伤寒论》主要是研究狭义伤寒的。金元以前，医者不越仲景雷池，墨守成规，削足适履，香燥滥用成弊，温热统疗百疾，寒者用之固可，热者用之，后果可想而知。随着时代的前进，医学的发展，临床的反复实践，伤寒一法一方，越来越无法应付一切外感之疾。因此，一门新的学科——温病学应时产生了。自刘河间始，外感主火热，治温皆从汗下着眼，遣药主张表证用辛凉汗解，“甘草、滑石、葱豉等发散为妙”；里证则攻下之，然温热在里和伤寒化热入里迥然有别，承气伍黄连解毒为是，这样因病制宜，自成家言。至明末的吴有性著成《温疫论》这部外感热病专集，又提出了“戾气”说，从病因病机至理法方药自成体系。与仲景之伤寒相比，别有天渊，怎么能把伤寒作为外感病的大纲呢？嘉言生活于明末清初，正当温病学成长壮大之际，提出此说实为欠妥。

后到叶桂、薛生白时，温病学发展日臻完善，与伤寒学形成了俨然鸿沟对峙的局面。迄于今天，更能清晰地看到伤寒和温病是外感病这一主干上的两大分支，它们有着不同的病理机制和治疗方法，不可以伤寒统领四时外感之疾。

(2) 伤寒六经以太阳一经为纲，换言之，即太阳为伤寒之纲，这仍是值得商榷的。因为六经才是《伤寒论》的辨证总纲，下面从伤寒的证治和传变规律上来作一讨论。

《素问·热论》和《伤寒论》六经中，出现的脉证因每一经所联系的脏腑和所循行的部位不同而各异，譬如太阳（小肠经和膀胱经）病，足太阳经，起自内眦，上额交巅，络脑，下项，挟脊抵腰，主一身之表，其病故脉浮，头项强痛而恶寒；少阳（三焦经和胆经）病，足少阳经起于锐眦，行身之两侧，与肝经表里，其病故口苦、咽干、目眩。两者的病机、治则、方药亦各殊，太阳病则为风寒外袭，其病在表，治以辛温解表，麻、桂为宗；少阳病则为邪犯少阳，枢机不利，病在半表半里，治以和解少阳，柴胡为主。其他四经亦然，病机、证治迥异。如以太阳一经为纲，实难叫人接受。

六经受病，有伤寒一日巨阳，二日阳明，三日少阳，四日太阴，五日少阴，六日厥阴。两感于寒，又有病一日巨阳与少阴俱病，二日阳明与太阴俱病，三日少阳与厥阴俱病。仲景则论述尤详，计有合病、并病、直中、传变之分，说明六经的地位是并列的，且有一定的传变规律，不存在太阳经为六经大纲之说。

(3) 喻昌论太阳经之风伤卫，寒伤营，风寒两伤营卫为大纲的根据是："表有营卫之不同，病有风寒之各异，风则伤卫，寒则伤营，风寒兼受，则营卫两伤，三者之病，各分疆界，仲景立桂枝汤、麻黄汤、大青龙汤，鼎足大纲三法，分治三证。"这些根据亦觉尚欠说服力。

其一，营行脉中，卫行脉外，卫气是卫护机体的第一防线。一般说来外邪是从外向里逐渐侵入的(当然这不是绝对的)，《经》曰："夫邪之客于形也，必先舍于皮毛，留而不去，入舍于孙脉，留而不去，入舍于络脉，留而不去，入舍于经脉，内连五脏，散于肠胃。"(《素问·缪刺论》)寒邪怎么就会越过卫只伤营呢？《素问·举痛论》说："寒气入经而稽迟，泣而不行，客于脉外则血少，客于脉中则气不通。"可见寒气是能侵犯脉中(营)和脉外(卫)的。《素问·风论》设专篇论风，并指出"故风者，百病之长也"，风伤卫固可，但也不好说不伤营。若以寒、风分疆界，判麻、桂之证治，则凿矣。尤怡说得很是："寒之浅者，仅伤于卫；风之甚者，并及于营……但当分病证之有汗无汗，以严麻黄、桂枝之辨。"

其二，笔者体会，风多与他气相兼。从四季言，春则风暖，夏则风热，秋则风凉，冬则风寒。从人的感觉来说，吹来一阵风，往往或有寒意，或有热感，或有燥觉，单独仅体会风者实少。从现在临床看，单纯风邪罹病(如真中风)也很罕见。就太阳病而论，中风之与伤寒，感风、感寒有多寡可也(关键在于正气的强弱，肌腠的疏密)，若俨然泾渭分明则又偏矣。

其三，以风伤卫，主桂枝，为中风，寒伤营，主麻黄，为伤寒等，较之中风为表虚，病机乃营卫不和；伤寒为表实(与中风相对而言，非常人之实)，病机为风寒束表，卫阳闭遏，营阴郁滞，仍感后者为好。理由是，它体现了中风和伤寒的实质——正气的强弱及肌腠的疏密，也符合于仲景"太阳中风，阳浮而阴弱，阳浮者热自发，阴弱者汗自出"的旨意；另外，以方测证也是符合的，麻黄辛温发汗，以治表实无汗之伤寒，桂、芍调和营卫，以治表虚有汗之中风，至于大青龙汤，则用石膏清体内之热。

开"三纲"先河，实由始于王叔和、孙思邈二位先贤，王氏认为："风则伤卫，寒则伤营，营卫俱病，骨节烦痛。"孙氏认为："寻方之大意，不过三种，一则桂枝，二则麻黄，三则青龙，此三方，凡疗伤寒不出之也。"后有方有执祖之，嘉言集前贤之大成，大彰于世，成“三纲鼎立”之说。需要指出的是，本文仅就嘉言治学伤寒的方法，提出了几点肤浅的看法，不涉及任何别的内容。总之，笔者觉得他这样研究《伤寒论》，于伤寒各家中，似有“郊寒岛瘦”之感，比之分经审证，则不如修园；较之以方类证，则逊色灵胎；论之按法类证，则欠腴在泾。因此，我们学习《伤寒论》，不要偏持一见，囿于“三纲”。

（《山东中医学院学报》，1983年第7卷第2期）

论太阳病“三纲鼎立”

北京中医药大学东直门医院　　刘　宁

在阅读《伤寒论·辨太阳病脉证并治》篇时，笔者深切地体会到外感热病在病因、病机上的区别以及中医学对外感热病的认识过程。喻嘉言在《尚论篇·论太阳伤寒证治大意》中说：“夫足太阳膀胱之病，主表也。而表有营、卫之不同，病有风、寒之各异。风则伤卫，寒则伤营，风寒兼受，则营卫两伤，三者之病，各分疆界。仲景之桂枝汤、麻黄汤、大青龙汤，鼎足大纲，三法分治三证。风伤卫，则用桂枝汤；寒伤营，则用麻黄汤；风寒两伤营卫，则用大青龙汤。用之得当，风寒立时解散，不劳余力矣。”喻氏此论被后世称之为“三纲鼎立”说，后世学者对此多有异议。本文旨在通过对“太阳中风”“太阳伤寒”“太阳表寒里热”“太阳温病”四类证候病因病机的分析，以辨明太阳病“三纲鼎立”的真实面目。

一、太阳病提纲

《伤寒论·辨太阳病脉证并治》篇第1条云：“太阳之为病，脉浮，头项强痛而恶寒。”本条是“太阳病”的提纲。其“太阳之为病”一句，是指足太阳膀胱经是人体的藩篱，太阳之经气有抵御外邪之功能，一旦外邪侵袭人体，则首先侵袭足太阳膀胱经导致“太阳病”。太阳病是表证，其临床特点是：“脉浮，头项强痛而恶寒。”其脉之所以浮，是因为邪气袭表，则人体之正气必然调动到体表以抗邪，因气血行于表，所以见“脉浮”。头、项部是足太阳膀胱经之循行路线，因为邪气侵袭，导致足太阳膀胱经经气不利，气血运行障碍，所以见“头项强痛”。邪气袭表，必然导致卫阳之气宣发受阻，体表温煦功能降低，所以出现“恶寒”之症。可以说“脉浮，头项强痛而恶寒”是各种邪气侵袭体表所必见的共有症状，所以说本条是所有“太阳病”的提纲。这一条是《伤寒论》正文的第1条，开宗明义，首揭外感病证之大纲。

二、太阳中风提纲

《伤寒论·辨太阳病脉证并治》篇第2条云：“太阳病，发热，汗出，恶风，脉缓者，名为中风。”

本条是太阳中风证的提纲，指出了太阳中风证的主症。“太阳病”一句，指出了病在太阳之表，与“名为中风”一句相联系，就称为“太阳中风”证。其主症是“发热，汗出，恶风，脉缓”，与第1条结合起来看，其临床表现应是：恶风寒，发热，头项强痛，汗出，脉浮缓。本证的病因是“中风”，即风邪侵袭人体。风为阳邪，善行数变，四季皆有。因其四季皆有，故风邪为患每多兼夹，或夹寒，或夹热，或夹湿，或夹燥，不一而足。本条之风，所夹者何？结合其治疗用辛温之剂桂枝汤来看，应是风邪夹寒者，即以风邪为主，兼夹寒邪。究其病机，因风寒之邪袭表，卫气宣发不畅，所以见恶风寒。邪气袭表，正邪相争，阳气浮行于表，功能亢奋，故见发热。关于其恶风寒与发热的形式，本篇第12条形容为“啬啬恶寒，淅淅恶风，翕翕发热”。其所说之“啬啬”是指收涩貌，即皮肤收啬。“淅淅”是指淋水貌，即如淋雨水之状。概言之，是指感受风寒之人，遇风冷即畏恶，而呈“激凌”状，故有人称之为“见风则恶”，可见其恶风寒之势并不严重。“翕翕发热”，是指其热势如鸟之闭合羽毛，即如人之穿衣过暖，言其热势不高，验之临床，体温一般在38℃以下。其头项痛，是因邪气袭表，气血运行不畅，“不通则痛”。风为阳邪，其性上行，故其疼痛主要表现在头项部。关于汗出的机制，正如《内经》所说：“阳加于阴谓之汗。”阳，是指风为阳邪；阴，是指营阴，即体液。风邪开泄腠理，营阴不能内守而外泄，故见汗出。本篇第12条所说的“阳浮而阴弱”，第95条所说的“发热汗出者，此营弱卫强”，都是讲太阳中风发热与汗出的病机。就是说，因为卫分的风邪强盛，正邪相争而致发热，因为风邪开泄腠理，腠理不固导致营阴外泄而汗出，故称为“风伤卫”。邪盛于表而营阴受损，故脉浮而缓，即脉象轻取即得而按之缓怠，力度不足，故称之为“表虚”。

三、太阳伤寒提纲

《伤寒论·辨太阳病脉证并治》篇第3条云：“太阳病，或已发热，或未发热，必恶寒，体痛，呕逆，脉阴阳俱紧者，名为伤寒。”

本条是太阳伤寒证的提纲，指出了太阳伤寒证的主症。“太阳病”一句，也是指病在太阳之表，与“名为伤寒”一句相联系，就称为“太阳伤寒证”。其主症是“或已发热，或未发热，必恶寒，体痛，呕逆，脉阴阳俱紧”，与第1条结合起来看，其临床表现应是：恶寒，发热或尚未发热，头项强痛，身体痛，呕逆，脉浮紧。本证的病因是伤寒，即人体被寒邪所伤，也就是外感寒邪。寒主收引，伤于寒者皮肤收缩紧束，卫阳郁于里而不能宣发于表，故首先出现恶寒，且恶寒重，患者主诉是“怕冷”，被覆、向火而不能解。至于发热，在太阳伤寒初起，或有或无。这是因为，伤寒初起卫阳郁于里，呈寒邪在表，阳气内郁的态势，正气与邪气并不相争，所以患者突出感觉恶寒，发热并不明显。一旦郁勃之阳郁极而发，阳气鼓动于表，正邪必然相争，势必呈现发热，且热势可逐渐升高而呈高热，甚至如《内经》所说，呈“体若燔炭”之势。但就患者自我感觉而言，仍以恶寒为主，这就是通常所说的恶寒重，发热轻。这里所说的发热轻，并不是指热势低，而是患者自觉症状，恶寒与发热相较，恶寒偏重，而对发热不敏感。条文中的“必恶寒”的“必”字，是强调恶寒为突出的、必有的症状。头、项、周身疼痛并伴有拘紧感，是太阳伤寒的又一主症。这是因为，寒主收引、主凝滞。寒邪伤人，皮肤、肌肉、血脉收缩牵引，营阴凝滞，血行不畅，“不通则痛”，故周身各部位拘紧疼痛。因其血脉拘急，营阴凝滞，血行艰难，故脉紧，有如牵绳转索之感。因其邪在表，正气趋表，故脉浮。因此，表寒之证的脉象是浮而紧。因其表寒困束，气机闭塞，气失宣降，胃气不得下行，故上逆而作呕恶。总而言之，太阳伤寒之证因其营阴凝滞，故称为“寒伤营”。因其临床见一派寒凝阳郁之象，故称之为“表实”。

本篇第4条云:"伤寒一日,太阳受之,脉若静者,为不传;颇欲吐,若躁烦,脉数急者,为传也。"第5条云:"伤寒二三日,阳明、少阳证不见者,为不传也。"此二条是承前面3条讲太阳病传变与否的条文,可以说是对前3条的补充。

四、太阳温病提纲

《伤寒论·辨太阳病脉证并治》篇第6条云:"太阳病,发热而渴,不恶寒者,为温病。"

本条是太阳温病的提纲,指出了太阳温病的主症。"太阳病"一句,仍是指出病在太阳之表,与"为温病"一句相联系,就称为"太阳温病"。其主症是"发热而渴,不恶寒者",与第1条结合起来看,其临床表现应是:发热,不恶寒,口渴,脉浮数。由其病名及临床表现分析,本证的病因应是外感热邪或伏寒化温,伏邪自内外发。因热为阳邪,开泄腠理,所以病变初起正气就奋起与邪气抗争,正邪相争而见发热。其"不恶寒"之论应当认真分析,也就是说,太阳温病初起并非全无恶寒之症,而是与发热相较,恶寒轻微而已。即如第3条所说"或已发热,或未发热",其"或未发热"并非指不发热,只是讲先见恶寒,后见发热,且自觉恶寒重,发热轻而已。因本条是热邪为患,其发热为突出症状,恶寒反而不显。口渴,是因热邪伤津所致。太阳病属表证,故必见浮脉,这在第1条太阳病提纲中已经明示。但太阳中风脉缓,太阳伤寒脉紧,而太阳温病条下却未言脉象,据其病名、病因分析,应是数脉无疑,故吴鞠通在《温病条辨》中明确提出温病的脉象应是"脉不缓、不紧而动数"。这里既指出了温病的脉象,又与中风、伤寒做出了鉴别。应当认真思考的是,同是讲太阳病,本条与第2条、第3条论述则有不同。前两条均提出了恶风、恶寒,脉缓、脉紧,而本条却提出"不恶寒"且未言脉象。由本条的"太阳病"来看,其证显系表证,且属表热证,但其"不恶寒"之说,又与表证不符。究其原因,一种可能是如上所述,所谓"不恶寒",并非全不恶寒,只是与发热相较症状轻微而已。另一种可能是,本条乃错简。理由是:"发热而渴,不恶寒者"应是里热证,或为太阳之里,或为阳明病,王叔和整理、编次时将其与太阳伤寒、太阳中风并列而一并列入"太阳篇"。总之,无论是哪种原因,本条与前面两条之论不完全一致确是不争的事实。因此,后世认为《伤寒论》"详于寒而略于温"。

虽然如此，但本条毕竟赫然列于篇中，且言之凿凿，与太阳中风、太阳伤寒并列而称为太阳温病。由此言之，后世又有人认为《伤寒论》为外感病之专书，其中既论伤寒，又论温病，因论温病的部分“亡于兵燹”，以致论温病者寥寥且残缺不全。由此言之，《伤寒论》中“详于寒而略于温”是客观存在的，也正是因其“略于温”，才导致在明代以前的漫长历史进程中对温病的认识肤浅，乃至以伤寒法治温病为大多数医家所认可。反过来说，也是因其“略于温”，才给后世温病学家提供了广阔的研究空间，最终形成了与伤寒学派并列的温病学派。

五、太阳表寒里热

《伤寒论·辨太阳病脉证并治》篇第38条云：“太阳中风，脉浮紧，发热恶寒，身疼痛，不汗出而烦躁者，大青龙汤主之。若脉微弱，汗出恶风者，不可服之，服之则厥逆，筋惕肉瞤，此为逆也。”

本条“太阳中风”一句，与下文对照来看，应是“太阳伤寒”，其“中风”二字疑为错简。其症见脉浮紧，发热恶寒，身疼痛，不汗出，是太阳伤寒表实之象，应以麻黄汤治疗。其“烦躁”之症，是因寒邪束表，阳气内郁不得外宣，郁而化热，内扰心神所致，所以其治疗于麻黄汤中加石膏以清泄郁热，共成解表清里、表里双解之峻剂。因其剂峻猛，故非表里俱实之证不可用之。“若脉微弱，汗出恶风者”，是表里俱虚，故“不可服之”。若表里俱虚而误用大青龙汤，则可致大汗亡阳而见四肢厥逆；汗出过多，津液大伤，筋肉失养而见筋惕肉瞤。因其证凶险，故称“此为逆也”。大青龙汤证是寒邪束表，营阴凝滞，阳郁化热而致的表寒里热证。喻嘉言称之为“风寒两伤营卫”之证。

六、太阳病的“三纲鼎立”

喻昌的“三纲鼎立”说，称“风伤卫，则用桂枝汤；寒伤营，则用麻黄汤；风寒两伤营卫，则用大青龙汤”。

所谓“风伤卫”，是指风邪开泄腠理，卫分被风邪所伤，治用桂枝汤解肌祛风；所谓“寒伤营”，是指寒主凝滞而致营阴涩滞不通，治用麻黄汤发汗散寒；而其关于“风寒两伤营卫，则用大青龙汤”之说，则颇为牵强。因为大青龙汤证是寒邪闭塞腠理，阳气内闭，郁而化热而形成的表寒里热证，故其治疗方剂由麻黄汤加石膏与生姜、大枣组成，以麻黄汤发散在表之寒，以石膏清泄在里之郁热。其证属太阳伤寒而兼里热亢盛，其方剂属麻黄汤加减法。按证候分类，仍属太阳伤寒"寒伤营"的范畴，而并不存在"风伤卫"之说。由此可见，喻氏的"三纲鼎立"之说难以成立，无怪乎后世学者对其多持否定态度，称其为"文章高手"。也就是说，喻氏此论纯属做文章，而于理不合。

深入研究《伤寒论》，其书中确实存在"三纲鼎立"的条文。在《伤寒论·辨太阳病脉证并治》篇中，关于太阳中风、太阳伤寒、太阳温病三类证候的论述，明确地昭示了外感风邪、外感寒邪、外感热邪或伏寒化温病因、病机、证治的不同。太阳中风者，治以解肌祛风，方用桂枝汤；太阳伤寒者，治以发汗散寒，方用麻黄汤，两者皆属辛温解表剂。太阳温病者，书中无方，故后世发展其治法，或用《伤寒论》中之麻杏甘石汤，或用《温病条辨》之银翘散，总之是以辛凉解表为法，可谓源于《伤寒论》而又有所发展。由此言之，外感表证可以分为三类，一曰太阳中风，一曰太阳伤寒，一曰太阳温病，三者病因、病机、临床表现不同，治法亦大异。这种分类方法，在《伤寒论》中已眉目朗列，毋庸置疑。由是言之，太阳伤寒、太阳中风、太阳温病才真正是太阳病中的"三纲鼎立"。依此三纲拓展，则有桂枝汤系列方，麻黄汤系列方，而温病则另成一大派系。可见，仲景"三纲"之列，不为无由，而是含义深远，发人深思矣。

（《吉林中医药》，2013年第33卷第9期）

《尚论篇》"阳明之表"的创新点探析

浙江省嵊州市中医院　　夏　晨

一、何为"阳明之表"

太阳经症状之中，略带有阳明经症状者，称为"阳明之表"。"阳明之表"

又分为两个类型，即太阳病略兼阳明病，分风伤卫型和寒伤营型。

太阳病的主脉主症是脉浮、头项强痛而恶寒。太阳为人身的藩篱，主肌表。外邪侵袭，大多从肌表而入，正气奋起抗邪于外，故脉亦应之为浮。足太阳经脉从头走足，行于身体的背部，太阳经气受邪，失其柔和，故头项强痛。外邪侵袭，卫阳被郁，故见恶风或恶寒。因患者感觉病邪的不同和体质的差异，又有风伤卫、寒伤营的区别。前者是外伤风邪，后者是寒邪袭表。

阳明经证的主症是身大热、汗大出、口大渴、脉洪大。邪入阳明，燥热亢盛，充斥阳明经脉，故周身大热；热迫津液外泄，故大汗出；汗出而津不能继，故大渴引饮；热迫其经，故脉来洪大。

阳明病腑证往往是阳明病证的进一步发展。其主症是日晡潮热、腹痛便秘、谵语狂乱、苔黄厚燥起刺。阳明的经气旺于日晡，而四肢禀气于阳明，腑中实热，弥漫于经，故日晡潮热；热与糟粕充斥肠道，结而不通，故腹痛便秘；邪热炽盛上蒸而熏灼心营，则谵语、狂乱、不得眠；热结而津液被劫，故苔黄厚燥起刺。

疾病的发展既有阶段性，又有发展变化的连续性。“阳明之表”就是太阳病证中略兼阳明病证之意。

二、“阳明之表”的治疗

“阳明之表”即太阳病中略兼阳明，其中风伤卫，即外感风邪者，予桂枝汤加葛根治疗；寒伤营者，即外感寒邪者，予麻黄汤加葛根主之。合、并之病亦然。合病指的是太阳病、阳明病同时发生，并病指的是太阳之病未罢，又兼见阳明经证候。

葛根，甘、辛、凉，归脾、胃经，既有发表解肌，又有解热生津的作用。阳明经以葛根为主药，如同少阳经以柴胡为主药一样。但为什么《伤寒论》阳明经证、腑证俱不用葛根？其理由是阳明病证，见于外感病过程中，阳气亢旺，是邪从热化的极期阶段，属于里证。此时此刻，葛根的发表解肌已不合时宜。若应用葛根发其汗，则“阳绝于里，亡津液，大便因硬也，是阳脉实者，且不可发汗，且阳明主肌肉者也，而用葛根大开其肌肉，则津液尽从外泄，恐胃愈燥而阴立亡，故不用者，所以存津液者耳”。所以说，无论阳明经证时的大热、大汗、大渴而津液不足，或阳明腑证时胃燥阴亏而津液不足，均不宜应用解表发汗之葛根。而“阳明之表”是太阳病中略兼阳明，其恶寒发热的表证尚在，故可使用葛根发表解肌，解热生津。

喻嘉言以痘疹举例说明。小儿布痘见点之时，第一戒用葛根，用之则肌窍尽开，一齐涌出。昔贤云见疹点之后，忌用升麻汤，因升麻汤中有葛根，后人误谓见疹之后忌用升麻，反致葛根恣用无忌。疹为阳毒，其治疗原则应是“热者清之”。

三、为什么提出“阳明之表”

《伤寒论》出于东汉张仲景，直到清初喻嘉言才提出“阳明之表”，其创新思维是如何产生的呢？

太阳病的恶寒发热，“阳明之表”的太阳病略带阳明证，阳明证的完全不恶寒、反恶热、壮热、潮热，分别反映了病变的不同程度，及伤阴的不同程度。“阳明之表”，即太阳病的恶寒发热尚在、阴津未伤，故可用葛根。但阳明经证、腑证，疾病已脱离表证，向着更深的一个病理层次进展。根据病邪侵犯部位的浅深，表为阳，里为阴，阳明经、腑证已全属里证、热证，且阳盛阴伤，故绝不用葛根发汗矣。

通读《尚论篇》，发现其在理论上常论及阴阳，治疗上讲究调治阴阳，喻嘉言已经把阴平阳秘的概念，融会在《尚论篇》的字里行间。

四、结　语

“阳明之表”，乍一初听，似乎义理难明，但清初喻嘉言在《尚论篇》中层次清晰、条理分明地区别了“阳明之表”与阳明经证、阳明腑证。“阳明之表”是指太阳病证中略兼阳明证。其中，属风伤卫者，桂枝汤加葛根主之；寒伤营者，麻黄汤加葛根主之。“阳明之表”时太阳病的恶寒发热尚在、阴津未伤，故可用葛根；阳明经证、阳明腑证时完全不恶寒、反发热，阳盛阴伤，纯属里证，故不能用葛根发汗劫伤津液。“阳明之表”的提出，解决了一个久悬不决的问题，即阳明经以葛根为主药，如同少阳经以柴胡为主药一样，但为什么阳明经证、阳明腑证俱不能应用葛根的道理所在。疾病尽管错综复杂，但究其本，只是一个变化着的阴阳失调的矛盾运动。“阳明之表”的创新思维的提出，体现了阴阳学说的科学性和灵活性，为《伤寒论》的研究开辟了新的视野。

（《浙江中医杂志》，2008 年第 43 卷第 9 期）

《寓意草》中喻嘉言治疗伤寒独特见解浅析

贵阳中医学院　　柴宇航

《寓意草》是喻昌第一部医学著作，传承了张仲景的《伤寒论》，并发展出了自己独特临床经方运用，笔者深入学习《寓意草》，对其独特的见解有了一些了解，并在此做一些浅析。《清史稿》评价此书中所记载治疗经验经过反复推理论证，并说明了用药机制，没有像其他医家只是空泛地记录某病用某药。至今此书有 70 多种版本流传于世，版本之多说明了此书对后世影响极大。

一、是身中原有大药

喻昌认为人身体中本来就有自愈能力的药物，而且其能力巨大，即“阴从阳，阳从阴，自不至于脱，乃为大药”。人身体中阴阳相互交济不脱离，这是亘古不变的规律。阳性偏上，阴吸引其往下；阴性偏下，阳吸引其往上，所以阴阳不能脱离。只有在过度饮酒和劳欲过度后，扰乱阴阳规律，阴阳随之脱离，虽然十分脱离一分，这一分便孤立无偶，从而营魄不能自主，应该寻找缺失的小部分并补足，而不是漫无目的地乱补，浪费了金钱却没有实质的效果。善于调节阴阳的医者，应上升水中之真阳，下降火中之真阴，这样一身阴阳便运行一致，各自发挥其正常功能，从而达到“阴平阳秘，精神乃治”，而出自草木的药物比不上自身大药治疗效果的万分之一，即“是身中原有大药，岂区区草木所能方其万一者耶?”

二、畜鱼置介

畜鱼置介的意思是畜养很多鱼，必须在鱼塘当中放置贝壳类的东西，否则鱼会在雷雨的时候随其游散。鱼虽然潜伏于水中，但喜欢游动，运用同气相求的道理，用性质沉重下伏的贝壳类引鱼沉潜不动。

喻昌认为由伤寒引起的真阳上脱之病，真阳居于肾水两脏之中，真阳以肾水为宅，潜藏于肾水之中，足够供人一生所用，但因纵欲过度，肾水消耗，真阳无处所居而浮越于外，可见大汗淋漓，面颊潮红。病发于冬天，到春天后加剧，因“无以为冬水收藏之本，无以为春木发生之基”。喻氏认为最初应该用“涩”“重”“补”三法，真阳浮越于外，就像救治奄奄一息的孩子，必须运用多种治法来施治，其中“重”运用了畜鱼置介的原理，旨在阴中求阳。

刘旭指出现代社会，由于电的发明改变了人们的作息时间，没有古代的日出而作，日落而息，夜晚时间被用来加班工作或者娱乐。在此期间，肾水暗暗消耗，出现一些阴虚阳浮的现代“社会病”，症见两颧潮红、头晕耳鸣、头痛、咽痛等，治则治法当选用喻氏的畜鱼置介法，阴中求阳，引火归元，介类可选用龟甲、牡蛎、鳖甲、珍珠母、石决明、玳瑁等。

三、五脏为真里

喻昌认为人体外层是由壳子包裹的，壳子里面包裹着脏腑，壳子属表，人体分内外，皮毛为外部的表中之表，内部的大小孔道为里中之表，皮毛和内部大小孔道的热邪应从外解，只有五脏称为真里，且不可以使真里的外邪深入。在人体之中，心、肺、脾、肝、肾之中没有皮毛肌肉、筋骨血脉，但他们主皮毛肌肉、筋骨血脉，所以在外的皮毛肌肉、筋骨血脉属外，伤寒邪气传内分为传腑和传脏，传腑也有深浅之分。胃外主肌肉，驱邪可用解肌法，内通大肠和小肠也可以用下法；胆在肝脏内侧，部位较深，汗法和下法都不可取，只能和解。病邪传入脏，若无其他兼证，可以直接用大力攻法，使病邪随大便而出。

四、头主脏而不奉脏

喻昌认为头为“一身之元首”“主脏而不奉脏”。头部高居在躯体之上，虽然五脏在头部都有对应的关窍，但这些关窍只是借居于头部，不能控制头部，而主头的部位是脑髓。脑为髓海，“主统一身骨中之精髓”，虽然脑不藏神，但脑上是天门，是精神汇集的地方，结构虽然看起来简单虚弱，但是简单虚弱到极致才能有玄妙莫测的功能，管理下方的各个脏腑。王清任在《医林改错》中写道：“小儿久病后元气虚抽风，大人暴得气厥，皆是脑中无气，故病人毫无知识。以此参考，岂不是灵机在脑之证据乎！”说明了脑是管理身体的重要部位。

伤寒头痛也分为表和里，若邪在表，则用轻清药清除邪气，使邪气从上排出；若邪在里，则用催嚏药除去脑中黄水；如果邪热平复，需要考虑余邪未除尽，用攻下药时，应注意大黄需要用酒浸泡，使大黄借助酒的力量上达头部，这是用了“鸟巢高巅，射而取之”的方法。喻氏还指出，治大头瘟不能从躯体分表里，而应从头分表里来治疗，脑自为一脏，需要专门分表里来治疗。

五、治伤寒以救阴为主

在治疗先犯房劳，后感受伤寒时，喻嘉言认为治伤寒以救阴为主。他指出房劳之人阴虚阳旺，只是比正常人严重，若发热则热重，恶寒则寒重，头痛则痛重。伤寒初起，发热口渴，先会造成阴分损耗，如果误用寒凉药，阳分没有阴分的承载，导致阳分比阴分更加亏虚，若又用权衡之计用辛热药救阳，这与纯阴无阳和阴盛格阳之证又有天壤之别，只看有临时的效果而继续使用，这是因为不懂得治阴以求阳的道理。伤寒纵使有阳虚需要先治，必须患者血肉重盛，其阴分可以承受阳药，才可以用回阳的方法，如果面色黧黑，舌质黑，身体枯瘦如柴，说明有邪火在体内灼烧，阴分已经耗尽，不能用回阳之法。

六、伤寒后有虚有热，补虚清热各有二法

伤寒之后，元气已经虚损，但身中邪热未除尽，如果补虚，则会余热不能

除尽；如果清热，则会因体虚而不能承受；若一半清热，一半补虚，则用药模糊不能达到目的。喻嘉言认为，在补虚方面，一法是补脾，一法是补胃。例如，患疟疾后脾气虚弱，运化饮食失常，则应该补脾。如果是伤寒发热日久，耗伤胃中津液，不能化生新的津液，则应该补胃。喻嘉言又指出，清热也有两种方法，在伤寒初期以实热为主时，应该用苦寒药来清实热；在大病之后以虚热为主时，应该用甘寒药来清虚热。

喻昌还指出“人身天真之气全在胃口”，在津液不充足的时候就会身体亏虚，用生津液的方法可以补虚，在清虚热时可以用生津药配合甘寒药来治疗。

七、结　论

喻昌对治疗伤寒有独特的见解，在《寓意草》一书中记录了多个由伤寒转化而来的疑难杂症，对病案描述详细，对病情分析准确，对前人经验理解深入，对药物运用灵活，并提出许多分析和治疗由伤寒引起的疑难杂症的方法，为我们的学习和研究提供丰富的经验和详细的方法。

（《中西医结合心血管病杂志》，2019 年第 7 卷第 6 期）

《寓意草》中的六经表证探析

江西省九江市中医院　　谢　伟　熊志强

一、六经表证的提出

后世对柯琴所著《伤寒来苏集》有较高的评价，目前学者大多认为柯氏最早系统提出“六经表证”概念，其在《制方大法篇》论及：“麻黄、桂枝，太阳阳明表之表药；瓜蒂、栀、豉，阳明里之表药；小柴胡，少阳半表之表药；太阴表药桂枝汤；少阴表药麻黄附子细辛汤；厥阴表药当归四逆汤。”这段条文明示了六经表药。反之我们可以推论出，有其药必有其证，那就是六经表证。

喻昌，号西昌老人，新建（今属江西南昌）人，为清初三大名医之一，生于明朝万历十三年（1585），卒于清朝康熙三年（1664），享年79岁。《寓意草》是医案专著。虽然《寓意草》初刊于明崇祯十六年癸未（1643），但是，它可能经历了一个相对较长的成书过程。在此书中，喻氏对六经表证也有所认识。

二、《寓意草》中的六经表证

1. 太阳变证表证 《详论赵三公令室伤寒危症始末并传诲门人》中“病家足太阳膀胱，足阳明胃两经合病，袭入手太阴肺经”“麻黄发肺邪，杏仁下肺气，石膏清肺热，甘草缓肺急”。使用麻杏甘石汤，其方为太阳变证的主方，应该说是太阳风湿表证代表方，此为太阳表证中的变证。

2. 阳明表证 在《治钱仲昭伤寒发斑危症奇验》中“阳明胃经表里不清，邪热在内，如火燎原，津液尽干，唯如神白虎汤一方，足以疗此”。此处可见其表证为发热、头痛；外证即是遍身红斑。其热证由里到外皆可以看到，使用白虎汤灭其燎原之火势。也许在喻嘉言看来，火由内起，火盛则表里俱焚，伏其所主，白虎汤主之。这里面喻嘉言认识到，白虎汤证也有表证，所以可以认为是对阳明表证的认识，但是见到表证不一定要先解表，表证只是标，非其所主，里热证为本，故用白虎汤治疗。

3. 少阳表证 《详述陆平叔伤寒危症治验并释门人之疑》中“所受外邪，而在阳明；无恶寒，有时略显潮热”，用“防风通圣散减去白术治疗”。其中“防风、荆芥、薄荷、麻黄、桔梗之表药”按照喻嘉言的说法，医者意也，用表药必有表证，所以患者使用防风通圣散加减治疗必定为阳明表证。文中喻昌用大柴胡汤与本方相互比较，而且引用伤寒的一段条文“阳明中风，脉弦浮大而短气，腹都满，胁下及心痛，久按之气不通，鼻干，不得汗，嗜卧，一身及面目悉黄，小便难，有潮热，时时哕，耳前后肿。刺之小差，外不解，病过十日，脉续浮者，与小柴胡汤。脉但浮，无余证者，与麻黄汤”。其中有两处说“脉浮”，“与小柴胡汤”言脉浮，恐有鉴症。之所以这样讲，因为“脉但浮，无余证者，与麻黄汤”，两者相互比较，得出如此结论。太阳之表，麻黄汤，众人皆知。小柴胡汤证，少阳病代表方，很少说脉浮；少阳之表证，小柴胡汤可以主之。

4. 少阴表证 《寓意草》中《治金鉴伤寒死症奇验》是一个十分有趣的医案。“此症与两感伤寒无异，但两感症日传二经，三日传经已尽即死，不死者，又三日再传，一周定死矣。此春温症不传经，故虽邪气留连不退，亦必多延几日，待阳气竭绝乃死。观其阴证、阳证，两下混在一起，治阳则碍阴，治阴则碍阳，与两感证之病情符合。于是以麻黄附子细辛汤两解其在表里阴阳之邪，果然皮间汗透，而热全清。再行附子泻心汤，两解其在里阴阳之邪，果然胸前柔活，人事明了，诸症俱退。”当我们细读医案后，觉得会有些奇怪，明明题目是伤寒，但是疾病的诊断却是春月病温（春温）。由此，我们可以看出题目所讲的伤寒应该是广义的伤寒，并非狭义的伤寒。讲到这位患者的治疗，喻昌用“麻黄附子细辛汤，两解其在表阴阳之邪”后又用“附子泻心汤，两解其在里阴阳之邪”，这句话让人有很多联想，我们感到喻嘉言对麻黄附子细辛汤的作用在于解除表邪，其中包括阴阳两邪，即是太阳之表邪与少阴之表邪。很明显，他认识到有少阴之表，但是对于麻黄附子细辛汤的认识，与后世医家的区别比较大。后世部分医家认为麻黄附子细辛汤是针对少阴表证的，没有说太阳表证。但是喻嘉言是否认为麻黄附子细辛汤是治疗“太少两感”呢？这个问题，需要进一步研究，才可能得出阶段性的结论。但是，我们认为，喻昌在写这个医案的时候或许也有困惑。当我们读到《辨痢疾种种受症不同随症治验》时，文中“此两病而凑于一时之证也，内有湿热，与时令外热相合，欲成痢证，尚不自觉，又犯房劳，而为骤寒所乘，以故发热身重、不食昏沉，皆属少阴肾经外感。少阴受邪，原要下痢清白，此因肠中湿热，已蒸成猪肝鱼脑败浊之形，故色虽变而下痢则同也。再用痢疾门药一剂，即刻不救矣，遂忙以麻黄附子细辛汤一剂，与之表散外邪。”与《治金鉴伤寒死症奇验》互参，而且喻嘉言在此处说及少阴肾经外感，可以认为对少阴表证这个概念有某种程度的认同。病案中，“陈汝明病痢”虽为痢疾，仍然按照伤寒的治疗方法，可谓“伤寒统百病”之明证。

三、讨　论

辨证是中医的特色，从某种意义而言，辨证是按照一定方法对疾病进行分类。常见的辨证方法包括六经辨证、脏腑辨证、八纲辨证、经络辨证、三焦卫气营血辨证等。其中，六经辨证是具有代表性的方法之一，其源于张仲景所著的《伤寒杂病论》。六经的本质是什么？可谓众说纷纭，但是值得我们认真思考。笔者作为临床一线的中医，面对中医里面丰富的辨证方法，常常感觉无法掌握。数年前，我有幸聆听了胡希恕老先生的音频资料。老先生提出这样的观点，《伤寒论》是治疗所有疾病普遍规律的总结。“先分六经，再分八纲”，由此我们可以大胆地推论，六经辨证和八纲辨证相互结合有助于我们更好地理解《伤寒论》。六经者，太阳、阳明、少阳、太阴、少阴、厥阴也；八纲者，阴阳、表里、寒热、虚实而已。标题所谓的“六经表证”也可以认为是结合六经辨证与八纲辨证中表证的概念，将其应用到临床，对疾病进行分类，将其一系列的疾病分属于六经的表证之中。古代医家常常说，医者，不过寒热虚实而已，认识疾病实际上就是认识疾病的性质。六经皆有表证，有几个问题需要先提出来，第一，什么是表证？第二，什么是六经？六经是否有广义与狭义之分？第三，表证就等于外证吗？表证有广义和狭义之分，广义表证泛指经皮毛、肌腠、经络等外周组织所反映出来的所有异常感觉和客观表现，狭义表证是指恶寒发热、头身疼痛、脉浮等临床表现，是外邪中人，疾病初起的一般表现形式。论中医治病祛邪之大法，邪气在表，表解之，邪气入里，里解之。在《附沙宅小儿治验》中，其门人说“伤寒原有一表一里之法”，也得到了喻嘉言的认可。所以，我们会发现很有可能此次隐隐约约提示所谓“伤寒原有一表一里之法”，与“六经皆有表证”的疾病观有异曲同工之妙。我们不妨看看喻嘉言在《附沙宅小儿治验》中的一段论述“唯有五脏之间，精神魂魄意之所居，乃真谓之里”，外邪侵入此“里”就如同《内经》所说“入脏者死”。所以，一般来论，外邪多数是侵犯三阳、三阴经而导致疾病。体表的皮毛、肌肉、筋骨都是同属于五脏，按照姚梅龄教授的说法，如果是鼻塞、流涕，并不是病变在肺部，只是与肺有关，因为肺开窍于鼻，鼻子不舒服，说明邪气在肺之表。由此，我们可以正式讨论“六经皆有表证”的疾病观在《寓意草》中的体现。后面我们又看到喻嘉言说“五脏深藏于壳内，而分主在外之血脉、皮毛、肌肉、筋骨也”。所以，我们可以看出，《寓意草》对伤寒中“六经皆有表证”的论述未必系统，但是至少对六经表证的定义具备一定的认识。

（《江西中医药》，2017 年第 48 卷第 3 期）

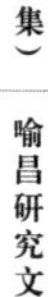

一骑冲寒天下春：试窥喻嘉言温病学富丽之宫

黔阳县中医院　　刘雪堂

喻昌论温病，格调新颖而不立异，理法奇特而实纯正。但300余年来，学术界对其评价不一，毁誉参半。笔者认为，后世对喻氏的某些责难之处，正是其精华之所在。本文试图一探喻氏温病学的高深，非徒痛哭古人，正所以持赠后人，而共登斯民于寿域！

一、温病三例，我见实精

喻氏将温病分为三大例进行论述：以《内经》"冬伤于寒，春必病温"为第一大例：此为邪伏肌肤，病位浅而病情轻者。以"冬不藏精，春必病温"为第二大例：此为邪伏少阴，病位深而病情重者。以既"冬伤于寒"，而又"冬不藏精"，至春月同时发病，为第三大例：此为伏邪双栖，病情更为严重者。举此三例，然后根据《伤寒论》有关温病条文的不同类型，分别编入三大例之中，详加发挥。喻氏对一些关键性条文，不惜层层翻析，缕缕抽绎，力求从中找出温病的发生发展规律。喻氏关于温病的三大例学说，轮廓清晰，概念明确，轻重浅深，明若观火，十分高明。三大例是对《内经》之理、仲景之法的有机类别组合，有珠联璧合之美，相映成趣之妙。不是用人工假设框架，而是集喻氏毕生之精力，提出的一种学说。这一学说是一种独特地反映了温病规律的学说，它不能被温病卫气营血和三焦理论所取代。

二、论邪伏肌肤，创温病大法

喻氏以为"冬伤于寒"之例，是邪伏于肌肤，感春月之温气而始发。肌肤为阳明胃经所主，去表未远，外出太阳乃是易事，故邪多徜徉于太阳、阳明之间而无定属："阳明经中久郁之热，一旦发出而外达于太阳，有略恶寒而即发热者；有大热而不恶寒者；有表未除而里已先实者；有久住太阳一经者；有从阳明而外达于太阳者;有从太阳复传阳明而不传他经者……大率太阳阳明是邪所蟠踞之地。”喻氏之论阐述了温病发病伊始即表现为热证的特点,及其复杂的传变情况,画出了温病的轮廓。喻氏的这些认识,多为后世所公认。喻氏还以为,温病有先见表证而后传里的,但毕竟不同于伤寒的传变格局。他说:“温病自内达外,热郁腠理,不得外泄,遂复还里而成可攻之证,非如伤寒之从表始也。”明确指出了温病与伤寒在表证传里方面的区别。

关于治法,喻氏亦明确提出温病与伤寒之不同,认为治温表药,只取解肌,不取发汗之意。他说:“即败毒散、参苏饮等方,亦止可用于春气未热之时。若过时而发之温病暑病,尚嫌其药性之带温,况于桂麻之辛热乎?”还强调用桂枝汤必佐以辛凉,此论与刘河间治热病用“辛热开冲之剂,以寒药佐之”的主张相同。又谓:“温证比伤寒太阳经之变证为差减,而汗下之次第,亦为不同矣。”提出了温病下法与伤寒下法先后和缓急的不同。喻氏还认为温病汗下的轻重,也与伤寒有所不同。他说:“仲景治温证,凡用表法,皆用桂枝汤,以示微发于不发之中。凡用下法,皆用大承气汤,以示急下无可疑之意也……所以然者,只虑热邪久踞阳明,胃中津液先伤,故当汗而唯恐过于汗,反重伤其津液。当下而唯恐不急下,以亟存其津液也。”只要把握住汗下轻重的机括,则一张一弛,自能得心应手。喻氏对于温病的治疗,十分重视顾护其津液,总以津液之盈虚论轻重,津液之存亡断生死。他说:“病温之人,邪退而阴气犹存一线者,方可得生。”后世温病学家,着意存阴,以防病情逆转,都缘喻氏啼血于前。

三、指伏邪于骨髓,铸千古之公案

喻氏所论温病第二、第三两例,是喻氏温病学说的精髓。不幸的是,300余年来后世医家对此说毁多于誉。其中,对喻氏此说持否定态度者,还包括现代某些温病学理论权威,以致喻氏温病学说至今尚淹没在历史陈迹之中,不能得到应有的重视。

喻氏在论述第二例的起源时说:“人身至冬月,阳气潜藏于至阴之中……盖以精动则关开而气泄。冬月关开气泄,则寒风得入之矣。关屡开,气屡泄,则寒风屡入之矣。而肾主闭藏者,因是认贼作子,贼亦无门可出,弥甚相安。

及之春月地气上升，肝木用事，肝主疏泄，木主风，于是吸引肾邪，勃勃内动，而刼其家宝矣。”说明伏邪为患，病未发而正已先虚。喻氏在描述此类温病的发病特征时说：“邪既深入，不能遽出，但觉愦愦无奈。其发热也，全在骨髓之间，自觉极热，而扪之反不烙手……其候比之冬于伤寒而倍重矣。”

喻氏还以细腻之笔，剖析病机，与第一例作出准确的鉴别诊断。他说：“温邪久伏肾中，其证与第一例自不相同。其发热也，皆从骨内郁蒸而出，皮间未热，而耳轮上下已先热矣。始发之时，多兼微寒，不似第一例之全不恶寒，以少阴居北方寒水之位也。及至大热灼肌，多不恶渴，不似第一例之大渴，以热邪初动，而阴精尚足持之也。其后则不恶寒而恶渴。”耳轮似肾，为肾之外候，可征肾气之盈虚，可验先天之禀赋。邪寇于肾，先兆于耳，故一见耳轮上下绵绵灼热，即知肾中伏邪勃勃而动，诚为早期诊断之妙法。

关于症状学，喻氏以为《伤寒论》第 6 条是冬不藏精之症状。谓：“自汗出，身重多眠睡，鼻息鼾，语言难出，一一皆少阴本证。”至于直视失溲，惊痫瘛疭等证，虽经误治而来，但也是津伤液燥的必然趋势。一经点缀，病机跃然纸上。“至于风温二字，取义甚微。与《内经》劳风之义颇同。劳风者，劳其肾而生风也。然则冬不藏精之人，讵非劳其肾而风先内炽欤！”自是微义昭昭，名实相符。后世之所谓风温，实即伤风小恙，与喻氏所论“风温”之概念不同。

在治法上，喻氏以为与第一例“表里不同，标本互异，始先用药，深入肾中，领邪外出，则重者轻，而轻者愈矣”。故以麻黄附子细辛汤或麻黄附子甘草汤为主攻之师。然而，既是温病，为何偏要用大辛大温之剂，甘招以温治温之谤？以“柴胡劫肝阴，葛根竭胃汁”的人视此，当更无异于鸩毒。可是，这正是喻氏成功之处，也是喻氏学说之所行艰于世的原因。喻氏也自知此论难于被众人所接受，所以他尽力阐述他的这一学术观点。他说：“在里之邪，欲其透于表，则非颛经之药不可。故取附子、细辛以匡麻黄，为温经散邪千古不易之正法，奈何后人全不知用！明明见脉沉身重，嗜卧倦语之证，即知为风温，又知为冬不藏精，尚且漫用三阳经之表药，屡表不应，十中不能活一，复诿之伤寒偏死肾虚人。是则是矣，但不知果行温经散邪而人死耶？抑未行温经散邪而人死也。”笔者认为，对于喻氏的这些论述，不宜轻易否定，应当在今后的实践中，通过进一步的系统的临床观察或其他现代科学手段的研究，然后得出结论，这样才能对喻氏此说作出正确的评价。

喻氏论述第三例谓:“冬既伤于寒,又兼冬不藏精,至春月两邪同发,则冬伤于寒者,阳分受邪,太阳膀胱经主之。冬不藏精者,阴分受邪,少阴肾经主之。与两感伤寒证中,一日太阳受之,即与少阴俱病,则头痛,口干,烦满而温之证,纤毫不差。”只是一为传经之邪,一为内郁之邪,故命名为两感温病。这是第三例的理论依归。

喻氏还将两感伤寒的临床表现,归纳为:“大热恶寒,头痛如劈,腰脊颈项强痛莫移,胸高气喘。”这一证候似太阳而非太阳,似阳明而非阳明,似少阴而非少阴。喻氏说:“以为在表也,又似在里;以为在里也,又似在表。”完全符合重邪迭伏的病理机制。对于这类疾病,喻氏在治法上亦颇具特色。谓必先以桂枝汤解之,“解已,然后或温或下,以去其在阴之邪也”。并强调下必兼温。所著《寓意草·金鉴案》便是一个典型的两感温病案例,给人以无穷的启迪。现将此案摘录如下。

“金鉴春月病温,误治二旬,酿成极重死证,壮热不退,谵语无伦,皮肤枯涩,胸膛板结。舌卷唇焦,身蜷足冷。二更略通,半渴不渴,面上一团黑滞。”喻氏诊为:“两感温病。于是以麻黄附子细辛汤,两解其在表阴阳之邪,果然皮肤透汗而热全清。再行附子泻心汤,两解其在里阴阳之邪……诸证俱退……只此二剂,而起一生于九死,快哉。”

喻氏以麻黄附子细辛汤治温病的方法,后人亦有效仿,并取得良好疗效者。这类例证,在现今中医期刊中已不乏报道。现举许培良所撰《马泽人医话》为例,以兹说明。

许氏曾治愈结核性脑膜炎一例。所述一患儿因受温邪而发病,住院月余,经西医诊断为“结核性脑膜炎”。其症:发热不退,昏睡失语,鼾声不绝,口多痰涎,面红身赤,脉沉细。屡用牛黄丸、至宝丹无效。许氏即根据马氏治疗此病的经验,以麻黄附子细辛汤鼻饲,3 剂尽而诸症悉除。

上述例证已在一定程度上验证了喻氏学说的实用价值。平心而论,以卫气营血和三焦理论为核心的温病学说,已经暴露出一定的弱点。应当广泛吸收温病学说的各家之长,不断丰富、完善和发展温病学说。其中喻氏之说,应被列为重要学说之一,加以研究。

(《成都中医学院学报》,1990 年第 13 卷第 3 期)

浅谈喻嘉言对温病学术的贡献

南京中医学院　　沈凤阁

喻氏治学，喜创新说，有一定的革新精神，对温病学的贡献，主要有如下几点。

一、论疫区分三焦受病，治疫主以逐秽解毒

晋唐医家认为疫病是因“非其时而有其气”所致，而喻氏认为，四时不正之气，感人致病，初不名疫，因病致死，“病气、尸气，混合不正之气，斯为疫”。所以饥馑兵凶之际，疫病盛行，大率春夏之交为甚。其受邪途径为邪从口鼻而入，以人之鼻气通于天，故阳中雾露之邪者为清邪，从鼻息而上入于阳，人之口气通于地，故阴中水土之邪者，为饮食浊味，从口舌而下入于阴，然从鼻从口所入之邪，必先注中焦，以次分布上下。上焦为清阳，故清阳从之上入；下焦为浊阴，故浊邪从之下入；中焦为阴阳交界，凡清浊之邪，必从此区分，甚者三焦相混。其防治方法是：未病前，先饮芳香正气药，则邪不能入，此为上也。邪既入，即以逐秽为第一义，上焦如雾，升而逐之，兼以解毒；中焦如沤，疏而逐之，兼以解毒；下焦如渎，决而逐之，兼以解毒。喻氏这一观点，黄坤载曾给予高度评价，谓“先辈喻嘉言，将《辨脉篇中》‘清邪中上焦，浊邪中下焦’一节，为仲景论疫根据，可谓独具只眼者矣。其治法以逐秽为第一义……此论识超千古”。林北海亦谓“喻氏论疫，高出千古，直发前人所未发”。另喻氏论疫按三焦分治，这对吴鞠通《温病条辨》的三焦辨证也有一定启发。

二、外感以温病为多，治温以救阴为重

喻氏从实践中感到，外感疾病，温热病多于伤寒，温病即时行外感，所以他说：“触冒寒邪之病少，感发温气之病多，寒病之伤人什之三，温病之伤人什之七。”

关于温病的病因，喻氏认为“冬伤于寒，藏于肌肤，感春月之温气而始

发”，可见喻氏对春温病的病因，虽亦本于《内经》“冬伤于寒，春必病温”的理论，但其所以发病，则在于“感春月之温气”，亦即是说，“冬伤于寒”仅是温病的远因，而其真正的发病原因，则是感受“温气”。叶天士所说的“温邪”，与此概念基本相同，而所指则更为明确。

关于温病的病变重心，喻氏认为“大率太阳阳明二经，是邪所蟠踞之地，在太阳则寒伤营之证，十不一见；在阳明则谵语、发斑、衄血、蓄血、发黄、脾约等热证，每每兼见”。并认为：阳明经中久郁之热，一旦发出而外达于太阳，有略恶寒而即发热者，有大热而全不恶寒者。很明显，在喻氏心目中，春温病变过程中所见诸症，以阳明为病变重心。清末陆九芝称“阳明为成温之薮”亦即此意。

对温病易于伤阴的特点，喻氏有明确认识。他指出：“缘真阴为热邪久耗，无以制亢阳而燎原不息也。”并认为：病温之人，邪退而阴气犹存一线者，方可得生。因此喻氏对温病的治疗，强调用甘寒柔润，救胃阴制亢阳。吴鞠通对此大加赞赏，谓“此喻氏甘寒之论，其超卓无比伦也，叶氏宗之，后世学者，咸当宗之矣”。对温病初起的治法，他极力主张避免辛温辛热之品，曾指出“凡发表不远热之法，适以增温病之困厄耳”，并谓“按温热病原无风伤卫、寒伤营之例，原无取于桂枝、麻黄二方也。表药中即败毒败、参苏饮等方，亦止可用于春气未热之时，若过时而发之温病暑病，尚嫌药性之带温，况于麻桂之辛热乎”？观其义意，治温病应以寒凉为主。另对温热病兼有表证的治疗原则，喻氏很欣赏王安道的主张，王氏说：“凡温病热病，若无重感，表证虽兼见，而里病为多，故少有不渴者。斯时也，法当治里热为主，而解表兼之，亦有治里而表自解者。”而喻氏则谓：“按温热病表证间见而里病为多，故少有不渴者，法当以治里为主，而解表兼之，亦有治里而表自解者。”可见喻氏所述，与王氏所论不仅观点相同，而且语言颇多类似。

三、论证秋伤于湿之误，自订清燥救肺之方

喻氏《医门法律》中的“秋燥论”，对秋令之所以主燥，燥气之所以伤肺，以及肺燥证的证候表现和治疗方法等，都作了系统论述，较之刘河间《素问玄机原病式》的“诸涩枯涸、干劲皴揭，皆属于燥”，有了很大的发展。

《素问·生气通天论》有“秋伤于湿，上逆而咳，发为痿厥”，《素问·阴阳应象大论》有“秋伤于湿，冬生咳嗽”的论述，喻氏认为：这是“秋伤于燥”的错讹。燥之与湿有霄壤之殊，水流湿，火就燥，各从其类。春分以后之湿，秋分以后之燥，各司其政。今指秋月之燥为湿，是必指夏月之热为寒然后可。奈何病机一十九条，独遗燥气。他凡秋伤于燥，皆谓秋伤于湿，历代诸贤，随文作解，弗察其讹，昌特正之。大意谓春伤于风、夏伤于暑、长夏伤于湿、秋伤于燥、冬伤于寒，觉六气配四时之旨，与五运不相背戾，而千古之大疑始获决释。身处封建统治的明清时代而能敢于直指《内经》之错，这确是大胆创新的一种表现。

秋燥之所以伤肺，喻氏从格物致知推论，认为试观草木菁芳可掬，一乘金气，忽焉改容。焦其上首，而燥气先伤上焦华盖，岂不自明？准此，则《内经》病机十九条之“诸气膹郁，皆属于肺”“诸痿喘呕，皆属于上”，均系肺燥为病，喻氏并认为“肺为娇脏，寒冷所伤者，十之二三，火热所伤者，十之七八。寒冷所伤，不过裹束其外，火热所伤，则更消烁其中，所以为害倍烈”。进而阐释：诸气膹郁之属于肺者，属于肺之燥也，非属于肺之湿也。苟肺气不燥，则诸气禀清肃之令，而周身四达，即不致膹郁为患。诸痿喘呕之属于上者，上亦指肺，并不指心。若统上焦心肺并言，则心病不主痿、喘及呕，唯肺燥甚，则肺叶痿而不用，肺气逆而喘鸣，食难过膈而呕出，三者皆燥证之极者。经文原有“逆秋气则太阴不足，肺气焦满”之文，亦足证秋气之主乎燥，秋燥之伤乎肺。

关于燥病的治疗，喻氏是在总结前人得失的基础上，而提出其治燥之法，制订其治燥之方。喻氏批评当时医者“百道方中，率皆依样葫芦，如乌药、香附、紫苏、半夏、厚朴、丁、沉、诃、蔻、姜、桂、蓬、棱、槟榔之属，方方取足，只因《内经》脱遗燥证，后之无识者，竟皆以燥治燥。恬于操刃，曾罔顾阴气之消亡耳。”而对缪仲醇喜用甘凉柔润，则稍加肯定。喻氏指出：“世之患燥病者多，仲醇喜用润剂，于治燥似乎独开门面，然亦聪明偶合，亦未有发明。”喻氏认为：“治燥病者，补肾水阴寒之虚，而泻心火阳热之实，除肠中燥热之甚，济胃中津液之衰，使道路散而不结，津液生而不枯，气血利而不涩，则病自已。”根据这一原则，因自制清燥救肺汤（经霜桑叶、石膏、甘草、人参、胡麻仁、真阿胶、麦门冬、杏仁、蜜炙枇杷叶）。该方组成大意是，润肺燥而清肺热，肺气润，则清肃令行，治节有权，气不膹郁，不仅痿喘自愈，即胃气亦通降下利而呕逆自止。实践证明，该方用于肺经燥热之证，疗效确凿。但秋燥有温燥、凉燥之分，喻氏此方，用于温燥则可，施于凉燥则并不对证。所以沈目南指出："清燥救肺汤，皆以滋阴清凉之品，施于火热刑金、肺气受热者宜之；若治燥病，则以凉投凉，必反增病剧。"

必须指出，喻氏之于温病理论虽有很多阐发，但对温病治疗的主导思想，仍以《伤寒论》为主。他曾谓："仲景书详于治伤寒，略于治温，以法度俱错出于伤寒中耳。"喻氏取《伤寒论》十七条原文，作为"冬伤于寒，春必病温"例，并认为春温一证，由肌肉而外达于皮肤，治疗主用枝桂汤解肌，盖久郁之邪，一解肌则自散，并进而得出结论：仲景治温证，凡用表法，皆用桂枝汤，以示微发于不发之意，后吴鞠通《温病条辨》用桂枝汤治温病，亦遭物议。另喻氏好议论宏阔，有时着意为文，而反致过虑则凿。他既将伤寒太阳病，分为风伤卫、寒伤营、风寒两伤营卫三种病证，又将温病也分为：以冬伤于寒，春必病温，为一大例；以冬不藏精，春必病温，又为一大例；以既冬伤于寒，又冬不藏精，此亦为一大例，与《伤寒论》太阳病三证为对待文字。这三纲鼎立之说，后世医家多不以为然。柯韵伯、吴鞠通、柳宝诒等都曾给以批驳。如柳宝诒说："喻氏以冬伤于寒与冬不藏精，又以既不藏精更伤于寒，分立三纲，各为证治。试思如果冬不藏精，别无受寒之事。则其病为纯虚，与温病何涉？盖喻氏只顾作文之排场，而不自觉其言之不切于病情也。"

（《南京中医学院学报》，1982年第2期）

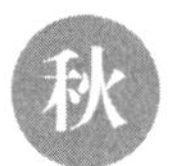
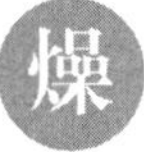
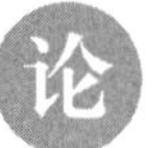

秋燥论

略论喻嘉言的《秋燥论》

浙江省乐清县卫生局　　周朝进

喻嘉言的《秋燥论》载于《医门法律》卷四。他学本《经》旨，融会诸家之说，阐发精义，印证于临床，俾燥病证治始具规范。其议论尤多精切，更有发明。叶桂、吴瑭等治燥亦每师法之，与后世影响颇大。仅其燥病论治，非但足以启钥后学，而且亦足以窥见喻氏医学渊源之一斑。

一、论燥病因，伸明性属

秋燥乃感受秋令燥邪而发的外感病。《内经》论燥，有“西方生燥”“燥胜则干”，且复有“秋伤于湿”之说，历代注家随文作解，鲜有昌明。喻氏认为：“燥金虽为秋令，虽属阴经，然异于寒湿，同于火热，火热胜则金衰，火热胜则风炽……热能耗液，转令阳实阴虚，故风火热之气胜于水土而为燥也。”他说：“燥之与湿，有霄壤之殊。燥者天之气也，湿者地之气也，水流湿，火就燥，各从其类，此胜彼负，两不相谋。”明确指出燥与湿之性乃火水天地之辨。并提出四时之感六气为病，当是春伤于风，夏伤于暑，长夏伤于湿，秋伤于燥，冬伤于寒，殆与“五运不相背戾”。“春月地气动而湿胜，斯草木畅茂；秋月天气肃而燥胜，斯草木黄落。故春分以后之湿，秋分以后之燥，各司其政”，为秋燥之说，伸明正义，第“秋伤于湿”这“千古之大疑，始一抉也”。对燥气生成和转化，他认为乃“大热之后，继以凉生，凉生而热解，渐至大凉，而燥令乃行焉”。故之“始为燥，终为凉，凉已即当寒矣”，这些认识，为后人论秋燥分温燥、凉燥之说提供理论依据。

二、勘燥病机，辨析精审

《内经》病机十九条，论六气独燥气缺如，故前人有唯燥不为病云，刘元素独具只眼，补“诸涩枯涸，干劲皴揭，皆属于燥”。喻氏更阐明其义，认为燥邪为患，最易伤津液，而且“燥有表里气血之分”。他说：“夫干之为害……有干于外，而皮肤皴揭者；有干于内，而精血枯涸者；有干于津液而营卫气衰，肉烁而皮着于骨者，随其大经小络所属，上下中外前后，各为病所。”从而为后人分三焦论治燥病提供先例。他认为肺为娇脏，其位至高，主呼吸而通大气，性喜清肃濡润，于是燥邪最易犯上伤肺。他举例说：“试观草木菁英可掬，一乘金气，忽焉改容，焦其上首，而燥先伤上焦华盖岂不明耶?”喻氏指出《内经》中“诸气膹郁，皆属于肺”“诸痿喘呕，皆属于上”，均是“明指燥病言矣”。并引《素问・生气通天论》“秋伤于湿(燥)，上逆而咳，发为痿厥”之论为佐证，认为“燥病之要，一言而终，与病机二条适相吻合”。

三、论治燥病，有法有律

喻氏谓：“《内经》燥淫所胜，其主治必以苦温者，用火之气味而制其胜也，其佐以或酸或辛者，临病制宜，宜补则佐酸，宜泻则佐辛也。”他又提出治燥之复气，“又非制胜一法所能”，故宗《内经》燥化于天，热反胜之，治以辛凉，佐以苦甘，用辛凉甘润法。并指出：“但以润治燥不求病情，不适病所，犹未免涉于粗疏。”列举大凡“治燥病者，补肾水阴寒之虚，而泻心火阳热之实，除肠中燥热之甚，济胃中津液之衰。使道路散而不结，津液生而不枯，气血利而不涩，则病自已矣”。他在“燥门”中列方数首，分别以治三焦燥病，概示门径，俾后学隅反也。现简述之。

1. 上焦燥证治在肺胃 喻氏说：“究竟肺为娇脏……火热所伤者十之七八……然火热伤肺，以致诸气膹郁，诸痿喘呕而成燥病。”法用辛凉甘润，创制清燥救肺汤，取“以胃气为主，胃土为肺金之母”之意。倘见“上焦积热，口舌咽鼻干燥”之征，法宜辛凉苦甘，用清凉饮子。或见“皮肤皴揭，筋燥爪干”者，用滋燥养荣丸图治。

2. 中焦燥证治在通润　喻氏谓："经文云二阳结，谓之消。手阳明大肠热结而津不润；足阳明胃热结而血不荣。证成消渴，舌上赤裂，大渴引饮。"又指出："阳结者以辛凉润之，阴结者以辛温润之。其辨又在微甚之间矣。"若见"脾胃中伏火，大便秘涩，或干燥闭塞不通，全不思食，乃风结血秘，皆令闭塞也。以润燥和血疏风，自然通利矣"，方用东垣润肠丸。凡见幽门不通，"不便燥秘，气不得下，治在幽门，以辛润之"，方用东垣导滞通幽汤，倘"脏结秘涩"者，用元戎四物汤以润燥通结。

3. 下焦燥证治在精血　肝藏血，主于筋，若"风气自甚，燥热加之"或"血弱阴虚，不能养筋，筋燥而手足不能运动，指爪干燥"，当宜大秦艽汤，以养血舒筋。肾主五液，倘若"阴虚燥热"或"下焦燥热，小便涩而数"等，则宜随证选用六味地黄丸、大补地黄丸、丹溪大补丸等，以滋肝肾、生精血为治。

喻氏在论中还专立治燥禁律五条，以戒后学，尤当加意。如"凡秋月燥病误以为湿治者""凡治燥病，燥在气而治血，燥在血而治气，燥在表而治里，燥在里而治表""凡治杂病有带燥证者，误用燥药，转成其燥""凡治燥病须分肝肺二脏……若肺脏见证，反治其肝"等均为医之罪。又立"凡治燥病不深达治燥之旨，亦误时日，祇名粗工，所当戒"。由此可知，其勘病辨证立法，不忽于细，必谨于微，有法有律，非徒托空言。

四、验案选录

案 1

吉长乃室新秋病洒淅恶寒，寒已发热渐生咳嗽，然病未甚也，服表散药不愈，体日尪羸，延至初冬，饮以参术补剂，转觉奄奄欲绝，食饮不思，有咳无声，泻利不止，危在旦暮。医者议以人参五钱，附子三钱，加入姜、桂、白术之属，作一剂服，以止泄补虚而收肾水之捷，吉长徬徨无措，延仆诊……是病总由误药所致。始先皮毛间洒淅恶寒发热，肺金为时令之燥所伤也，用表散已为非法，至用参术补之，则肺气闭锢而咳嗽之声不扬，胸腹饱胀不思饮食，肺中之热无处可宣，急奔大肠，食入则不待运化而直出，食不入则肠中之垢污亦随气奔而出，是以泻利无休也。令以润肺之药兼润其肠，则源流俱清，寒热、咳嗽、泄泻一齐俱止矣……方用黄芩、地骨皮、甘草、杏仁、阿胶，初进一剂，泻即少止，四剂毕而寒热俱除，再数剂而咳嗽俱全愈矣（《寓意草》）。

【按】此秋感燥气，病在上焦肺卫，治以苦温，佐以甘辛，本为正治，奈前医误用表散，更进温补，致肺失宣降，燥热郁闭化火，下迫腑道。喻氏用地骨皮、黄芩、杏仁清肺火，宣肺气，阿胶、甘草等润燥养津。

案 2

乡中王氏妇秋月亦病寒热，服参术后，亦奄奄一息，但无咳嗽，十余日不进粒米，亦无大便，时时晕去不省人事，其夫来寓中详述其证……余以大黄、芒硝、石膏、甘草四味为粗末与之……遂将二剂连服，顷之腹中弩痛，下结粪数块，绝而复苏，进粥二盏，前病已如失矣（《寓意草》）。

【按】此亦秋燥时病，因药误而助火邪内伏，更伤津液，导致变生他证。喻氏以石膏、甘草泻足阳明之热结，硝、黄泻手阳明之燥结，奏泻热存津之功。与上案对勘，各见妙谛，两案病同治异，而理法有相映之处，足堪我辈师法。

总之，喻氏的《秋燥论》首先昂然表出“《内经》六气脱误秋伤于燥一气，指长夏之湿为秋之燥”，为燥气定性定位，伸明正义；同时提出秋燥乃“大热之后，继以凉生”“凉已即当寒”，为后人以秋燥分温燥、凉燥作据；而且指出燥气能“上下、中外、前后各为病所”，治疗当“求病情”“适病所”，并创清燥救肺汤等法，为后人分三焦论治张本，然并未全美。后来，叶天士、吴鞠通等又取其精华，补其不足，使燥病论治更臻于完善。

（《福建中医药》，1982 年第 4 期）

《医门法律》“秋燥论”探微

江苏省赣榆县塔山镇卫生院　　熊正根

首创秋燥病名的明末清初医家喻嘉言，在《医门法律》“秋燥论”篇专论燥邪为病，他指出《内经》所述“秋伤于湿”当为“秋伤于燥”，并对内伤之燥、外感之燥作了比较系统的论述，指明秋燥为感受秋季燥热之邪而致，多犯上焦肺系。创立名方清燥救肺汤,主要用于秋燥病的治疗。

一、确立"秋燥"病名,详细阐述病因病机

"病机十九条"独遗燥气,其凡秋伤于燥,皆谓秋伤于湿。喻氏对秋燥的阐述有独特之处,从燥邪的生成、病邪性质、致病特点、临床表现、治疗原则、临床用药一一加以论述,阐明了燥邪伤肺的病理变化。喻氏提出"秋伤于燥",厥后递沿其说,医者多以燥病生于秋,燥邪致病具有特定的季节性。至于燥病的气机,喻氏认为,入秋并不遂燥,是大热之后,继之凉生,凉生而热解,渐至大凉,燥气乃行。虽然燥生于秋冷,但其性异于寒湿,却常偏于大热,这是因为燥"金位之下,火气承之",燥盛而兼火化之故。喻氏认为,治病时必"先议病,后用药",他认为"治病必先识病,识病而后议药"。喻氏的秋燥论与大气论的观点被后世所称许。

二、确立治燥五律,甄别内外之燥

《医门法律》是喻嘉言集论证几十年经验所撰成,他借用佛学中的戒律设置,在书中既有治病之法,又有行医之律,故名为"法律"。《医门法律》每门分论、法、律、方四部分,"论"为病因分析;"法"讲治疗之术及运用的机变;"律"警示医者误诊的原因及过失责任;"方"为该门经验备选之方治。《医门法律》确立了治燥五律:秋日燥病不可误以为湿治;燥在气不可治血,燥在血不可治气,燥在表不可治里,燥在里不可治表,故称"药不适病,医之过也";治杂病,有兼带燥证者,误用燥药,转而成燥,因致危困者,为"医之罪也";治燥病须分肝肺二脏见证;凡治燥病,不深达治燥之旨,但用润剂润燥,虽不重伤,亦误时日,只名粗工。以上即为"治燥五律"。言简意赅,指导明确,为后世之遵律。《四库全书总目提要・医家类》评价道:"盖古来医书,唯著病源治法,而不多及施治之失,即有辨明舛误者,亦仅偶然附论,不能条条备摘以咎,昌此书专为庸医误人而作……亦可谓思患预防,深得利人之术者矣。"

喻氏对内外燥作了比较系统的论述,认为燥属火热,易伤肺之阴液,治疗"大约以胃气为主,胃土为肺金之母也"。明确了燥有内、外之分,内燥为内伤

津血、阴液干枯之证，外燥为秋季外感时令之邪所致，又有温燥、凉燥之别。古方记载“上燥治气，中燥增液，下燥治血”，是针对秋燥病不同阶段的病理特点，归纳出的基本治疗大法。

三、指导季令养生，创立名方“清燥救肺汤”

燥作为“六气”之一，为秋之主气。据研究，适宜于人体的相对湿度为40％～50％，超过60％则湿重，低于40％则燥干，秋季为“燥胜”之季。《秋燥论》言：“秋月天气肃而燥胜，斯草木黄落。”秋季是恢复和调节人体各脏器功能的最佳时机，稍加滋补便能起到祛病延年的功效。“秋伤于燥，上逆为咳，发为痿厥”，喻氏对燥邪的此种见解为后世防燥启迪颇深。喻氏“秋燥论”的见解对指导秋季养生有着重要意义，故秋季养生要做到以下几点：一要调理饮食，预防秋燥。“燥者润之”，秋季侧重“润”“补”食品，如采用百合、山药、藕、莲子、红枣等。多食用季令水果，四时生四气、四时生四果，摄取多种维生素等营养素，有利于秋季养生。还应多吃一些酸味果蔬，少吃辛辣刺激食品。保持室内湿度，重视补充机体水分，避免过劳和剧烈运动，使津气液耗损。二要早睡早起，调达情志。早睡以顺应阴精的收藏，早起可舒达阳气。秋冬之时调养精神以养其阴显得格外重要，要做到安然恬静，虚怀若谷，无过多奢望，无过度思虑，尤其不宜动怒，精神调养上要掌握主动权。三要加强锻炼，增强抵抗力。金秋时节天高气爽，应重视运动锻炼，尤其耐寒锻炼，早操、慢跑、冷水洗脸或冷水浴等，以提高对疾病的抵抗力。

喻氏创立了著名方剂清燥救肺汤，从而奠定了治疗燥病的基础。该方由桑叶、煨石膏、生甘草、人参、胡麻仁、阿胶、麦冬、杏仁、枇杷叶等药物组成，以治疗诸气膹郁，诸痿喘呕，肺之燥者。其用药的宗旨，强调治燥忌用辛香行气之品，主张治燥宜甘柔滋润，以防伤津助燥，“如沃焦救焚”。其对燥证的认识成一大家，其影响十分深远，被后世医家所推崇，至今仍有很大影响。

（《中医文献杂志》，2012年第1期）

喻昌“秋燥论”特色浅析

山东中医药大学　乔　平　张思超

《内经》在论述六气病机中，遗失秋燥致病。后世医家多不明燥邪致病，每遇燥邪致病，多用辛香温燥之药，如乌药、香附、半夏、厚朴等，以燥治燥加重病情。喻昌言“他凡秋伤于燥，皆为秋伤于湿，历代诸贤，随文作解，弗察其讹”(《医门法律·秋燥论》)。直至金元时期刘河间发现燥邪致病“诸涩枯涸，干劲皴裂，皆属于燥”(《素问·玄机原病式》)，才将六气病机补充完整。但刘河间只是给出燥邪致病病机，未给治法及方药。明末医家喻昌将燥邪致病病机完善并第一次提出治燥专用方药。至此，秋燥致病才被后世医家重视。如清代医家吴瑭创出桑杏汤、杏苏散、桑菊饮等治燥名方。

一、外　燥

秋主收敛，其气清肃，自然界呈现一派肃杀景象，气候干燥，燥气太过，伤人致病则为燥邪。秋气者，金气也，金性清凉肃杀；肺亦属金，主肃降，与秋气相应，燥乃秋之本气，故燥气通于肺。肺为娇脏，喜润恶燥。外感之气多从口鼻而入，阳明燥金，同气相求，故外感燥气多伤肺胃。肺主皮毛，开窍于鼻。“燥胜则干”，肺感燥邪则失宣化气机，鼻窍干燥、毛发干枯、肌肤干燥皲裂，甚者肺失清肃，宣降失常而咳逆。正如《素问·生气通天论》“谓秋伤于燥，上逆而咳，发为痿厥”。故喻昌将《内经》病机“诸气膹郁，皆属于肺；诸痿喘呕，皆属于上”皆归为肺之燥，言：“苟肺气不燥，则诸气禀清肃之气，而周身四达，亦何致膹郁耶?”“诸痿喘呕之属于上者，上亦指肺不指心也……唯肺燥甚，则肺叶痿而不用，肺气逆而喘鸣，食难过膈而呕出。”“试观草木菁英可掬，一乘金气，焦其上首，而燥其先伤上焦华盖。”故此，他创出治燥专用方清燥救肺汤。“命名清燥救肺汤，大约以胃气为主，胃土为肺金之母也……盖肺金自至于燥，所存阴气，不过一线耳，倘更以苦寒下其气，伤其胃，其人尚有生理乎?”总之，喻昌在论秋感外燥时，从自然界四季更替的规律着笔，运用五行生克，亢害承制理论论述，并采用类比方式详细说明。清燥救肺汤乃治秋燥第一个专方，证其后世医家开始重新重视秋燥，纠正错将燥认为湿的时弊。

二、内　燥

肺位最高，清虚之脏，轻灵肃静，邪必先伤。然非肺独燥，五脏六腑皆可患燥。喻昌在论内燥时，着重论述脏腑间相互影响而致燥。肾水充足，上承于心，水火相济，则心火不能独亢。若肾水不足，或心火独亢，心肾不交，心亦可移热于肺，导致肺热肺燥而生。再者，肾为五液之主，肾液亏，脏腑之液随之亦亏，致使肺热阴亏，发为燥证。肠胃阴涸，脾失散精。肺为水之上源，主气而行治节。肺与大肠相表里，大肠热结而津不润，胃热结而血不荣，则肺失濡养；又脾失散精，使肺尽失其所养，焉有不燥之理？风热火炽，肝失濡养。燥金所伤，摧肝伐木。风热火炽，伤液耗津。肝主筋，筋脉失于濡润而为筋急口噤，甚则瘛胨昏仆。喻昌在论内燥时重视肾胃之阴，言道"若肾胃之水不继，则五脏之真阴随耗"；认为内燥根本在于阴亏；治疗时要注重养阴，尤其是肾胃之阴。

三、治燥五律

喻昌分五点详论治燥应注意的问题。第一：明燥湿。前因《内经》遗漏燥邪，自此以降，医者多将燥误认为湿，害人性命。今已明燥邪致病，若再将燥错认为湿，误人性命，医之过也，"孽镜当前，悔之无及"。第二：辨表里气血。虽同为燥邪致病，所病脏腑不同，用药当分表里气血。病在表，治表；在里，治里。若燥在气而治血，在血而治气，则药不适病，医之过也。第三：杂病兼燥，慎用燥药。燥病用燥药，以燥治燥，加重病情。医者用药当慎重，应治燥远燥。第四：肝肺分治。《素问·至真要大论》"清气大来，燥之胜也，风木受邪，肝病生焉"。肝脏见燥证，故当急救肝，勿令焦损，然清金救肺以祛燥，尤为急也。肺脏见燥证，当专力救肺。第五：治燥不可纯用润药。燥胜则干，治燥故当用润药，然而应根据病情全面治疗。但用润剂祛燥，不深谙治燥之旨，只为下工。

喻昌的《秋燥论》，是第一篇完整论述秋燥致病，并立出治疗大法及创制治燥专方。其补充完善刘河间提出的秋燥病机，对内燥进行详细论述，指出内燥根本在于肾胃津液不足；且首次给出治燥专方——清燥救肺汤，开创治燥之先河。其补充了《内经》遗漏燥邪致病，纠正了诸医家将燥误认为湿的观点，在理论与临床上为论治秋燥病提供了典范。

（《现代中西医结合杂志》，2008 年第 17 卷第 30 期）

试论喻昌《秋燥论》及其临床意义

许金龙

喻昌是我国明末的一位卓越医家，他的秋燥论治尤属耀古烁今的不朽之说，兹略加剖析，绍述如下。

一、论治燥病，申明性属

在早期中医文献的史料中，对于“燥”的记载资料较少，如《素问》中有“西方生燥……燥甚则干……燥者润之”等内容，王冰注《素问》以阐述四时本气，称“冬水寒，夏火暑，秋金燥”等。刘河间《素问玄机原病式》则结合临床，在《内经》病机十九条的基础上补充了“诸涩枯涸，干劲皴揭，皆属于燥”，指明了燥邪致病的危害及其临床的普遍意义。然而，上述诸说总属散在零星，未能从性质、病理、症状、治疗等方面系统地进行剖析和总结，故燥邪致病及其治疗仍令医界认识欠清，喻昌《秋燥论》一出，始弥补了这个缺陷，给医界以振聋发聩的影响。在燥的性质上，他说：“燥之与湿有霄壤之殊，燥者天之气，湿者地之气，水流湿，火就燥，各从其类，此胜彼负，两不相谋。”明确指出，燥和湿两气，在本质上属一阳一阴，即一火一水，彼此相互对立，相互制衡，是迥异而阴阳对立的不同类属，火胜则水少谓之“燥”，水胜则火少谓之“湿”。它们是水与火之间动态变化的一种表现。

若以四季之序而论，春月禀少阳之气，此时阳气稍长，尚有余寒，气候渐暖，雨水渐来（自雨水、春分、清明、谷雨后则雨季来临），大地得水濡润，故草木绿意盎然，生机蓬勃，大地一片欣欣向荣。迨至夏季则由温转热，湿气渐盛，湿而且热，谷物易熟，亦易腐烂，故而虽为茂盛的时节，却也是温热病的好发季节。继而岁渐入秋，气候由温热转凉，湿气渐去，燥象渐来，草木因缺水而逐渐萎黄干枯，于是秋风落叶，万物萧条。其后即是寒风凛冽的严冬到来。此种自然生态循环演化的现象，年复一年，如环无端。因此喻氏认为"春月地气动而湿胜，斯草木畅茂，秋月天气肃而燥胜，斯草木黄落"，故"春分以后之湿，秋分以后之燥，各司其政"。所以应把燥气作为秋令的主气来认识。

由于自汉以降，习医者皆奉《内经》为圭臬。而《素问·生气通天论》"秋伤于湿，上逆而咳"、《素问·阴阳应象大论》"秋伤于湿，冬生咳嗽"都有"秋伤于湿"之说，故而千百年来皆认为"秋属湿令，而燥不致病"，历代医家对于这点，始终是一味地泥古于经文，随文作解，弗察其讹。及至喻氏则提出了反驳："燥金虽为秋令，虽属阴经，然异于寒湿，同于火热，火热盛则金衰"，既然"燥"的定性、定位能够确立，那么按照喻氏的看法，"秋伤于湿"当是"秋伤于燥"的错简，并提出经文以佐证，指出《素问·至真要大论》有"逆秋气则太阴不收，肺气焦满"之说，而病机十九条中的"诸气膹郁""诸痿喘呕"当属于肺之燥病，非肺之湿病。由于他对于"燥"的阳热本质及燥与风、火、热之间的相互影响和转化有深入观察，加上中医基础理论中的六气与四时相配的观点，认为春伤于风，夏伤于暑，秋伤于燥，冬伤于寒，如此与五运才能不相背戾，而千古之大疑始一决也。这一见解诚为精辟，清代名医费伯雄称其为"独具慧眼"。从此"秋燥"一词在传统医学上成为一种独立的病名，并为后世治燥开启了法门。

二、勘燥病机，辨析精审

《素问·至真要大论》对于六淫致病只提及风、寒、湿、热、火等部分，独燥气阙如，以致在宋代之前，对于外感六淫而致呼吸系统疾病者，往往侧重于从"形寒饮冷则伤肺"来认识。刘河间潜心研究了热病的发生机制和变化后，体会到火热亢盛亦能伤阴化燥这一机制，制辛凉解表法治外感热病。然庸医每每不察证之寒热湿燥，动辄套用辛温之剂来治疗外感温病，喻氏对此极为反感，大声疾呼，指出“肺为娇脏，寒冷所伤者，十之二三；火热所伤者，十之七八。寒冷所伤，不过裹束其外，火热所伤，则更消烁其中，所以为害倍烈也”，提示了火热伤肺之多及危害之大。此外，喻氏对于燥气的生成和转化，仍有深入的论述，例如“然秋燥可无论乎，夫秋不遽燥也，大热之后，继以凉生，凉生而热解，渐至大凉，而燥令乃行焉”。此言夏秋时气之转移，指四时自然变化，强调秋凉时节主燥，非言燥属寒凉，此点引起了后人的误会，如费伯雄以为此燥字作凉解，是欠妥的。事实上，作为燥邪的病理致害，喻氏完全从火热来认识，他明确指出燥气有异于寒湿，常偏于火热，因燥为金气，“金位之下，火气承之”，故燥成则兼火化而为热。可见喻氏论述的是以温燥为主。费伯雄根据季节气候的特点，认为初秋尚热，则燥而热；深秋既凉，则燥而凉，补充了喻氏《秋燥论》侧重温燥的不足。

喻氏在《内经》“燥胜则干”法则指导下，经过了长期观察，认识到燥邪最易伤津而化热化火的本质。他论燥有内燥、外燥之分。外燥是指秋天气候干燥，感受邪气而致，大都为呼吸系统的疾病。内燥是指热病后期伤阴化燥，或经误治，过下、过汗，或过服温燥苦寒药，或患者吐泻、出汗、出血过多等。此外，燥病又有表里气血之分，有燥于外而皮肤皴揭者，有燥于内而精血枯涸者，有燥于津液而荣卫气衰者，肉烁而皮着于骨者，这些深刻入微的观察，已使后世对燥病的认识更具体、更形象。

喻氏不但学验俱丰，在治学上始终独立而创新，例如他的“燥成则火化为热”这一见解，就将燥与热之间的异同关系及相互转化，剖析入微。迨后，叶桂在《临证指南医案》中所提到的“燥自上伤，均是肺先受病”，就是在喻氏的观点下所延伸与发挥的，叶氏承继了这一思想，又经过长期的临床实践，对气候的变化和体质的差异才是发病的最大关键有了认识，于是更明确指出“秋燥初凉，发热咳嗽，证似春月风温证，但温乃渐热之称，凉即渐冷之意，春月为病，犹冬藏固密之余，秋令感伤，恰值夏热发泄之后，其体质虚实不同，但温自上受，燥自上伤，其理亦同”。此语说理新颖，最为后世所膺服，在许多温病著作中皆引用之。吴鞠通抗志以希古人，虚心而师百氏，除了基本上肯定了喻氏这一论点外，参以己见，在“燥火上郁，始必伤人上焦”的既有认识上，更进一步体会到燥气的多元面与其因时因证而演变的各异现象，如他在《补秋燥胜气论》中就有“燥气起于秋分之后，小雪之前，阳明燥金，凉气司令”之说，并且认为“燥统于寒，而近于寒”“燥气寒化，乃燥气之正”，又举《素问》的“燥淫所胜，民病善呕，心胁痛，而治以苦温”为例，说明“秋燥之气，轻则为燥，重则为寒，化气为湿，复气为火”，所以燥有正化、对化、有标、有本。可见，吴氏是在喻氏温燥的基础上发挥了凉燥论述，使后人们对燥病的整体能有较客观而全面的认识，并使燥病的辨证臻于完备。

三、立方遣药，启迪后人

喻氏所探讨的燥病，主要指温燥。而不少时医未察温燥凉燥之别，概从《内经》，主治必以苦温，喻氏力斥其非，提出“金位之下，火气承之，故苦温之属宜减，恐其以火济火”，进而在临床上进行讨论，如肺气膹郁、痿喘呕咳，此等燥邪伤阴之病，又怎能以燥治燥，如此岂不抱薪救火，愈治愈烈？因而治此之燥，当本《内经》“燥化于火，热反胜火，治以辛凉”，用辛凉甘润法。关于这个论点，对当时那种一味承袭，不事研究的迂腐环境来说，确是一种创新与发现，至今仍被广泛地应用于临床。如秋季气候干燥或患者平素阴分不足，又适逢秋季感冒而有鼻燥咽干、干咳无痰、舌红少津，脉细数；或因长期服用祛风散邪之剂，而外感未解除又症见上焦肺卫燥证者，我常禀喻氏辛凉甘润法，处以沙参、麦冬、玉竹、桑叶、枇杷叶、苦杏仁、甘草等药，根据具体病情适当加减，常能在二三剂内获得明显疗效。这类疾病的病机，常为燥热伤肺，肺津受灼而致气机不利，故以清肺润燥止咳之方获效。

在对于治燥的用药上，喻氏除了力主甘寒之外，同时亦反对单纯以润治燥而不求病情，不适病所，主张必以冷热和平为方，而制乃尽善也。至于治燥的法则，应根据刘河间提出的“补肾水阴寒之虚，泻心火阳热之实，除肠中燥热之甚，济胃中津液之衰”，究其原旨乃以清燥为标，救阴为本。在病位上也应把握表里气血，何轻何重，但诸燥总以治肺为最。喻氏清燥救肺汤方用冬桑叶、枇杷叶、杏仁、石膏、人参、甘草、阿胶、麦冬、胡麻仁等味，综观全方用药，总以清燥润肺、益气养阴为主，可用于燥热伤肺、头痛身热、干咳无痰、气逆而喘、咽干鼻燥、舌红无苔或胸胁痛等证，在立法上不但配伍严谨，也独具匠心，是一张优秀的治燥良方，临床疗效也受到肯定和赞扬。本方之创制，乃根据肺脏既畏寒又畏热的独特生理，故在用药上既不能过寒而伤其气，又不能过热而伤其阴，治之以冷热和平之方，使其达到清燥而不伤正，救肺而不助邪的目的，诸药相伍，不但能清热润燥以祛邪，且能益气养阴而固本，此即辛凉甘润法。喻氏除了提出上焦燥证治在肺卫外，还主张中焦燥证治在通润，用元戎四物汤、东垣润肠丸；下焦燥证治在精血，用大补地黄丸、大补阴丸。还专立治燥禁律五条，以戒后学。喻氏论燥，辨证立法，条清理晰，有法有律，当可为治燥之典范，医中之楷模。

喻昌身处明末清初，当时理学之风渐衰，实用主义之学兴起，他在思想方法上逐步摆脱了理学的桎梏，大胆指出古人的不足和错误，对秋燥的认识，也独树一帜，可谓补前人之未备，充实和发展了中医理论，对后世医学的发展产生了积极的影响。如叶天士根据喻氏的治燥原则，又提出上燥治气，下燥治血，燥症初起应以治肺为急，以辛凉甘润法，若逢曝凉外束，又须葱豉汤加清宣之品；如舌红口干、脉细数、手足心热甚于手足背等津液受劫见证者，又处以加减复脉法。吴鞠通提出上焦燥治分温凉，中焦燥慎用汗下，下焦燥须分气血，秋燥邪在肺卫有右脉数大而咳，轻者用桑菊饮，伤津见证者以桑杏汤，这些都是喻氏学术的发展和延伸了。

（《上海中医药杂志》，1992 年第 9 期）

喻昌《秋燥论》的燥病辨证防治观

宁夏医科大学　梁　帅　邓自辉　范庆寅　牛　阳

喻昌是清代初年著名的医家，其“秋燥论”的观点影响深远。此外，其确立了秋燥病名并强调燥证的辨证施治和首创了治燥专方，建立了中医学燥证的独特的理论体系。由于燥证极为常见，尤其以宁夏为代表的西北地区气候因素使燥证的表现更为突出，所以对燥证进行深入的系统研究具有非常现实的意义。

一、秋燥的理论溯源

关于秋燥的记载始见于《内经》。《素问·生气通天论》中记载:“秋伤于湿,上逆而咳,发为痿厥。”《素问·阴阳应象大论》也提及:“冬伤于寒,春必病温,春伤于风,夏生飧泄,夏伤于暑,秋必痎疟,秋伤于湿,冬生咳嗽。”在古代医书理论上都以秋病“上逆而咳,发为痿厥”及“冬生咳嗽”的致病特点归结为“秋伤于湿”。关于燥象的记载同样源流于《内经》,《素问·阴阳应象大论》云“天有四时、五行,以生、长、收、藏,以生寒、暑、燥、湿、风”,且记载“燥胜则干”明确了燥气致病特点。《素问·至真要大论》云“燥者濡之”,揭示了津液枯燥可用滋润药的治燥方法。金元时期对燥证特点“燥胜则干”进行深入研究。随着时间的推移,对燥邪致病理论的进一步巩固与施治方法开展深入研究。金元时期,燥证之概念渐出,诸医家多论燥之病证及诊治大法。金元四大家寒凉派创始人刘河间在《素问玄机原病式》中,依据古人对燥证的研究及燥证特点“燥盛则干”,对病机十九条进行了充分的补充。刘河间提出“诸涩枯涸,干劲皴揭,皆属于燥”,概括了燥邪致病的病机及其临床诊断的特点并将六气病机补充完整。同为金元四大家的李东垣,这一时期对燥证也有所研究,并在《脾胃论》中也记载了润肠丸等治疗燥证的方药,以滋养荣血、滋润肠液等方法治疗燥证,但都为治疗内燥。朱丹溪为滋阴派的代表,倡导阳有余而阴不足,注重滋阴清火,其四物汤的加减等就为内伤虚火的内燥而设。唐宋时期提出秋季易津液枯燥的观点。著名的医学大家王冰编次和注释《素问·阴阳应象大论》云:“冬水寒,夏火暑,秋金燥,春木风,长夏湿土,谓五行之寒、暑、燥、湿、风也。”但至此历代医家多是研究津液枯燥之证并无明确提出外感燥邪的“秋伤于燥”之说。东汉前《内经》作为一部最古老的医学专著,在秋令所伤上提出“秋伤于湿”,主要论燥象。东汉仲景时,仍未形成“燥证”之概念,只有与燥证相关的基本理论,如燥气致病的特点、病机和治疗。直到金元时期燥证概念渐出,却并没有进一步提出“秋伤于燥”。

明清时期提出“秋燥”病名。明代儒医李梴在《医学入门·治燥门》中博采众家之长,把燥邪首先分为内外。而清代喻昌在此基础上著《秋燥论》专篇,对燥邪病因、病机及治疗作了系统论述,深入补充和探讨了燥气致病的理论，并创制了很有疗效的"清燥救肺汤"。明清以后，渐由"燥证"提升为"燥病"层次，并创五脏燥证之阐发，尤其是"秋燥"成为温病之一后，对"燥病"的诊治方法更加丰富，且渐成系统。

喻昌在《医门法律·秋燥论》中记载"秋月天气肃而燥胜，斯草木黄落。故春分以后之湿，秋分以后之燥，各司其政，但凡秋伤于燥，皆谓秋伤于湿，历代诸贤，随文作解，弗察其讹，昌特正之"。喻昌指出春分后的湿气，秋分后的燥气，各自与他们的时令相关。历代各位医家没有看出《内经》中的错误，喻昌明确纠正了"秋伤于湿"之误，并以此确立秋燥病名。但千古大疑"秋伤于湿"和"秋伤于燥"究竟有何区别，早在《素问玄机原病式》中刘河间说"（燥）异于寒湿，同于火热"，把燥与湿的差别做了区分。而喻昌在《医门法律·秋燥论》中明确了燥与湿的区别"燥之与湿，有霄壤之殊，燥者天之气也，湿者地之气也，水流湿，火就燥，各从其类，此胜彼负，两不相谋"。燥为天之气，湿为地之气，燥为火，湿为水，两者是此消彼长，不相融合的。从此以喻氏《秋燥论》开始把秋燥作为病名归纳于温病范畴，为近现代燥病理论研究提供了基础。

随着燥病理论的发展，喻昌未对温燥凉燥的区分作任何解释和阐述。所言"燥金虽秋令属相，然异于寒湿，同于燥火"，实为对温燥的辨证认识，并非对燥气性质的全面解释。对于此句的理解，喻氏之后的学者更倾向于燥病有凉温的看法。通过相关文献的整理研究，沈目南在其《医徽·燥病论》中说"燥病属凉"，俞根初在《秋燥伤寒》中提出"秋深初凉，西风肃杀，感之者多病风燥，此属燥凉"和"若久晴无雨，秋阳以曝，感之者多病温燥，此属燥热"，对燥病因不同时节分温燥和凉燥提出理论支持。吴鞠通在《温病条辨》中也指出秋燥轻则为燥，重则为寒。这些观点都被王孟英、费晋卿等医家支持响应。

二、燥病的病因和病机

1. 燥邪的病因、病位及主要症状　燥为秋季之主令，秋燥系从口鼻、肌肤、皮毛而入，初起肺卫，伴有口、鼻、咽、唇、皮肤等处干燥及好发于秋季的急性外感热病。燥邪初袭人体肌表，引起卫外功能失调，燥邪外束，耗伤人体津液，表现出以干燥症状为特征的临床证候。因为燥邪偏胜，脏腑容易被燥火所伤，当中因肺为上焦华盖也，为娇脏，所以伤害更加严重。喻氏认为肺主气，治理调节内脏气血的工作由肺气来实行，肺金被燥火所伤，则化刚坚为柔软，病情会扩大。基于此，喻氏论燥邪的涉及范围其实更加广泛。喻氏在《秋燥论》中讲："试观草木菁英可掬，一乘金气，忽焉改容，焦其上首，而燥气先伤上焦华盖，岂不明耶？"详此，则病机之"诸气膹郁，皆属于肺""诸痿喘呕，皆属于上"二条，明指燥病言矣。揭示感受燥邪各种气机不利，出现喘急满闷、痿证、喘逆、呕吐都属于上焦病变，大多与肺脏有关。明确指出了燥邪致病病位在肺和秋伤于燥肌体出现的相关症状。

2. 燥气致病的特点和运行时机　《内经》中燥气致病的特点明确为燥胜则干，为津液干燥而形成。但喻昌对燥气致病的发展变化给出了自己的阐释，燥气致病为缓慢发展而来的，分为外表和内在的集体损伤，其中外表主要表现在皮肤干裂，而内在的表现更加宏观，包括精气枯涸，津液干燥而导致的荣卫气衰等，并随着患者的大小经络中外前后各个部位都有可能得病，为后世治疗燥病辨证论治和临床分型提供基础。喻氏并指出《素问·六元正纪大论》中"阳明所致，始为燥，终为凉"也是错误的。"秋伤为燥"，然而秋天随着阳明之气的到来，开始并不是燥气，而秋天也不是迅速变干燥的。进一步在《秋燥论》中解释到："夫秋不遽燥也，大热之后，继以凉生，凉生而热解，渐至大凉，而燥令乃行焉。"以此揭示了在大热之后，天气变凉，天气变凉后大热解除，达到很凉之后燥气开始运行的时机。

3. 燥邪的属性　古今论燥历代医家对燥证分类都没有进行明确的界定和划分，持有不同观点，存在很大争议。喻昌就关于燥证的阴阳、寒热和内外属性也提出了自己的见解。

（1）燥邪的阴阳属性：从《素问·六元正纪大论》中提到"始为燥，终为凉"，即燥为阴邪有寒凉之性，又因燥的主令是秋季，秋季属阴，同时燥的病位在肺，肺属金，主白色，方位在西。综上，古代医家多数把燥邪归属于阴邪。《素问玄机原病式》中刘河间说"（燥）异于寒湿，同于火热"，把燥与湿做了简单区分，且认为燥同火热具有阳性。喻昌在《医门法律》中记载到："燥金虽为秋令，虽属阴经，然异于寒湿，同于火热。火热胜则金衰，火热胜则风炽，风能胜湿，热能耗液，转令阳实阴虚，故风火热之气，胜于水土而为燥也。"喻氏同意刘河间的观点，认为燥也属于阳，与阳邪易伤津耗液的特点相符，并印证了燥邪导致口鼻、肌肤和皮毛干燥的临床特点。

（2）燥邪的寒热属性：喻氏将“燥”归属于阳热之邪，所以喻昌论述的秋燥大多是温燥。《秋燥论》原文中“大热之后，继以凉生，凉生而热解，渐至大凉，而燥令乃行焉”，喻氏认为燥盛从火化热，为温燥和凉燥的区分提供了理论依据，初秋偏热者，燥气偏盛为温燥，晚秋偏寒凉为凉燥，是后代医家在喻氏“秋燥论”的基础上提出的。

（3）燥邪的内外属性：喻昌同时也甄别了内外之燥。将“诸气膹郁，皆属于肺”“诸痿喘呕，皆属于上”由外感之气从口鼻入，多伤肺胃的外燥和“随其大经小络，所属上下中外前后，各为病所”因脏腑相互影响而致的内燥加以区别。内燥和外燥的病因和病机也存在着不同的区别。外燥为燥邪致病，以燥伤肺气、布津障碍为主要病机；内燥则以邪气阻滞、津血失布、气机郁滞、津血失运、脏腑阳气虚衰、津液不能生化运行为病机。

三、秋燥的治疗

1. 治秋燥当先辨脏腑

（1）肝肺同病先救肝：喻昌论燥气最先伤及上焦华盖，燥同火热具有阳性，最易伤津耗液。然喻氏在《秋燥论》中也论述：“燥金所伤，本摧肝木，甚则自戕肺金。”说明凡是治疗燥病必须分清肝肺两脏的病证，如果肝脏出现症状应首先救肝，防止肝叶焦损。

（2）平心火去肠热：燥邪致病与五脏六腑都有关系，其中“燥胜则干”易引起肠热燥结，心与小肠相表里，肺与大肠相表里，故内伤致燥多和心火和肠热有关系。这也是喻昌提出的“治燥病者，泻心火阳热之实，除肠中燥热之甚”理论，揭示在燥病治疗中平心火去肠热的治疗方法。

（3）补肾胃之阴：燥邪属于阳邪易伤阴，在治疗中，喻氏主张补肾胃之阴。“治燥病者，补肾水阴寒之虚……济胃中津液之衰”是喻氏提出来的关于补肾胃之阴的治燥法则。在对燥证论治的综合分析中认为“使道路散而不结，津液生而不枯，气血利而不涩，则病自已矣”，从而形成了自己独特的治疗原则，并为后人从三焦论治燥证带来启迪。吴鞠通《温病条辨》和俞根初《通俗伤寒论》的治燥之法分上燥、中燥、下燥的提出都与喻嘉言对秋燥的认识有关。

（4）肺胃兼顾：在喻昌创制的清燥救肺汤中提出因燥邪伤肺，病位在肺，肺主气，首先应该补肺气。同时喻氏重视保护胃气，因胃主津液，“燥胜则干”则病变多在胃。喻嘉言清燥救肺汤注重“养胃阴”，胃土为肺金之母，药物组成中阿胶、麦冬、火麻仁、甘草、人参都是滋润肺胃之阴的药物，从而达到使肺胃两者兼顾治疗。

2. 用药注重辛凉甘润　为对燥证做更好的治疗，喻氏创制了清燥救肺汤治燥专方，集宣、清、润、养于一体，清热宣肺、降逆止咳，又有益气养阴之功。方中桑叶为君，可以使金气不凋零，石膏清肃肺热，甘草和胃，人参生津益胃养肺，并用胡麻仁、阿胶、麦冬、杏仁、枇杷叶等加减。因燥属火热阳邪，所以采取辛凉甘润法，方中桑叶为君，石膏、麦冬为臣，不仅可清肺的热气，也可滋润肺的燥气。应忌用苦寒，原因是苦寒易伤阴，而以伤津耗液为特点的燥邪是不宜使用的。

3. 秋燥病证的治疗应强调治燥五律　喻昌分五点详细解释了治燥中会遇到的问题，被总结为治燥五律。

(1) 秋日燥病不能误以为湿邪来治疗，燥与湿的季节、性质都不相同，湿为阴邪凝滞，易伤阳气，而燥病虽为阴经，但不同于寒湿，易伤津液，同于火热之邪。燥邪多表现为皮肤、口鼻干燥，但湿邪多表现为肢体沉重、恶心呕吐、大便泄泻等，所以不能相互混淆。

(2) 燥的病位应分清表里气血而治，喻昌分“风热燥甚，怫郁在表而里气平者”和“若风热燥并郁甚于里”的阐释，对燥有表里气血之分，针对病情轻重及不同阶段用药有一定的启发。

(3) 杂症兼有燥证不能误用燥药，喻昌反对泛用温燥药，因怕以火济火，不能保存津液或者转而为燥，对杂症的治疗产生负面影响。

(4) 治燥不能够领会治燥之旨，用润剂润燥耽误病情，也是不允许的。要求医家能够深入领会治燥的要旨，分清不同阶段治疗燥证的方法。

综上所述，喻昌对燥证的认识补充了前人对燥证理论的欠缺，对燥证的理、法、方、药进行系统整理，发掘所蕴含的规律，提高了诊断和治疗水平，使燥病理论的研究更加适应临床和疾病的变化性，也为当代燥证深入研究奠定了基础。

(《宁夏医科大学学报》，2013 年第 35 卷第 5 期)

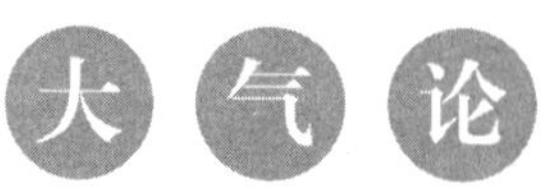

浅探"大气论"源流与临床应用

广州中医药大学　陈彩凤　邹浩波　李云英

"大气论"是由明清医家喻昌根据《内经》《金匮要略》经意启发所创，而后又由清末医家张锡纯对"大气论"进一步深入阐发，对大气下陷理论特别是大气下陷的辨证论治更是独具匠心。"大气论"对中医临床具有重要的指导意义，值得深入研究。

一、"大气论"的渊源、形成与发展

关于大气的论述始于《内经》，在《素问·五运行大论》中就有"地为人之下，太虚之中，大气举之"，认为宇宙自然运行不息，离不开大气的升举。张仲景则在《金匮要略》中论及水气病证时提出"阴阳相得，其气乃行，大气一转，其气乃散"。大气系指胸肺中之气，"其气"乃指水气、病气。胸肺中之大气运转，则水气、病气自然消。这些是"大气论"提出的主要依据。

至清代，喻昌在阐发《经》旨的基础上提出了"大气论"，认为人身的大气是搏居于胸中、包举于肺之周围的阳气。它既不同于胸中之气，又不同于宗气，是主持诸气、支持全身活动的基本动力。提出"五脏六腑，大经小络，昼夜循环不息，必赖胸中之气斡旋其间"，反之，则系病态，"大气一衰，则出入废，升降息，神机化灭，气立孤危矣"，强调大气为主持人身整体活动之气，对后世影响颇大。

清末张锡纯进一步对"大气论"进行了阐发，取各家之长，把大气具体化为"以元气为根本，以水谷之气为养料，以胸中之地为宅窟者也"，并认为宗气即为大气，理由在于大气与宗气均"积于胸中，出于喉咙，以贯心脉而行呼吸焉"。即认为大气源于元气，受水谷精微的滋养，并与吸入肺脏的自然界清气在胸中化合而成胸中大气。

喻昌和张锡纯均认为大气即胸中之阳气，是全身生理活动的支撑，为人身各气的总纲。张锡纯曰："胸中之气独名为大气者，诚以其能撑持全身，为诸气之纲领，包举肺外，司呼吸之枢机，故郑而重之曰大气。"我们认为，喻昌之所谓大气包括肺心两脏的阳气，范围较大。若从《内经》看，宗气主要是指心阳和心气，即"左胸跳动之大气也"，所以张锡纯的观点是较符合《内经》原意的。即以元气为根本，以水谷之气为养料，以胸中之地为所居，构成了大气的三大要素，缺一不可。

二、大气的功能

对于大气的功能，喻昌认为，其主宰人的生机，强调"胸中为生死第一关"。大气统摄人身诸气，从而才能使诸气各自发挥功能，而形成全身的统一活动。张锡纯亦曰："为其实用，能斡旋全身。"具体归纳有三：一是主司呼吸张缩，以行呼吸。他说"肺气所以能呼吸者，实赖胸中大气""大气者，充满胸中，以司呼吸之气"，能鼓动肺脏使之呼吸，排出浊气，吸入清气，这是"气化之妙用"。二是为全身气血之纲领。张锡纯曰："贯膈络肺之余，又出于左乳下为动脉，是此动脉，当为大气之余波。"又据宗气"以贯心脉而行呼吸"之语，得出大气不但为"诸气之纲领"，还为"周身血脉之纲领"，意即维持心脉搏动，推动气血运行。三是统摄三焦。"此气且能撑持全身，振作精神，以及心思脑力，官骸动作，莫不赖乎此气。"也就是，撑持全身，支持机体功能活动。大气虽在膈上，但又具有统摄三焦的功能。心肺同主上焦阳气，中焦胃中饮食的消化腐熟及下焦命门之火的生长旺盛，都靠心肺之阳的布散、宣通，"但其布护宣通之原动力，实又赖于胸中大气"。由此可见，大气关系人之生命活动，"为生命之宗主"。总之，大气既主呼吸，司血脉，又能统摄三焦气化。

三、大气的病变

喻昌曰："唯气以成形，气聚则形存，气散则形亡。""大气一衰，则出入废，升降息，神机化灭，气立孤危矣。"认为胸中阳气充沛，布达周身，能使疾病不生，否则阳气不足，则阴邪凝集而发病。说明大气的病理变化主要是胸中的阳气不足，其主要表现有“胸痹心痛短气”“气分，心下坚大如盘，边如旋杯”等大气衰、水饮阴寒之邪凝聚之象。张锡纯在喻昌的基础上提出大气的病变主要是虚而陷，即大气下陷。张锡纯引用《灵枢·五色》：“大气入于脏腑者，不病而卒死。”认为膈上无腑，因而可知其指膈下之脏腑，以膈上之失去入于膈下之脏腑，则膈上缺乏大气以鼓动支撑肺脏之呼吸，便会导致卒死。这便是典型的胸中大气下陷之证，及其严重后果。所以大气下陷即为大气自上焦下陷于中、下两焦，而外感、内伤及饮食不节等皆可引起大气下陷。其主要症状表现有呼吸短气、心悸怔忡、大汗淋漓、神昏健忘、身颤身动、寒热往来、咽干作渴、心中满闷、二便不禁、妇女下血不止等 17 种之多。

由此可见，大气的病变是“虚”，或是衰或是陷。大气衰则肺脾之气虚衰，阴寒内结，水饮乃聚；肺心阳气不足则短气、血脉不畅而痛。大气虚之重者为陷，三焦气化皆失司：气不上达则呼吸短气似喘、脑失血养而神昏健忘、心无所附而心悸怔忡，气不摄津则大汗淋漓，气不上承则咽干口渴，气机不畅、阳郁和阳虚互见则寒热往来，阳气不升则二便不禁，气不摄血则妇女下血不止……甚者还可出现呼吸停顿，突然死亡。

四、“大气论”的应用

喻昌强调大气对疾病影响，在应用大气理论进行辨证论治时主要强调两点：一是用通阳散寒的方法调畅大气，驱除蔽塞大气的阴邪，如寒、水、痰、瘀等。常用瓜蒌薤白白酒汤、桂枝去芍药加麻黄附子细辛汤等辛温之品，以达到“大气一转，其气乃散”的效果。二是强调“胸中为生死之关”，慎用损伤胸中阳气之药，如枳壳、沉香等。还告诫医者：“凡治病，伤其胸中正气，致令痞塞痹痛者，此为医咎。”治病祛邪必处处顾护胸中阳气，以免痞塞引发痹病之患。

而大气下陷使心、肺、三焦诸脏腑失去正常的生理功能，出现一系列的症状。张锡纯认为，只有使陷者复升，使下陷之大气复位，才能发挥大气主气、行呼吸、贯心脉及统摄三焦气化的作用，才能使肺脏呼吸通畅，心肺三焦气化正常，下陷诸证才能消失。张锡纯对大气下陷的辨证论治更是独具匠心，自创升补举陷法，创制升陷汤，主治大气下陷。该方以黄芪为主，既善补气，又善升气，辅以柴胡、升麻引下陷之大气向上升提，佐以桔梗载诸药上行。诸药合用，能使下陷之气归于宅窟，则诸症悉除。此外，张锡纯还创制了治大气下陷兼心肺阳虚的回阳升陷汤，治大气下陷兼气郁血瘀的理郁升陷汤，以及治脾气虚陷、小便不禁的醒脾升陷汤等。在临床上用以治疗大气下陷所引起的诸多病证，药简效捷，十分实用。“大气论”及其证治在临床上有很大的现实意义，后人用其指导治疗水饮停胸之自主神经功能混乱、胸阳虚衰之肺源性心脏病，大气下陷之病态窦房结综合征、感染性休克等均有很好的疗效。有医者提出，还可通过降肺气、和胃气、补肾气等来调理大气，这何尝不是对“大气论”的更进一步地发挥与运用。临床上随兼症进行辨证论治，现可归纳为以下几种方法：配培元固脱法以治元气本亏、大气虚极、气失固摄之证；配温阳法以治大气下陷兼心肺阳虚之证；配行气活血法以治大气下陷兼气分郁结之证；配养阴清热法以治大气下陷兼胃热津伤之证等。

（《中医杂志》，2011 年第 52 卷第 8 期）

对喻昌大气学说的两点认识

山东中医学院　　赵含森

自从喻昌在《医门法律》中将大气学说提出以后，大气在人体的作用逐渐为人所重视。但人们多认为喻昌的大气学说只是在理论上对大气的阐扬，强调了胸阳的重要性，而指导临床的意义则不大。再从现在有关大气理论的临床报道来看，确也有牵强附会之处，令人难以信服。有鉴于此，笔者谈谈自己学习大气学说的两点体会，以就正于同道。

一、大气是胸中之气而不是胸阳

喻昌的大气学说是根据天人相应的理论提出的。在自然界有大气，《素问·五运行大论》说："地为人之下，太虚之中者也。帝曰：冯乎？岐伯曰：大气举之。"喻昌认为，此大气包举于地之周围，而令其四虚无着。由于大气的升举作用，地才不致陷坠，地之六气才能不断生化。在人体亦有大气，《灵枢·五味》说："其大气之抟而不行者，积于胸中，命曰气海。"此说明人体的大气居于胸中。喻昌认为，人和自然界是一个有机的整体，人与自然息息相通，故人体的大气与自然界的大气具有同样的作用特点。因为自然界的大气关系到地上万物及六气的生化，故人体的大气亦关系到人体的生机及脏腑、营卫、经络之气的运行。因此，他指出，大气一衰，则出入废，升降息，神机化灭，气立孤危。故大气是诸气之主持。

大气在人体既然这样重要，但大气究竟是什么呢？张锡纯认为大气即宗气，现在使用的《中医各家学说》5 版教材认为大气是胸中阳气。而喻昌只提到大气不是宗气和膻中之气，而没有讲明大气究竟是什么。笔者认为，喻昌所讲的大气并不能按胸阳来理解。首先，从气可分阴阳两方面来看，胸阳即胸中阳气，它只是代表气的一个方面，不能代表气的全部。况且胸阳也难与自然界的大气相对应。其次，《素问·脉要精微论》谓："上附上，右外以候肺，内以候胸中。"喻昌认为，此"候胸中"正是候大气的诊法。此"胸中"即是胸中之气，不宜解释为胸阳。再从喻昌提到的对大气闭塞的治疗来看，当胸阳亏损时，大气可以闭塞（主用桂枝去芍药加麻黄附子汤），胸阳不损时，大气也可以闭塞（主用枳术汤），可见大气并不是胸阳。喻昌还提到枳壳损胸中至高之气，认为此至高之气即是大气，但不是胸阳而是胸中之气。喻昌谓"胸中与太空相似"是"天日照临之所"，以"清虚空洞"为特点，而"胸中之阳，如天之有日"。此"太空"与"天日"的比喻，形象地说明了胸阳与大气的关系，也使我们认识到，大气并不是胸阳。

二、调畅大气的方法不限于通阳散寒

大气与胸阳有密切关系。胸阳旺盛，则大气不受阴邪的干扰而畅通无碍；胸阳亏损，则阴邪上干，大气闭塞不通。所以胸阳旺盛是大气畅通的重要条件，故喻昌强调用通阳散寒的方法调畅大气，常用瓜蒌薤白白酒汤、桂枝去芍药加麻黄附子细辛汤等辛温之品。但我们不能据此认为这是调理大气的唯一方法，根据喻昌的论述，以下诸法均有利于大气的调畅。

1. 降肺气 肺居胸中，大气也居胸中，在大气的统摄下肺主一身之气。如肺气不利，必然影响大气的运行。喻昌谓："人身之气禀命于肺，肺气清肃，则周身之气莫不服从而顺行，肺气壅浊则周身之气易致横逆而犯上。"此"犯上"，即是犯胸中而影响大气。从临床来看，凡肺气不利，轻则咳逆，重则影响大气而见胸闷、气短、胸痛诸症，甚则周身之气不利而见水肿、心悸、神疲、纳呆、乏力等症。故喻昌强调肃降肺气，使肺气调和，则大气运行无碍。

2. 和胃气 胃主受纳腐熟水谷，其气以下行为顺。喻昌认为，一胃分为三脘，上脘清气居多，下脘浊气居多，中脘升清降浊。胃气和降是浊气下行的重要条件。如胃气不足，则下脘之浊气可上干胸中，影响大气。他说："胃气上奔，呕逆横决，则胸中之气必乱。"(《寓意草》)这就是说，胃气不和，也可影响胸中大气。对于因胃气不和而影响大气的胸闷胸痛诸症，喻昌注重调和胃气以使大气畅通。治疗胸痹的方剂瓜蒌薤白半夏汤、枳实薤白桂枝汤等本身也有降胃的药物。这些都说明降胃气，使浊气下行，有助于胸中大气的调畅。

3. 补肾气 喻昌认为，膀胱气化作用的正常发挥，是使浊气下降的重要条件。他说："膻中位于膈内，膀胱位于腹内，膀胱之气化，则空洞善容，而膻中之气得以下运，若膀胱不化，则腹已先胀，膻中之气安能下达?"下行之气即是浊气，膀胱不化，浊气不降，则可上逆胸中影响大气。由于肾与膀胱相表里，膀胱之气化离不开肾气的温煦和蒸腾。喻昌曰："肾气动，必先注于膀胱，屡动不已，膀胱满胀，势必逆奔于胸膈，其窒塞之状不可名言。"只有肾气闭藏不动，"膀胱得以清静无为，而膻中之气……下走既捷，则不为牵引所乱，而胸中旷若太空"。可见肾气不仅影响膀胱的气化，而且影响胸中之气的运行，所以补肾气，助膀胱气化，使浊气下行也是调畅大气的重要方法。

4. 护大气 因大气是诸气之主持，故治疗任何疾病都要顾护大气。喻昌认为，大黄、黄芩等苦寒药物能"耗胸中氤氲之气"，枳实、沉香易伤胸中正气。他在论述治疗关格的人参散时指出："此方辄用脑麝，耗散真气，才过胸中，大气、宗气、谷气交乱，生机索然尽矣。"一般凡行气活血等温燥走窜之品过用皆可耗伤大气。从临床来看，治疗以胸闷、胸痛等为主症的疾病，行气活血法对初病多能有效，但久用或过用反而无效，甚至使病情加剧，其原因正是由于此类药物本身又能耗气伤气的缘故。喻昌曰："凡治病，伤其胸中正气，致令痞塞痹痛者，此为医咎。”提示我们治疗任何疾病都要顾护胸中，勿使大气受伤。

以上是笔者对大气学说的两点认识，旨在说明大气是包括阴阳两个方面的与自然界的大气相对应的胸中之气，而不是胸阳；调畅大气的方法亦不限于通阳，如降肺、和胃、补肾等皆有助于大气的畅通。喻昌的大气学说，不仅是理论上的发展，对指导临床亦有现实意义。

（《山东中医学院学报》，1995 年第 19 卷第 6 期）

谈谈学习喻昌《大气论》的粗浅体会

江西省武宁县中医院　　余亚东

喻昌的《大气论》反映了作者在阐发《经》旨的同时，注重实践，敢创新说的革新精神。《大气论》对后世医家产生了一定影响，今天我们学习《大气论》，对临床、科研仍有其现实意义。故笔者愿就学习《大气论》谈点粗浅体会，不当之处敬请同道批评指正。

一、《大气论》的渊源及主要内容

“大气”一词首见于《内经》，它是喻氏提出《大气论》的主要依据。《大气论》中引用《素问・五运行大论》的经文：“帝曰，地之为下否乎？岐伯曰，地为人之下，太虚之中者也。帝曰，冯乎？岐伯曰，大气举之也。”他解释说：“可见太虚寥廓，而其气充周磅礴，足以苞举地之积形而四虚无著……设非大气足以苞地于无外，地之震崩坠陷，且不可言，胡以巍然中处而永生其化耶。”他从大自然的“大气”联想到人体也存在这种作用的“大气”，于是在阐发《经》旨的基础上大胆地提出了自己的大气理论，他说：“人身亦然，五脏六腑，大经小络，昼夜循环不息，必赖胸中大气斡旋其间，大气一衰，则出入废，升降息，神机化灭，气立孤危矣！”

“大气”一词继见于《金匮》，喻氏在《大气论》里引用《金匮》水气病篇原文“营卫(阴阳)相得，其气乃行，大气一转，其气乃散”作为提出大气理论的佐证。他解释说：“营卫两不和谐，气即痹而难通，必先令营卫相得，其气并行不悖，后乃俟胸中大气一转，其久病驳劣之气始散。然则大气之关乎病机若此，后人不一表章，非缺典乎？”为了进一步说明这一理论，他又举《金匮》水气病的“气分，心下坚，大如盘，边如旋杯，水饮所作”为例，说明“水饮久积胸中不散，伤其氤氲之气，乃至心下坚大如盘，遮蔽大气，不得透过，只从旁边辘转，如旋杯之状，正举空洞之位，水饮占据为言，其用桂枝去芍药加麻黄附子以通胸中阳气者，阳主开，阳盛则有开无塞，而水饮之阴可见晛耳。其治胸痹心痛诸方率以薤白白酒为君，亦通阳之义也。”这就进一步阐明了大气理论对临床的指导意义，使其更臻完善。

二、《大气论》的临床运用

在喻氏《大气论》的原则指导下，笔者曾对一些以胸腹部症状为主的疾病，如冠状动脉粥样硬化性心脏病(简称“冠心病”)、风湿性心脏病、肺源性心脏病、心包积液、胸膜炎、胸腔积液、自主神经功能紊乱、溃疡病、胃炎、胃下垂、肝脾肿大、腹水等，往往在经过多方治疗未获良效的情况下，运用《大气论》观点进行辨证施治而能取得满意疗效。从而体会到在运用大气理论进行辨证施治时必须抓住两个要点。一是驱除蔽塞大气的阴邪，如寒、水、痰、瘀等，以达到“大气一转，其气乃散”的效果。二是扶持因养生不慎、治疗不当而致衰竭的大气，及时扭转“大气一衰，则出入废，升降息，神机化灭，气立孤危”的局面。兹各举一案以窥其一斑。

1. 水饮停胸，蔽塞大气(自主神经功能紊乱) 曾某，女，34 岁，农村妇女，1976 年 3 月就诊。症见面黄略水肿，呼吸气粗，眩晕心悸，胸闷恶心，全身震颤似从心中发出，不能控制，甚则四肢及全身震颤，坐立不稳，卧床床亦动摇，四肢不温，如是者一年有余。曾在九江、南昌等地医治，诊断为自主神经功能紊乱，劝其回家服中药治疗。前医以风证治，以平肝息风未效。又以寒证投以真武、理中亦不效。余诊其脉沉弦有力，心下硬满拒按，舌胖苔白腻，断为水饮停胸，蔽塞大气，阳气不能通达全身，故发为眩晕、肢凉、震颤诸症，视其形体尚丰，以控涎丹攻其胸中水饮(每隔日服控涎丹粉剂 3～6 g，连续 3 次)；苓桂术甘汤温阳化饮，使阳气开发通达，竟获得如鼓应桴之效，后以六君收功，追访 3 年未复发。

【按】 本案正如喻氏所说“空洞之位，水饮占据”，则大气蔽塞难以斡旋。故以控涎丹迅猛逐水；苓桂术甘温阳化饮，通达胸阳，能一举收到“大气一转，其气乃散”之效。

2. 劳倦误治，损伤大气(肺源性心脏病并心衰，洋地黄积蓄中毒) 冷某，女，55 岁，家庭妇女，1977 年 7 月就诊。时在三伏，患者却闭户塞牖，复被蜷卧，精神疲惫，面青肢冷，汗出淋漓，胸闷作痛，怵惕不安，短气喘促，咳嗽痰鸣，尿清便溏，脉沉细而迟(心率每分钟 40 次左右)，舌淡紫暗，苔薄润。西医诊断为肺源性心脏病并心衰，久服洋地黄中毒。询其病史，患者早年失侣，孀居 20 余年，家境清贫，操劳过度，素体虚弱。并有钩虫病贫血、慢性肾盂肾炎、胃溃疡、慢性支气管炎、肺气肿等病，常带病操持家务。近因小儿完婚，劳碌奔波，感冒风寒，咳嗽痰喘加剧，医以小青龙汤 3 剂治之，痰喘稍减，汗出颇多，家属以效不更方，催促患者又连服 4 剂，竟至漏汗不止，形寒肢冷，喘咳反甚。医即输液 2 000 ml，漏汗稍减，但胸闷作痛，喘促痰鸣加剧，又以胸痛大便 7 日未行(并无便意)而投小陷胸汤加元明粉、薤白、苏子治之，服后即成是证转诊于余。余细辨其证，素因劳倦过度，元气先衰，小恙过汗，又损心阳，骤然大量输液，何异水泼残炉，岂不压抑大气，故症见胸闷作痛，咳喘痰鸣加剧。再投小陷胸汤加元明粉等，从内夺之，是虚益虚矣。喻氏曰：“凡治病伤其胸中正气，至令痞塞痹痛者，此为医咎。”将本案误治损伤大气与这条戒律比较，实有过之而无不及。今大气既衰，何以统摄营卫气血，斡旋于脏腑经络，主持通体肢节？故招致诸症丛生。揣度治法，唯有壮元阳、培中阳、振奋卫阳三箭齐发才能救大气衰惫之危，故选用参附、术附、芪附三方合并(红参 20 g，白术 30 g，黄芪 30 g，附子 40 g)，配合桂枝甘草汤(桂枝 15 g，炙甘草 8 g)温通胸阳，使大气迅速恢复其斡旋周转充周磅礴之常。嘱每日 2 剂分 4 次服，连服 2 日，其病竟霍然而愈。尚存咳嗽气喘等慢性支气管炎、肺气肿之症，继服苓甘五味姜辛汤加减化裁。调治半月，渐渐好转，生活可以自理，并能从事一些轻微家务劳动。

【按】本案症情复杂多变，而能一举转危为安者，喻氏《大气论》之功也。喻氏说："胸中为生命第一关。""识此以治胸中之病，宁不思过半乎！"笔者对此是深有体会的。

三、学习《大气论》的体会

喻昌对《内经》《金匮》等经典著作中有关大气的经文深入研究，融会贯通，结合自己的临床经验，创立了有关大气的理论，对后世医学的发展产生了积极的影响。如近贤张寿甫就很重视对大气的研究，他在《医学衷中参西录·大气诠》中就进一步提出了大气下陷的理论，并创升陷汤治疗大气下陷证，经临床验证确有实用价值。虽说其方脱胎于李东垣的补中益气汤，但其理渊源于喻氏《大气论》。

喻氏《大气论》不仅发了《经》旨，而且总结了自己的临床经验。不但对指导临床大有裨益，而且能启发我们在科研中的创新精神，值得深入研究，从而进一步探讨大气的实质，进一步揭开"气"的奥秘，为中医现代化做出应有的贡献。

（《江西中医药》，1982年第2期）

试谈喻昌《大气论》的临床意义

新建县中医院　　杜勉之

大气之名始见于《素问·五运行大论》："地为人之下，太虚之中，大气举之。"喻昌从天地运行现象论证人身大气的功能，有精辟的发挥。他说："胸中与太空相似，天日照临之所，而膻中之宗气又赖以苞举一身之气者也。"又说："人身亦然，五脏六腑，大经小络，昼夜循环不息，通体节节皆灵者，必赖胸中大气斡旋其间。"张景岳《类经》云："宗气，大气也……喉为肺之系，而下贯于心,故通宗气而行呼吸。”可见,大气即宗气,积于胸中,贯注心肺之脉,是一身之气运动、输布的出发点。其功能一是走息道以行呼吸,二是贯心脉以利气血。举凡呼吸声音的强弱,能量的供应,寒温的调节,肢体活动的能力,心搏的强弱及节律等,都与大气的盛衰有关。诚如喻氏说:“其所以统摄营卫、脏腑、经络而令充周无间,环流不息,通体节节皆灵者,全赖胸中大气之主持。”把大气主宰人身各种气的作用说得通畅明白。心肺位居胸中,是大气的出发点和归宿处。故大气的功能多指心肺综合功能,大气亦称心肺阳气。

一、大气病变是以阳衰为发病基础

大气为病,外感多见热病后期邪热伤气,或服凉解之剂太过,内伤多由禀赋虚弱,心肺阳虚。如水饮久积胸中,伤其“氤氲之气”;或因枵腹劳作,用力过度;或服破气药太过;或久病久泻;或情志抑郁和惊恐过甚等都可损伤心肺阳气。致令全身功能减退,气机升降出入失调,产生气滞、气陷、气脱的病理改变,引起心肺功能低下,或心肺功能衰竭的病理状态,甚至危及生命。故喻昌说:“大气一衰,则出入废,升降息,神机化灭,气立孤矣。”并认为“胸中之阳气、痹而不舒”“阳主开,阳盛则有开无塞”的论点,为“大气论”的理论核心。后世陈修园推广其说,谓心肺之阳下济,大能温暖脾胃,消化痰饮。近贤张锡纯亦宗其说,创大气下陷的理论。张氏说:“周身之热力,借心肺之阳为之宣通,心肺之阳尤赖胸中大气为之保护,大气一陷,则心肺阳分素虚者,至此而益虚,欲助心肺之阳,不知升下陷之气,虽曰服热药无功也。”进一步发展了《大气论》的理论。

二、大气病变以心肺疾患为多见

大气的病变可涉及多个脏器,但以心肺疾患较为多见。临床常见冠心病(心律不齐)、肺源性心脏病(肺气肿)和心肺功能低下及心肺功能衰竭等。症状表现亦极其复杂多变,以气滞、气陷、气脱的证候多见:

1. 寒凝气滞 多见形寒肢冷,面色㿠白,或晦滞青紫,心前区憋闷疼痛,脘闷腹胀,舌有紫斑,脉沉迟而涩或结代等。

2. 大气下陷 多见精神委顿，气短不足以息，或努力呼吸有似乎喘，胸满憋闷，动则汗出，语颤声低，或往来寒热，或口干口渴，或怔忡健忘，或少腹下坠，甚或崩漏，脉沉迟微细，关前尤甚，或虚大无力。

3. 气竭欲脱 多见面色苍白无华，气短喘促，上气与下气不相接续，或气息将停，危在顷刻，两便失禁，大汗淋漓，反应迟钝，迷蒙多睡，甚至昏迷，六脉不全，或参伍（结代）不调，或散大数疾。

三、大气下陷与相似证候的鉴别

大气下陷与中气下陷不可混为一谈。前者以心肺见证为主，病情较重，预后转差；后者以脾胃见证为主，病情较轻，预后较良。然中气下陷日久不愈，又可转化为大气下陷。大气下陷的气短与寒气结胸的气短相似，但前者常觉上气与下气不相接续，后者似觉有物压之，两者显然有别。大气下陷努力呼吸，迫促异常与剧喘相似，然前者虽至呼吸有声，必不息肩而呼气难，脉多微细沉弱，后者无论内伤外感，必然息肩而吸气难，脉多浮滑而数，临床细察，自无差谬。

四、大气为病的治法及临床运用

喻昌论大气的治法主要有三：一是通胸中阳气。认为“阴邪既聚，不温必不散”。在通阳的治则下，分微甚两种不同的治法，“微者但通其上焦不足之阳；甚者必驱其下焦厥逆之阴”，并列举了通阳用药规范，根据心肺阳虚轻重的不同，而选用相应的方药。二是调气以和阴阳。“令胸背阴阳二气并行不悖……则阳得以布，气得以调，而胸际始旷也。”三是宜温忌凉。“邪得温药则散，加泥药即不散，不可不慎之也”，主张“不但苦寒不入，即清凉尽屏……阴分之药不可预（与）也”。并竭力推重附子复阳之功谓：“用附子复其胸中之阳，则宗气大转，阴浊不留胸际，旷若太空。”综观喻昌《大气论》在总结前贤的基础上，创立通阳、调气、宜温忌凉等治疗大法，为后世大气下陷学说开了先河。张锡纯宗其说，立升陷汤（黄芪、知母、柴胡、桔梗、升麻）以治胸中大气下陷。立回阳升陷汤（黄芪、干姜、当归、桂枝、甘草）以治心肺阳虚，如气陷欲脱者，酌加参附以救其气陷欲竭将脱之阳。治验颇多，疗效卓著，笔者运用升阳举陷、温阳化饮、通阳开痹等法，以治梅尼埃病、肺源性心脏病、冠心病、胃下垂等，疗效尚佳。

案1　眩晕(梅尼埃病)

蔡某，女，33岁。1986年3月1日入院。

头晕伴脘痛年余。1个月前因搬重物用力过猛，突然昏倒而入院。现头晕目眩，自觉物景转动，胃脘隐痛。西医诊为：① 梅尼埃病。② 慢性胃炎。中医辨证属眩晕。始投程氏半夏白术天麻汤不应，继按"肝风"立论，改予天麻钩藤饮加减。药后反见眩晕加剧，乃邀余诊治。症见面色㿠白，精神疲惫，气短懒言，自觉上气与下气不相接续，胸闷纳呆，泛恶欲吐，脘中隐痛，牵掣背痛，溺清便溏，舌淡苔薄白，脉沉细而弱，两寸尤甚。证属大气下陷，方宜升陷汤加减：黄芪30 g，党参15 g，柴胡、砂仁、升麻、陈皮各5 g，知母、苏叶各10 g。3剂。药后眩晕大减，呕止纳增，精神渐振。原方出入，调理1周而痊愈出院。

【**按**】本例久病体虚，中气大伤，更因用力过猛，遂致大气下陷而昏倒。大气下陷多胸阳不振，今投天麻钩藤饮，更损胸阳，郁遏大气，故气陷益深，眩晕益甚。改用升阳举陷法后，"胸中大气一转，驳劣之气始散"，病即霍然。

案2　虚喘(肺源性心脏病合并心衰)

徐某，女，58岁。1984年3月20日入院。

咳喘反复发作已5年。近因感寒复发，伴恶寒发热，全身水肿。经X线胸片及心电图等检查，确诊为：① 慢性支气管炎并发感染。② 肺源性心脏病并Ⅰ度心力衰竭。经治1周后，寒热已罢，水肿略减，但气喘如故。遂予苏子降气汤，进药1剂喘急益甚，始延余诊治。症见患者面色苍白，口唇发绀，端坐呼吸，不能平卧，动则喘甚，头晕心悸，胸闷纳呆，泛恶欲吐。全身水肿，下肢为剧，按之没指，尿短便溏，脉沉迟而弱，两寸尤甚。证属水饮积胸，遮蔽大气。治宜温阳化饮，升举大气。选用回阳升陷汤合真武汤加减：黄芪10 g，党参、茯苓各15 g，熟附子、桔梗、干姜、当归各10 g，桂枝、甘草各6 g。3剂。药后喘急大减，水肿全消，守方人，调治2个月。诸症缓解出院。

【**按**】喻昌说："人以气成形，气聚则形成，气散则形亡。"本例久病，其气必虚，今投苏子降气汤，耗伤胸中大气，已犯虚虚之戒，故药后喘急加剧，改投回阳升陷汤以升举大气，合真武汤温阳化饮，以通胸中阳气，故药后阴霾自散，大气立举，诸恙遂平。

案3　胸痹(冠心病)

王某，男，57岁。1983年3月25日初诊。

胸闷疼痛反复发作已4年。近1周来劳累后复发而入院。心电图提示：冠状动脉供血不足。胸片提示：主动脉增宽。血压：198/120 mmHg。西医诊断为冠心病。入院后治疗月余，病情未见明显改善，始延余诊治。症见胸闷疼痛，伴短气似喘，不能平卧，心前区痛时牵引背痛，向左腋下及左臂放射，左肩拘急疼痛，动则汗多，心悸怔忡，失眠多梦，纳食欠佳，尿清便溏，舌淡红、苔白微腻，脉沉迟而涩。证属胸痹，大气痞塞。治宜通阳开痹，选用瓜蒌薤白半夏汤合人参汤加减：

瓜蒌仁、薤白头、白术、半夏各10 g，党参、丹参、黄芪各30 g，干姜、桂枝、甘草各5 g，白酒一匙为引。3剂。

药后胸痛气短大减，背痛消失，但仍臂痛、心悸、失眠。原方去干姜、桂枝，加枣仁、朱茯神各10 g，再进7剂后，胸痛止，气息渐平，已能平卧，左臂痛减，伸举无牵掣，睡眠好转，余症同前，仍按原方出入，调治半月，诸症缓解出院。

【按】本例似中医学胸痹心痛。良由胸阳不振，水饮久积胸中不散，伤其"氤氲之气"，气机痹塞难通，故胸闷疼痛，短气不足以息，投瓜蒌薤白半夏汤加味，通阳开痹，俾胸阳振奋，大气一转，则水饮阴寒之邪自消，况加用人参汤温脾益气，脾阳得运，上焦之气得以开发，大气立举，则胸痛短气自愈。

(《江西中医药》，1989年第5期)

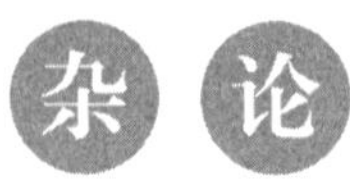

论喻昌重视调气的学术思想

山东中医学院　　赵含森

在对喻昌学术思想进行研究的过程中，笔者发现，他特别强调人体内气的运动和变化，治病重视调气。这种思想在他的著作中多处得到反映。喻氏的调气方法并不仅限于行气和补气，而是多方面、多途径地调理人体气机。探讨喻氏的调气思想，对于整理和继承其学术思想是十分必要的，对于指导临床实践也具有重要意义。

一、治病须重视调气

气最初是古代的哲学概念，远在战国时期就有论述。《庄子》说："气变而有形，形变而有生。"认为气是构成天地万物的原始物质。《庄子·知北游》说："人之生，气之聚也。"表明人体是由气构成的。《内经》吸收先秦思想，认为人禀天地之气生，气是构成人体和维持人体生命活动的基本物质。人体脏腑经络、四肢百骸的生理活动及彼此联系都离不开气的运动，人体的疾病及其诊断、治疗莫不与气相关。故《灵枢·本神》说："必审五脏之病形，以知其气之虚实，谨而调之也。"受《内经》及前人思想的影响，喻昌认为气是人体生命的根本，气机调和是人体健康的保证。他说："天积气耳，地积形耳，人气以成形耳。唯气以成形，气聚则形存，气散则形亡。气之关于形也，岂不巨哉？"人体的形成及生长发育离不开气的生化，脏腑功能活动的实质是气化的外在表现。故喻氏指出："人之所以主持一身者，尤在于气与神耳。"神赖气养，气旺则神旺，气衰则神衰。没有气的运动，就没有人体的各种生理活动。气机调和，升降自如，则健康无病。所以诊病的关键在于察气，治病的关键在于调气。

引起人体气机不利的因素很多，喻氏对此虽缺少专篇论述，但在其著作及医案中得到充分体现。概括起来，主要有以下三个方面。

1. 六淫 六淫之邪对人体的影响是多方面的，但都可损伤或阻碍气机而诱发疾病。风盛则气散而不收，寒盛则气凝而不行。受王叔和、方有执的影响，喻氏在《尚论篇》中以“风伤卫，寒伤营，风寒两伤营卫”为纲，对《伤寒论》的太阳篇进行分类编次，十分强调风寒之邪对营卫二气的影响。他如湿邪易伤脾胃而致中焦气机不通，暑邪易伤津而致气随外耗，燥邪易伤肺而致气不肃降，热邪易伤阴耗气、扰乱气血等，无不影响气机。

2. 七情 过度的情志刺激可影响人体的生理活动，使脏腑气血功能紊乱，导致疾病的发生。七情对人体的影响，主要是影响内脏气机。“怒则气上”“喜则气缓”“悲则气消”“恐则气下”“惊则气乱”“思则气结”。

3. 其他因素 饮食不节可损伤脾胃气机，房劳过度则耗伤肾气。痰饮、瘀血常常是气机不利的病理产物，又能进一步阻滞气机。由此看来，诸种因素皆可引起气的病理变化，气机不利是产生疾病的根本。正如张景岳所说：“凡病之为虚、为实、为热、为寒，至其变态莫可名状，欲求其本，则止一气字足以尽之。盖气有不调之处，即病本所在之处也。”治病必求其本，调气即能治本，故治病须重视调气。

二、调气须重视大气

喻昌认为，调理气机，应首先重视大气的盛衰。大气旺，则人体气机调和，大气衰，则周身之气为之不利。喻氏有关大气的理论，主要体现在以下几个方面。

1. 大气是诸气之主持 大气之说，发挥于喻昌，而实滥觞于《内经》。《内经》中有关大气的论述主要有两个含义：一是指自然界的大气，二指人身胸中之大气。喻氏对大气有深入的研究，他根据天人相应的道理取类比象，认为人体是一小宇宙，人体与自然界息息相通，胸中之大气与自然界的大气具有相同的作用特点。胸中大气统摄营卫、经络及各脏腑之气的活动，由于胸中大气的作用，营卫、脏腑、经络之气才能“充周无间，环流不息，通体节节皆灵”。他说：“太虚寥廓而其气充周磅礴，足以苞举地之积形而四虚无着，然后寒、暑、燥、湿、风、火之气，六入地中而生其化。设非大气足以苞地于无外，地之震崩坠陷，且不可言，胡以巍然中处而永生其化耶？人身亦然，五脏六腑，大经小络，昼夜循环不息，必赖胸中大气斡旋其间，大气一衰，则出入废，升降息，神机化灭，气立孤危。”可见自然界之六气不能离开大气，而人体脏腑经络之气也不能离开大气。脏腑经络之气、营气、卫气正像自然界的六气一样有赖于大气的统摄，肝之疏泄、肺之宣降、脾胃之升降、肾水之上济、心火之下降等脏腑功能活动都是在大气的统摄下进行的。故大气是高于诸气之上的，是诸气之主持。

2. 大气是胸中之气 喻氏认为，大气不是膻中之气，因为膻中是“臣使之官”，有其职位。大气也不是宗气，因为宗气与营气、卫气分为三隧，有隧有位，功能有限。喻氏所说的大气，是“充周磅礴”之气。他说：“必如太虚中，空洞沕穆，无可名象，包举地形，永奠厥中，始为大气。”喻氏在论述胸中大气时，始终与自然界的大气相联系。根据喻氏的论述，可以发现，胸中大气的气势盛大，幽深玄奥，它作用于脏腑内外，人体无处不受其影响。研究喻氏的大气学说，必须根据自然界大气的性质来理解胸中大气的作用和特点。

在对于大气的认识上，主要有两种观点，一种观点认为大气是宗气。如张锡纯认为“胸中大气，原为后天宗气”。另一种观点认为大气是胸中阳气。笔者认为，这两种说法都不符合喻氏大气学说的原意。首先，宗气不是大气，喻氏已有论述。即使胸中阳气，也不是大气。从气与阴阳的关系来分析，气包括阴阳两个方面，分之为二，合之为一。阴或阳都是气的一个方面，都不能代表气。胸中大气也分为阴阳两个方面，胸阳只是大气的一个方面，而不能代表大气。所以认为大气是胸中阳气是不恰当的。再者，喻氏治病虽然重视胸阳，有关胸阳的论述也很多，但从未说明大气是胸中阳气。他曾引用《金匮要略·水气病脉证并治》“大气一转，其气乃散”的例子来说明胸中大气。水饮久积胸中不散，伤其氤氲之气，遮蔽大气，不得透过而致心下坚，大如盘。其治疗方法有二：一是用桂枝去芍药加麻黄附子汤通胸中阳气，阳主开，阳气开通，则阴邪自散；二是当胸中之阳不亏时用枳术汤行气散饮。从上面对大气壅塞的两种治疗方法来分析，胸阳亏损时，大气可以闭塞不通，而胸阳不亏时，大气也可出现闭塞。故不能把大气和胸阳等同看待。实际上喻氏所说的大气是胸中之气，它蕴藏于胸中而统摄周身。它像自然界的大气一样，清而不浊，氤氲冲和，充周无间。喻氏立《大气论》的宗旨是重视胸中之气，他认为胸中为生死之第一关，指出：“凡治病，伤其胸中正气，致令痞塞痹痛者，此为医咎。”

3. 调畅大气的方法 喻氏的大气学说来自临证实践。胸中有气海之称，气机不利的病变常常出现胸闷、气短等以胸部为主的症状。而当时医家多用《局方》辛香行气之品，或用苦寒泻气之剂，而致胸中大气损伤。故喻氏叹道：“今人多暴其气而罔顾，迨病成，复损其气以求理。”而不顾胸中大气的存亡。故无论是胸部疾患，还是其他疾病，他都重视大气的畅通，主要反映在以下几个方面。

(1) 通阳散寒：胸中为空旷清虚之所，是大气蕴藏之处，如痰饮、水气、冲气等阴浊之邪上干胸中，则大气受阻。治疗时应以通阳散寒为主，以驱散阴邪，使大气畅通，恢复其氤氲之性。喻氏曾治一妇人，年过半百，常觉胸膈气胀不舒。喻氏认为，气有阴阳之别，身半以上阳为主，身半以下阴主之，阴气过盛而乘阳位则胸中大气不通。药用茅山苍术一味，取其气味之雄烈以驱阴邪而通天气，服用1年病愈。他说：“天气运而不积，挈地气以周旋，所谓载华岳而不重者，大气举之之谓也。”阴邪驱散则大气得以运转而病愈。

(2) 调理脏腑：胸中大气对脏腑之气有主持和统摄作用，大气亏损或闭塞，则脏腑气机逆乱。同时，脏腑气机正常又是大气畅通的重要保证。影响大气的病理因素如痰饮、水气等常常是脏腑不和所致；而肝气上逆、肺气不降等气机逆乱又可干扰大气的运行。故欲使大气畅通无碍，必须重视对脏腑之气的调理。脏腑功能正常，气机升降有序，清气上行，则胸中大气得后天之资助而充周旺盛；浊气下行，则胸中无邪气之干扰而运行无阻。故降肺气、和胃气、温补脾肾、宣通三焦等都有助于大气的畅通。

(3) 顾护大气：因为大气是诸气之主持，故治疗任何疾病，都要顾护大气。喻氏认为，大黄、黄芩等药能“耗胸中氤氲之气”，枳壳、沉香等降气之品能伤胸中之气。他在论述治疗关格的人参散时指出，麝香、冰片等辛香之品，能扰乱胸中，损伤大气。故治疗疾病要慎重用药，避免使大气受损。

三、治气须分三源

喻氏认为，调理气机不仅要重视大气，而且还须使肺气清肃、胃气和降、膀胱之气旺盛。喻氏称之为治气三源。兹分述如下。

1. 肺气宜清 喻氏曰："人身之气禀命于肺，肺气清肃则周身之气莫不服从而顺行，肺气壅浊，则周身之气易致横逆而犯上。"故喻氏调理气机，十分强调肺气的清肃。他认为，只有肺气处于不热不燥、不寒不凉、不塞不乱的清清肃降状态，人体周身之气才能和调。如有六淫、痰饮、水气等邪气犯肺，肺气由清返浊，肃降失职，则变生诸证。只有使肺气清肃，使气机和调，疾病才能向愈。喻氏调理肺气的思想主要体现在以下两个方面。

(1) 清燥润肺：喻氏以临床实践为依据，创立秋燥学说，对后世影响深远。笔者认为，其秋燥学说与其调气思想有密切联系。他自制清燥救肺汤来治疗"诸气膹郁""诸痿喘呕"之证，而这些证候皆是气机不利的表现。肺主一身之气，肺气燥而不清，则一身气机可受影响而致"膹郁"。如阳明经脉之气不利的痿证，肺气上逆之喘证，胃气上逆之呕吐等，皆因肺燥而致。他说："诸气膹郁之属于肺者，属于肺之燥……苟肺气不燥，则诸气禀清肃之令，而周身四达，亦胡致膹郁耶？诸痿喘呕之属于上者，上亦指肺，唯肺燥甚，则肺叶痿而不用。肺气逆而喘鸣，食难过膈而呕出。"只有清除肺燥，使肺气清肃，人体气机才能畅通，上述诸证才能解除。喻氏曰："古今治气郁之方，用辛香行气，绝无一方治肺之燥。"而肺燥恰恰是气机不利的重要原因。所以，他认为对"诸气膹郁""诸痿喘呕"之燥病，不可用乌药、香附、厚朴、丁香、槟榔等行气泻气之品，而应养阴生津，清燥润肺。在清燥救肺汤中，以桑叶、石膏清肺热，以人参、甘草和胃生津以养肺气，以胡麻、阿胶、麦冬润肺除燥，杏仁、杷叶降肺气。诸药合用，肺津生，肺燥除，肺气清肃，则全身之气得肺气之禀命而不郁结。

(2) 清金制木：肝为刚脏，体阴用阳，其气易升。肺为娇脏，位居上焦，性主下降，肺气之清肃下行，可以防止肝气升腾太过，此谓金能抑木。对肝木过旺之证，不仅要凉肝、疏肝，还需要清金以制肝木。喻氏认为，木性畏金，以金伐木而木反荣，如金失其刚转而为柔，则木失其柔转而为刚。故必肺气清肃，周身之气下行，肝木之气自可调畅。故对肝气横逆之证，应选用杏仁、枇杷叶、苏梗、桑皮等药物清肺下气，使肝木之气得以和调。李冠仙曾说："肺为气之主，肝气上逆，清金降肺以平之。"叶天士亦谓："清金开气，亦有制木之功能。"

2. 胃气宜和 脾胃同居中焦，是气机升降的枢纽。脾胃调和，则清者升，浊者降，升降有序。喻氏调理脾胃，不仅重视脾之升清，而且更强调胃气的和降。他认为，胃气和降是浊气下行的重要因素。胃分三脘，胃气不足，则下脘之浊气可以上干胸中，影响大气。他说："胃气上奔，呕逆横决，则胸中之气必乱。"所以调和胃气，即有利于胸中大气的畅通。胃气的和调，还有利于肺气的肃降。肺气虚弱之证，培土可以生金；肺热壅盛之证，清胃火可以除肺热；肺津亏损之证，养胃津可以生肺津。故调理胃气既有利于大气的畅通，又有助于肺气的肃降。喻氏调和胃气，有以下特点。

(1) 区别三脘功能：喻氏认为，胃分为三脘，上脘象天，清气居多；下脘象地，浊气居多；中脘主升清降浊，对气机的升降起关键作用。中脘之气旺，则水谷之清气上升于肺而灌输百脉，水谷之浊气下达于大小肠从二便排出。喻氏所说的中脘之气系指中气，中气的盛衰关系着全身气机的升降。中气不足之证，应补其中气，使中脘之气升降有权，使上脘之清气上升，使下脘之浊气下降，不应笼统地用补中益气汤等升脾气的方法来治疗。喻氏曾治一病人，患痞块数月，卧床不起，服化坚消痞之药不效。形体消瘦，痞块坚硬如石，以手拊之，痛不可忍。与理中汤少加附子服之，痞块随消，后以桂附剂调理而愈。此证因中气不足，清浊相混，结成痞块。单纯用升清或降浊的方法都难有效。故用理中汤补中气之不足，使中脘之气旺盛，则清升浊降，痞块随消。由此可见，喻氏虽然将胃分为三脘，而重点强调中脘之气的升清降浊作用。

(2) 滋养胃阴：喻氏曰"夫人天真之气全在于胃，津液之多寡，即关真气之盛衰"。胃津充足，是人体气机调和的重要因素。在生理条件下，脾为胃行其津液，而胃方不至于过湿；而胃之津液又濡养脾土，使脾不至于过燥。脾胃燥湿相济，相得益彰。如胃津不足，一方面可致脾土失其濡养而燥甚，致使脾阴不足，运化失职；另一方面，可致胃气不降，浊气不得下行。"胃中之阳，津液所胎"，胃气下降以胃阴充足为条件。只有滋养胃津，才能使脾复其运化，胃复其和降。对胃津不足之证，不可守东垣补脾之法，而应用麦冬、竹沥、人参、梨汁、生地等甘凉濡养之品。可见喻氏已发现李东垣脾胃学说的不足之处，所以他倡导滋养胃阴。这种养胃阴的治疗方法，也体现了喻昌重视胃气和降的学术思想。

3. 膀胱之气宜旺 喻氏认为，膀胱气化作用的正常发挥，是使浊气下降的重要条件。在生理情况下，浊气之下降，虽然与肺气之肃降、胃之和降有关，但其关键在于膀胱的气化作用。喻氏曰："膻中位于膈内，膀胱位于腹内，膀胱之气化，则空洞善容，而膻中之气得以下运，若膀胱不化，则腹已先胀，膻中之气安能下达耶?”下行之气，即浊气，上焦中焦之浊气下行，随膀胱气化而出。如膀胱不化，浊气不降，充斥脏腑内外，可影响全身气机。喻氏用“急开支河”法治疗下利，后世温病学家利小便以治疗湿温，都是通过发挥膀胱的气化作用来达到治疗目的的。

由于肾以膀胱为府，膀胱之气化离不开肾气的温煦蒸腾，肾气不足，则膀胱气化失职。喻氏说:“肾气动，必先注于膀胱，屡动不已，膀胱满胀，势必逆奔于胸膈，其窒塞之状，不可名言。”只有肾气闭藏不动，“膀胱得以清静无为，而膻中之气……下走即捷，则不为牵引所乱，而胸中旷若太空。”可见肾气不仅影响膀胱的气化，而且影响胸中之气的运行。所以，补肾气，助膀胱气化，也是调理气机的重要方法。

（《山东中医学院学报》，1991 年第 15 卷第 1 期）

喻昌络病学术思想探析

费县人民医院　吴振华
辽宁中医药大学　姚鹏宇
辽宁中医药大学附属二院　郭少武
山东中医药大学附属医院　谭国庆

络病学是研究中医络病学说及其临床运用的临床学科。肇始于《内经》，临床证治奠基于《伤寒杂病论》，后世不断发展，形成完善的“络病证治体系”。喻昌于络病之论述早于名医叶天士，且别有创见，对于后世络病学研究颇具价值。

一、络病辨识

1. 明晰意旨，划分层次　喻昌于《医门法律・明络脉之法》因感于“十二经脉，前贤论之详矣；而络脉则未之及，亦缺典也”，专列“络脉论”一章，详论络脉。喻氏言“络者，兜络之义，即十二经之外城也”，明确络为十二经之外围，包绕于外，有护卫经脉含义。书中还对“十五络”概念进行了论述，认为十五络“外城之通界，皇华出入之总途也”，并提出“盖十二络以络其经，三大络以络其络”的别络关系。

喻氏言：“十二经生十二络，十二络生一百八十系络，系络生一百八十缠络，缠络生三万四千孙络，孙络之间有缠绊。”把由十二经分出的络脉逐层细化分为络—系络—缠络—孙络，并指出孙络之间有相互络合气血交换的缠绊，从而在《内经》基础上进一步明确了络脉的分层细化。阐明经络间相互联系、逐级细化的分布特点，对明确经络层次和络病传变的研究具有重要意义。

2. 论述络病，注重整体 《医门法律·中风论》云：“《经》言百病之生，必先于皮毛。邪中之则腠理开，开则邪入客于络脉，留而不去，传入于经。留而下去，传入于腑。”喻昌遵《内经》论，认为病邪由络（阳络、气络）到经传入于腑，由浅入深，是感邪传病的一般发展规律，并在这一基础上继续发挥络病证治思想，为临床截断扭转病程发展，遏制疾病传变提供思路。《医门法律》对于络脉学中“缠绊”这一概念的论述早于其他医家，《医门法律·明络脉之法》载：“故外邪从卫而入，不遽入于营，亦以络脉缠绊之也。至络中邪盛，则入于营矣。”指出“络脉缠绊”在络病中的重要性，是由卫至血的必经之途，“缠绊”是络脉聚集缠绕，相互联系沟通的特殊结构。国医大师任继学将这一理论应用于急性肾风等虚损性疾病治疗，提出邪结肾络，造成“络脉缠绊之地”气化代谢失常，血脉壅阻稽留是急性肾风的病机特点。

喻昌在络病论述中，多次提及经络、经络与气血的相互关系，强调整体联系。如《医门法律·申明内经法律》曰：“经脉行气，络脉受血，经气入络，络受经气，候不相合，故皆反常。”明确了气血是络的内容物，为调气理血治疗络病提供了思路，此处论述的络当指血络。《医门法律·明望色之法》云：“盖阴络之色，随其经而不变，色之变动无常者，皆阳络之色。”对阴络阳络的病理特征进行对比。喻昌对于络病强调邪气传变的层次，重视络脉与人体其他结构、物质的联系及整体关系，并对络中阴络、阳络、血络、气络等不同形式的络病有了初步的认识。络脉是人身一部分，依赖于气血充养，经脉脏腑的调和，才能发挥正常作用。

二、络治之法

喻昌对于络病治法，强调通络的重要性，以祛邪通络为治疗大法，除运用传统的行气、活血、化瘀、祛痰等治法外，针对邪积络脉、易于化热的特点，提出甘寒通络的治法，开启了络病治疗的新思路。

1. 发挥络治，甘寒通络 喻昌针对“若营气自内所生，诸病为血、为气、为痰饮、为积聚，种种有形，势不能出于络外”的病理特点，发挥理气、活血、化瘀、祛痰的络病治法，并提出“而用药之际，不加引经透络，功效羁迟”，强调络药在临床上的重要性。《寓意草·论钱太封翁足患不宜用热药再误案》载：“人参固其经，竹沥通其络，则甘寒气味，相得益彰矣……脾中所生之阳气，得颛力以驱痰驱热，则痰热不留行，而足患并可结局。”以“甘寒通络法”治疗湿热下注足疾，喻昌于此案表达了对世医不识“甘寒通络法”的感慨。《医门法律·论治中寒病用药八难》又云：“兹后总有顽痰，留积经络，但宜甘寒助气开通，不宜辛辣助热壅塞。”诠释了“甘寒通络”的含义，明确了其“助气开通”的治疗作用。“甘寒通络法”是指以人参、黄芪、麦冬、白芍、甘草、地黄、竹沥、石膏等品为主药组方配伍，补益气阴，充养络脉，使络脉充盛，气血冲和，流通不息，邪自不可侵袭。喻昌对甘寒治法赞誉有加，并谓“甘寒一可息风，二可补虚，三可久服”。叶天士《临证指南医案·咳嗽》有“因劳乏致伤，络血易瘀，长夜热灼，议养胃阴”，吴氏络病案，亦遵喻昌意施以甘寒通络之法。

2. 通经活络，通畅为用 络脉以通为用，络通则气血流通，经脉畅达，喻昌于络病之治强调通络的重要性。《寓意草·为顾枚先议失血证治并论病机》云：“然必先除经病，务俾经脉下走，经气下行，后乃可除络中之病，譬沟渠通而行潦始消也，未易言也。”体现了喻昌通经活络的治疗方法，经络本属一体，两者相互依存，互相维系联络，生理病理均具有密切的相关性。经脉是络脉的主干，喻昌认为经脉的通行是络脉通畅的前提，通经则络通，常选用大剂补气活血药，通行经脉以达到经脉气血流通，络脉亦随之而通的效果。

三、从络论病

喻昌从络脉特点出发，论治疾病，其中以中风、水肿二病，最能体现其络病理论思想。

1. 中风 喻昌遵《内经》理论论述中风，在《医门法律·中风论》中有言："风之中人以渐而深。"认为其传变遵循"经络及腑"的规律，故"治分浅深"，将风中于络作为中风病早期的病程阶段，遵仲景"中络，桂枝汤；中经，小续命汤加减"而施治。喻昌还根据中风病的特点，提出"其在于经络肌表筋骨之间，尚未入于脏腑者，并以通荣卫为治"，立和荣汤（白术、川芎各一钱半，南星、半夏、芍药、茯苓、天麻各一钱，当归、生地、熟地、牛膝、酸枣仁、黄芩、橘红各八分，羌活、防风、官桂各六分，红花、炙甘草各四分，黄柏三分，水煎，入竹沥、姜汁，晨服）一方，喻昌谓此方"有补血活血之功，不至于滞；有健脾燥湿消痰之能，不至于燥；又清热疏风，开经络，通腠理；内固根本，外散病邪；王道剂也，多服可以见功"。喻昌重视体质，认为"富贵之人"易病络，发为中风。《医门法律》有云："中风多见于富贵之人……富贵之人身既安逸，内风已炽，尚图乘风纳凉……致阳气郁遏不舒，加以厚酒浓味之热，挟郁阳而为顽痰，阻塞经络。"

喻昌言"表里之邪，大禁金石"，强调在中络、中经阶段禁止应用金石类药物，以金石之品虽能渐填空窍，但早期容易涩以堵其路。对于中风病早期中络多属于阳络范畴，其著作《尚论篇》载"试观中风卒倒之人，邪中脾之大络，则昏迷不醒"。论述风中脾之大络的病理特点，明确了络之不同其病状也异。

2. 水肿 《医门法律·水肿脉论》云："沉伏相搏，名曰水。沉则络脉虚，伏则小便难，虚难相搏，水走皮肤，即为水矣。"论述了水肿的病机，喻昌又云："肺合皮毛者也，皮肤者络脉之所过，肺沉而气不为充，荣潜而血不为养，则络脉虚。脾为胃行津液者也，脾伏则津液不入膀胱，故小便难，络虚便难，水之积者，乘虚而走皮间为肿矣。"明确了肺虚—气不充血不养—络脉虚的病理机制，并立法以补益脾肺之气，通络治水，以防己散、消风败毒散治风水、皮水。防己散即《金匮要略》防己茯苓汤加桑白皮，营卫郁，肺气不宣则络脉虚，故治疗取“金郁者泄之，桑白皮固可用，然不可过泄肺气”，用“桂枝发越营卫”，并言“元气素虚，腠理素疏，参芪合用，允为当也”，明确水肿络治以补气，调营卫达到补络通络治疗水肿的目的。

四、结　语

喻昌在《医门法律》卷五中明确提出：“谈医者，当以《灵》《素》为经，《金匮》为纬。”其于络病学理论论述多承《内经》，其治法治则多法仲景立意。喻昌对络之系统进行了划分，并首论“缠绊”的概念，在络病治法中创新地提出“甘寒通络法”。喻昌运用络病理论论治中风、水肿等病，丰富了络治内容。喻昌对于络病理论的论述为络病学的发展起到了重要作用。

（《江西中医药大学学报》，2018 年第 30 卷第 6 期）

试述喻嘉言对《金匮要略》痰饮病理论的创新

北京中医医院　李　楠
首都医科大学　李文刚　付修文

喻嘉言，清代著名临床医学家，对《伤寒杂病论》有较深的造诣，在重视《伤寒论》研究的基础上对仲景有关杂病证治亦颇有心得。其所著《医门法律》一书因其临床的实用和独特的体例，被后世医家视为必读之书。《医门法律》实为阐发仲景《金匮要略》一书的奥旨。他说：“顾穷源千仞，进求《灵》《素》《甲乙》诸书，文义浩渺，难以精研。用是参究仲景《金匮》之遗，分门析类，定为杂证法律十卷。”为参考研究《金匮要略》提供很好的历史资料。书中尤其对痰饮病的认识有精辟见解，既继承《金匮要略》对痰饮的理念，同时又提出个人见解，促进了中医理论的发展，受到后世医家的重视，其中观点可供后世借鉴与取法。喻嘉言在综合、归纳、提高的学术思潮影响下，立足于临床实践，尝试勾画出较为全面的辨证论治体系，简洁清晰，对临床诊治有一定的示范性和制约力。这些虽然大多数是对前人学术思想和经验的总结，更是一种理论上的升华，给后世医学史上留下深刻的印象。

一、痰饮病发病主要在胃的观点

痰饮病系指水液在体内运化输布失常，停聚于某些部位的一类病证，是临床常见疾病。《内经》中即已认识到该病为体内水湿过盛，是脾阳失运所致。《金匮要略》对该病起因及病证治法有较详细的论述，并以水饮病邪的轻重、停聚的部位不同，分为痰饮、悬饮、溢饮、支饮四种类型。其发病原因大多为阳气衰微，水饮停聚体内局部脏腑经络而发病，以“病痰饮者，当以温药和之”为治疗总原则。后世医家大多以此为辨证论治依据。喻嘉言在此基础上认识痰饮病，又有一些个人的独到见解。尝谓“治病必先识病，识病然后议药”“病经议明，则有是病，即有是药，病千变，药亦千变”，故对病证剖析，必溯源穷流。因此，对于痰饮病的发病机制及其病证做了较为详细论述。

《金匮要略》在论述痰饮病的发病机制上基于《素问·经脉别论》“饮入于胃，游溢精气，上输于脾，脾气散精，上归于肺，通调水道，下输膀胱，水津四布，五经并行”的理论，说明人体水液的运行有赖于脏腑气化，一旦脏腑功能失调，水液运行失常，停聚体内则可能发生痰饮病。虽然仲景提出了痰饮的发病机制，但是对于痰饮病具体属于哪个脏腑的功能失调的阐述还没有特别明确。

《金匮要略·痰饮咳嗽病脉证并治》“凡食少饮多，水停心下”的发病机制论述下，喻嘉言在《医门法律·痰饮门》中明确提出其发病主要在胃的观点。论曰：“痰饮之患，未有不从胃起者矣。”他是从胃的功能来进行认识的。因胃为水谷之海，五脏六腑之源，在正常情况下，饮入于胃，游溢精气，上输于脾，脾气散精，上归于肺，通调水道，下输膀胱，水精四布，五经并行，方为常人。这正是《内经》有关水液在体内正常运行的体现。如果水液运行失调，饮入胃中之水则停聚于体内而罹致痰饮病。喻氏依据此说指出，在治疗上应驱其所留之饮还于胃，然后或下从肠出，或上从呕出。即便有些可以由胸膈而外出肌肤，亦仅为其中的清者，其浊者还必返于胸膈，再还返于胃，方可入肠而下驱出之。喻氏认为人身天真之气，全在于胃的受纳，而胃又须依赖脾为其运行津液，一脏一腑，相得益彰。“除患之机，所重全在胃气。”因脾胃主中焦，为辨证的关键，所以在临证时，治疗痰饮无论是用逐饮法或吐法，还是用攻下法，应时时注意对脾胃的护顾。通过上述所论，我们不难看出，喻嘉言对于痰饮病的病机分析，是以胃为枢机立论，痰饮的入路在胃，出路亦在胃。喻嘉言就《金匮要略》所描述的种种症状，从两方面分别痰饮病的病位浅深。一是从胃流入躯壳之内，脏腑之外者，为痰饮、悬饮、溢饮、支饮，为浅；从胃上下，渐及于心、肝、脾、肺、肾者为深。一是流饮为浅，伏饮为深。

二、医律三条和药禁十一条的制定

《金匮要略》在痰饮病的治疗上以饮为阴邪，必以温化，因此治疗上大多以温药为主，所用方剂又体现出扶正祛邪的理念。喻氏亦不离《金匮要略》“病痰饮者，当以温药和之”之训，认为“痰饮阴象，阻抑其阳，用此阳药（苓桂术甘汤）化气，以伸其阳，此正法也”。但他告诫不能以此为口实，妄用热药，还应根据患者的具体情况而辨证施治。在此理论影响下，喻嘉言特制定了痰饮病的治疗原则，分为医律三条和药禁十一法。

三条医律是：“凡热痰乘风火上入，目暗耳鸣，多似虚证，误行温补，转锢其痰，永无出路，医之罪也。凡痰饮随食并出，不开幽门，徒温其胃，束手无策，迁延误人，医之罪也。凡遇肾虚水返痰涌，气高喘急之证，不补其下，反清其下，必致气脱而死，医之罪也。”十一条药禁为：“阴虚枯燥妄用二陈，阳虚多汗妄用青龙，心虚神怯妄用辛散，肺虚无气妄用苦泻，肝虚气滞妄用龙荟，脾虚浮肿妄用滚痰，胃气津竭妄用香燥，脏腑易动妄行涌泄，本非坚积妄行峻攻，血气虚羸妄行针灸。”

痰饮积于胸膈，令人冲气眩冒，常易令人思用吐法。自张子和倡用后，世人争相趋之，以图速效。喻氏认为，吐法并非不可用，但因喘满而痰饮上溢，是体内而自发，不能以吐法为常用之正法。他定有吐法十二条：“眩冒昏晕不可吐，气高气浅不可吐，积劳未息不可吐，病后新虚不可吐，脉道微弱不可吐，病势险急不可吐，阳虚多汗不可吐，素惯失血不可吐，风雨晦冥不可吐，冬气闭藏不可吐，多疑少决不可吐，吐后犯戒不可吐。"指出只有在全面辨证，考虑到各种情况之后施用吐法才能达到预期的效果。

三、窠囊是伏痰留饮的发展

《金匮要略》中伏痰留饮属于饮邪久居体内，留伏不出，最易伤及人体正气，损害脏腑器官功能。喻嘉言认为痰饮病日久停聚，则入经络久居一处，成为重证饮停，故提出了窠囊一说。喻氏认为窠囊之来，始于痰聚胃口，呕吐时数动胃气，胃气动则半从上出于喉，半从内入于络。胃之大络贯膈，其气奔入之急则冲透膈膜，使痰得以居之，日久成囊，如蜂之营穴(《寓意草·详辨谏议胡老先生痰饮小恙并答明问》)。至于窠囊的治疗，喻氏未提出具体的方药，认为该病治之甚难，只能"以活治而奏全绩"。总的原则是，不可急治，只可缓图。因窠囊中的痰生长易，剥落难，如急用驱导涤涌的药，只能徒伤他脏。正确的治疗应该是先去胃中之痰，使患者不呕不触，俟胃经之气不急奔于络后，转虚其胃，让络中之气还返于胃，然后逐渐以药开导其囊，而涤出其痰，病则能愈。在此治疗过程中，喻氏提出要"服广大药以安和五脏"(《寓意草·论浦君艺喘病证治之法》)。而其中尤须注意培养脾气和肺气，只要脾气有权，肺气一清，则周身之气，翕然从之下降。喻氏的痰饮病窠囊一说，被后世医家领略，在治疗久咳哮喘病上应用与发展。

综上所述，喻嘉言在痰饮病的证治上，虽未脱离《金匮要略》的规范，但却体现了其个人较为丰富的临证经验，其中尤以不可妄用吐法和窠囊之说为其要点，足以启发后人。总之，喻嘉言对仲景理论推崇备至，认为《伤寒杂病论》是中医临床医学中的"济川之舟楫"，认为医者如能通过他的著作获知仲景学说的真谛，则是他一生中最快慰的事情。"假由其道而升堂入室，仲景弥光，而吾生大慰矣。"(《尚论篇》)因此，喻嘉言弘扬《金匮要略》痰饮病的理论，至今来看仍然具有实际的临床指导意义。

(《中华中医药学会2009年第十七届仲景学说学术研讨会会议论文集》)

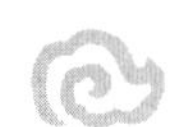

喻昌痹证学说与临证

山东中医学院　　张谨墉

中医痹证包括的范围很广，与“中风证”相较，两者都与风邪参与和入侵有关，故两证在病状上有类似之处，前人对此也有一些不别之失。如《内经》就曾把风痹归属于中风内，曰：“中风有四，一曰偏枯，二曰风痱，三曰风懿，四曰风痹。”唐宋医家也大都把痹证归入“风门”论治，而一些命名为某风的病证实际却属痹证的范围，如鹤膝风、白虎历节风等，这种混淆无疑给后世治疗带来不利。所以，金元时有的医家就明确提出：应对“风门”混入的痹、痿、厥等证进行区分。喻氏从临床实际出发，更重视痹证与“中风”病证相互间的诊断与鉴别。曾感慨地说：“仲景以后，英贤辈出，方书充栋，何反漫无取裁，坐令中风一证，鲜划一之法，治之百不一效。”他认为：《内经》中“中风四证，其一曰风痹，以诸痹类风状，故名之也。然虽相类，实有不同，风则阳受之，痹则阴受之”。告诫医者：“凡治痹证，不明其理，以风门诸通套药施之者，医之罪也。”而对古方治痹伍以风药麻黄、白芷者，他认为“麻黄能通阳气，白芷能行荣卫也，然入在四物、四君等药之内，非专发表明矣。”并根据临床所见明确提出：“鹤膝风者，即风寒湿之痹于膝者也。”“痛风一名白虎历节风，实即痛痹也。”为进一步区别治疗，他又从病机上进行分析曰：“痹证非不有风，然风入阴分，与寒湿互结，扰乱其血脉，致身中之阳不通于阴，故致痹也。”而且认为痹证之所以不同于风证，且发病较风证为缓，其原因除“痹证阴受之”外，还与痹证由“风寒湿三气杂合牵制，非若风之善行易入”有关，故“但类于中风也”。

在痹证的治疗上，喻氏有自己的见解。他认为痹证的成因，主要是由于病家素体虚弱，气血不足，腠理空疏，故外邪易入，成风寒湿互结之状，扰乱血脉，痹阻阳气。故治痹以“开通阳气、补养阴血”为基本原则，忌用攻法。认为：“攻里之药皆属苦寒，用之则阳愈不通。”处方遣药大都精选前人之方加减用之。从喻氏所选之方及方中所加按语不难看出，对痹证的治疗，他有丰富的经验和深刻的体会，于今仍可师可法。

一、风寒湿痹通用三痹汤

此方出自陈自明《妇人良方》，主治肝肾不足、气血双虚之风寒湿痹。症见腰膝酸痛，四肢伸屈不利，关节疼痛。方中独活、细辛、防风、秦艽祛风湿而止痛；黄芪、党参、茯苓、甘草以益气；熟地、当归、芍药、川芎补血活血，行血散风。更加肉桂、生姜温阳散寒，杜仲、川断、牛膝协熟地以补肝肾、健腰膝、壮筋骨，共奏扶正祛邪之效。喻氏云："此用参芪四物一派补药内加防风、秦艽以胜风湿，桂心以胜寒，细辛、独活以通肾气。凡治三气袭虚而成痹患者，宜准诸此。"笔者临证，凡风寒湿痹用此方加减化裁多获显效，此乃平中见奇之良方也。

二、痰痹相兼宜用控涎丹

本方出自陈言《三因极一病证方论》，主治痰浊随风寒湿痹四处流注，以致痹在遍身，走痛无定，痛不可忍，牵连筋骨，坐卧不宁。喻氏认为："风寒湿三痹之邪，每借人胸中之痰为相援，故治痹方中多兼用治痰之药。"该方由甘遂、大戟、白芥子各等分，为末，六曲糊为丸如梧子大，饭后临卧时淡姜汤送服。本方为攻逐痰饮的峻剂，临床应用很广泛，笔者常用此方治疗胸水、腹水、气管炎、肺炎、颈淋巴结核、骨结核等属痰实邪盛、邪实正不虚者。常规每服 1 g，每日 3 次。痰多病重者每次可加至 3 g，每日或间日服 1 次，以能泻下为度，服药后隔日未泻者可续服一次，若剧泻须减量。

三、痹在上者选黄芪桂枝五物汤

此为仲景方，功能益气温经，和营通痹，主治正气不足，营卫不和，复受风邪使气血不行而成痹者。方以黄芪为君，益气固卫；桂枝为臣，温经通阳，协黄芪走表而行气血；佐芍药养血和营，协黄芪走里而补营阴之虚；生姜、大枣为使，调和营卫。诸药合用，使气血流通，肌肤充养则痹自去。《时方妙用》称此方为治痹证属虚的总方。笔者临证多加秦艽、片姜黄、当归、鸡血藤，其效更佳。

四、痹在臂者用十味剉散

此方见李中梓《医宗必读》，功能益气生血，散风通络，强健筋骨，祛寒止痛，主治血弱当风，筋骨疼痛，举动艰难。方以“四物”补血养血，玉屏风散益气止汗，茯苓益气健脾，桂附温肾助阳祛寒止痛。喻氏认为：“用防风反佐黄芪，出其分肉腠理之风。”药仅十味，共剉为散，故名十味剉散。

五、痹在手足寒气盛者用乌头粥

本方出自王肯堂《证治准绳》，主治风寒湿痹于手足，麻木不仁及肿痛不能举者。方用川乌头（生研为细末）12 g，加熟白米半碗，熬熟成薄粥，不可稠，下生姜汁一茶匙许，白蜜三大匙，搅匀空腹温啜。湿偏盛者更加入薏苡仁末 6 g，增米作一中碗煮服。喻氏曰：“四肢为诸阳之本，本根之地，阳气先已不用，况周身经络之末乎？故用乌头合谷味，先从荣卫所生之地注力，俾四末之阳以渐而充也，用方者知之。”笔者常以川乌头为君治疗痛痹多收桴鼓之效，但川乌头一定要久煎以减轻其毒性。20 世纪 60 年代末曾治一中年男性，患右上肢疼痛，朝轻暮重，夕加夜甚，服中西药物其效不显。予以制川乌、熟附子各 12 g，配用桂枝、片姜黄、羌活、防风、当归、赤芍等，并嘱患者将乌头、附子先煎 45 min，然后加入他药同煎 40 min 左右。一剂病去大半，患者甚喜。第二剂乌附与他药一同煎约 40 min，服后痛虽瘥，但觉口唇麻木，呕吐十余次。究其因有二：一是乌附没久煎，二是炮制不遵古，学者不可不戒。

六、身半下痹治用通痹散

本方功能健脾祛湿，养血活血，祛风散寒，主治腰以下至足风寒湿三气合而成痹，两足至脐冷如冰，不能自举，或因酒热立冷水中久成此疾。方以独活、藁本直入肝肾膀胱经以散下焦风寒；白术、天麻以健脾化湿；当归、川芎养血活血。喻氏云："此方因风寒湿三气混合入于阴股，其邪已过于荣卫，故变桂枝五物之制而用此散缓缓分出其邪也。"

七、痹于筋者宜羚羊角散

本方出自王肯堂《证治准绳》，主治筋痹肢节酸痛。方由羚羊角、薄荷、附子、独活、白芍、防风、川芎组成。喻氏评曰："此方治筋痹之义，美则美矣，未尽善也。以七味各用等分，漫无君臣佐使之法耳。盖筋痹必以舒筋为主，宜倍用羚羊角为君，筋痹必因血不荣养，宜以白芍、川芎，更加当归为臣。然恐羚角性寒，但能舒筋不能开痹，必少用附子之辛热为反佐，更少用薄荷、独活、防风入风寒湿队中，而为之使可也。"临证体会，喻氏所言极是。

八、热痹当用升麻汤

喻氏"治痹以开通阳气，补养阴血为贵"，偏重于虚寒之证慎用苦寒之品。这种思想从他对热痹的治疗也可看出，热痹他主用升麻汤。该方出自《圣济总录》，主治脏腑移热，复遇外邪，客搏经络留而成痹者。症见肌肉热极，皮肤如鼠走，唇口反缩，皮毛变红黑者。方中以升麻为君，专除阳明肌肉之热；以人参、茯神、犀角、羚羊角为臣，扶正以祛邪；以肉桂为反佐，羌活、防风为使；更以竹沥、生姜通经络祛痰湿，共建除痹热之功。笔者临证20余年，凡遇热痹多用升麻汤加减进退，方中犀角、羚羊角研制粉末冲服，临床疗效颇为满意。综观此方虽治热痹，但正如喻氏所说：其方"如秋月寒潭，碧清可爱"，他这一欲取清凉之意，而忌苦寒之味的治法，亦足见其重视阳气的学术主张。

（《江苏中医》，1988年第4期）

喻昌的针灸学术思想浅析

江西中医药大学　王　玲
厦门大学医学院　杨宗保

一、伤寒六经辨证说

喻昌对于《伤寒论》研究颇深，他是尊经学派代表人物之一。喻氏在其著作《尚论篇》中详细记载了伤寒六经病证辨证与治法，其中就有很多针灸内容，如卷一《论太阳经伤寒证治大意・太阳经上篇》载："中风之证，凡未传变者，当从解肌……刺风池、风府以泄风热之暴甚……更以桂枝汤，引之外出则愈矣。"此法可用于阳邪炽盛，服桂枝而转烦者，先刺风池、风府穴；卷一《论太阳经伤寒证治大意・太阳经下篇》载："肝木乘脾土，名曰纵，其证腹满谵语，其脉寸口浮而紧；肝脉乘肺金，名曰横，发热，啬啬恶寒，大渴饮水者……然纵、横之证不同，而同刺期门穴者。"对于肝木乘脾土所致腹满谵语和肝木犯肺金所致发热恶寒可同刺期门穴；卷三《尚论少阳经证治大意》载："盖血室者，冲脉也，下居腹内，厥阴肝之所主也，而少阳指胆，与肝相连……期门者，肝之募也……刺期门。"对于妇人伤寒传少阳，热入血室之证，可刺期门穴。

二、灼艾助阳说

人体若阳气不足，卫外功能下降，则百病乃生。喻昌精研仲景之学，对于仲景顾护阳气的思想多有发挥。如《尚论后篇・温症中篇》详载灼艾助阳法："一二日，口中和，背恶寒者，既宜服附子汤，并用灸法以助阳。"对于吐利手足逆冷脉不至者，可灸少阴七壮；下利脉微涩，阳虚气下坠者，宜灸百会穴，以升举阳气；对于伤寒脉促，手足厥逆者，宜用灸法以通其阳。喻昌擅用艾灸治疗血痢久不愈者，如《医门法律・痢疾门》载："血痢久不愈者，属阳虚阴脱……急灸气海穴，用附子理中汤，稍迟之则死。"

三、十五络穴说

喻昌对经络非常重视，如《医门法律·络脉论》附载："凡治病，不明脏腑经络，开口动手便错。"在《医门法律·络脉论》中提到："十二经脉，前贤论之详矣，而络脉则未之及，亦缺典也。"络脉研究在古代并没有形成体系，十五络，各朝各代及其著述对其定论不一，《难经》以阳跷、阴跷、脾之大络和十二络脉共为十五络，加上《内经》所载胃之大络，名曰虚里，贯膈络肺，吃紧一段，后人不敢推翻前人所述，遂总结为十六络。然而喻昌并不拘泥于此，他认为十五络是十二经之络、奇经之络、脾之大络和胃之大络。如《医门法律·一明络脉之法》载："昌谓阳跷、阴跷二络之名原误，当是共指奇经，为一大络也。盖十二经各有一络，共十二络矣。复有胃之大络，脾之大络……络有十五焉。"由此可见，喻昌虽尊经典，但并不拘泥于古，治学严谨，具有革新精神。

四、针刺治中风说

《医门法律·中风门》载："中风一证，动关生死安危，病之大而且重，莫有过于此者。"喻昌在中风门中详述中风的病因病机、辨证治疗。在其著述《寓意草》卷四中详细记载了一中风半身不遂的医案："季蘅翁，近得半身不遂之证，已二年矣。病发左半，口往右㖞，昏迷遗溺……然宜刺手足四末，以泄荣血而通气。"喻昌指出治疗中风半身不遂的病症宜针刺手足四末，即十二井穴，以通气血。针灸治疗中风后遗症一直在临床上突显其优势，喻氏详述中风证的分型及治疗对后世医家运用中药、针灸治疗中风起到一定的指导作用。

五、针灸治未病说

喻昌在《尚论篇》中提到针灸不仅是多种病症的有效治疗手段，而且对很多病症已有很好的预防作用，对针灸治未病思想多有发挥。如《尚论后篇·会讲篇·上堂师嘉言老人第一回语录》载："然五脏隐深，其色不宜外见，才见微色,随刺俞穴,早泻其热,名曰治未病。待病治之,迟矣。”喻嘉言溯源《内经》所载治未病思想,为针灸治未病思想的传播做出了一定的贡献。

六、学术影响与临床应用

喻昌注重经络辨证取穴、因病施治、针灸治未病,至今在临床上仍有很大的意义。喻氏晚年开门办学,第一堂课就给学生讲解《内经》中针灸治未病思想,为针灸治未病思想的传播做出了一定的贡献。针灸治未病思想现已受到国内外的重视,如日本针灸学界的一代宗师泽田健先生擅用灸法预防疾病。喻氏对于阳虚阴脱所致的血痢久不治者,擅灸百会、气海穴,这一治法现代临床上也常用到,如近代有人灸百会治疗久治不愈的脱肛及便血取得很好的疗效。喻氏对于中风半身不遂的病症擅用针刺井穴来治疗,这一治法一直沿用至今,如有人采用普通针刺加十二井穴的方法治疗中风恢复期患者 36 例,发现治疗后 SIAS 积分和 ADL 积分显著提高,且疗效优于不采用井穴的对照组。

(《内蒙古中医药》,2014 年第 33 卷第 3 期)

喻昌脾胃学术思想探讨

河南中医学院　　凌　芳　刘景超

一、阐述医理,注重脾胃

脾胃为后天之本,气血生化之源。喻氏论医,特别重视脾胃在人体生命活动中的重要地位。他说:“夫人天真之气,全在于胃,津液之多寡,即关真气之盛衰。而胃复赖脾以运行其津液,一脏一腑,相得益彰,所以胃不至于过湿,脾不至于过燥也。”而且,他认为脾胃之虚实,关乎五脏之盛衰。指出:“五脏失中土之灌溉而虚极也。”说明脾胃与其他脏腑之盛衰关系尤为密切。

脾胃之论，莫详于东垣，但东垣所述，往往脾胃合论，其重在脾。喻氏认为脾胃各有特点，当分体用而论之，指出："脾之土，体阴而用则阳；胃之土，体阳而用则阴。两者和同，则不刚不柔，胃纳谷食，脾行谷气，通调水道，灌注百脉，相得益彰，其用大矣。"即脾胃土体不同，一为阴土，一为阳土；其用脾主运化升清，胃主受纳通降，两者相辅相成，共同完成腐熟、吸收、转化的生理功能。因而，喻昌主张在调理脾胃时，必须根据脾胃各自不同的生理特性而施以方药，曰："脾偏于阴，则和以甘热；胃偏于阳，则和以甘寒。"喻氏之论，实则发展了东垣的脾胃理论，为叶桂的胃阴学说奠定了一定的基础。

脾胃之中，喻氏尤其重视脾气的作用，并形象地提出："脾气者，人身健运之阳气，如天之有日也。如若脾中之阳气旺，是天青日明，而龙雷潜伏也；胸中窒塞之阴气，如太空不留纤翳也，饮食运化精微，复生不竭之阴血也。"常用四君子汤、六君子汤等甘药益气补中，认为"以甘为主，庶足补中"。

二、师法仲景，建中为本

喻氏之学，师宗仲景，他非常推崇《伤寒论》和《金匮要略》，亦深受其益。他认为仲景治杂证之要诀在于调补脾胃，他指出仲景《伤寒论》中用小建中汤，乃桂枝汤加胶饴，"以其人中气馁弱，不能送邪外出，故用胶饴之甘，小小建立中气以祛邪"。用小之一字，示其微建中气之意也；《金匮要略》中用于治疗虚劳里急、自汗表虚之证的黄芪建中汤，于小建中汤内加黄芪，意在速建中焦之卫气也；复有大建中汤一法，治疗阴气上逆，胸中大寒，呕不能食，而腹痛至极，用蜀椒、干姜、人参、胶饴大建其中焦之阳，以驱逐阴邪。从上述三方可见，仲景治杂证，始尽建中之义，并指出"建中如天子建中和之极。虚羸之体，服建中后，可汗可下，诚是恃也"。反映了调治杂病崇土为先、建中为本的思想。

他认为理中汤"兼阴阳体用而理之，升清降浊，两擅其长"，用于治疗中焦虚寒证。而附子理中汤是更进一筹之方，于理中汤中加附子，且能温肾，"理中之法兼理其下"，使"釜底有火，则水谷自熟，不致留饮"。他在临证时，善用理中汤、附子理中汤化裁用之，使小病顿瘳，重危之证立见起色。

三、辨证用药，崇土为先

喻氏在其“理脾则百病不至，不理脾则诸病续起”的学术思想指导下，主张临证应对不同的病证作具体分析，辨证用药，不要囿于一家之言。他对许多疑难病证的治疗多从脾胃入手，收效甚佳，如中风一证，有内风、外风之论。他主张“内风说”者多从肾虚立论，如金元著名医家刘河间认为中风之由多因心火暴盛、肾水虚衰所致。水衰火盛，风从火出，离其故宫，飞扬飘越导致猝然仆倒而为中风。《医宗己任篇》中亦强调“唯中风竟是肾经与命门无形之水火自病”。明末医家缪仲醇提出“内虚暗风说”，认为中风乃肾之阴阳两虚、五脏本气自病，与外来风邪迥别。喻氏论中风，侧重于从脾胃立论。他指出中风“因其人中焦阳气虚馁，而招致风中空窍”。他认为仲景方中的侯氏黑散深得此意，方用人参、干姜、桂枝、白术、茯苓助虚馁之中阳，使中阳得温，空窍得填，升降有序，气血化生有源，肢体得精血滋养，不致偏枯不用。故认为侯氏黑散“则驱风之中，兼填空窍，为第一义也”，并在“中风门方”中选列“加味六君子汤”健脾益气，并批判以往方书“中风门中，从不录此方，所谓治末而忘其本也”，中风重视调补脾胃，祛风之中行填补的方法为中风治疗另辟新径。

对单腹胀一证，喻氏对其病因病机有独到的认识。他指出：“凡有癥瘕积块，即是胀病之根，腹大如瓮，是名单腹胀。”单腹胀可表现为水裹、气结、血凝，这是邪实的一面，但其根本原因是正虚，即脾气衰微。他说：“单腹胀，则中州之地久窒其四运之轴，而清者不升，浊者不降，互相结聚，牢不可破，实因脾气之衰微所致。”其治疗单腹胀，喻氏坚决反对孟浪使用悍毒攻劫之法，主张用“培养一法，补益元气是也；招纳一法，升举阳气是也；解散一法，开鬼门，洁净府是也”，其所谓“培养”“招纳”两法，多指人参、白术、茯苓、甘草、当归、白芍等甘养健脾升阳之品。

对虚损疾病，喻氏提出：“自上而下者，过于胃则不可治。”另谓：“自下而上者，过于脾则不可治。”说明一切虚劳损证，损及脾胃者，预后不良，当及时治疗，以防损伤脾胃。“凡虚劳病，最防脾气下溜，若过用寒凉，致其人清谷者，医之罪也。”提示治疗虚损疾患，即使有阴虚里热之证，用药须防苦寒过度，应处处顾及脾胃阳气。叶天士在喻氏基础上，明确指出：“上下交损，当治其中”，是对喻氏学术思想的进一步阐发。

喻氏的秋燥论，辨正《内经》“秋伤于湿”之误，对秋燥伤肺之治独具特色。他创制了著名的治燥方剂清燥救肺汤。其用药大旨是“以胃气为主，胃土为肺金之母”，重视胃气，肺胃兼顾，寓和胃生金于甘寒柔润之中。方中用生甘草和胃生金，人参生胃之津、养肺之气，配伍大量润燥之剂，共合清燥救肺之功。他提出忌用天冬、知母等苦寒之品，其意亦在于保护胃气。

喻氏对许多病证的论治莫不重视调理脾胃，并提出“木、金、水、火四脏病气，必归并于中土耶”之论，其重视脾胃的学术思想可窥一斑。

四、医案举例

刘泰来，年三十二岁，面白体丰，新秋病疟，三五发后，用药截住，遂觉胸腹间胀满日增，不旬日外，腹大胸高，上气喘急，二便全无，食饮不入，能坐不能卧，能俯不能仰，势颇危急。他医以伤寒肠结，二便不通，服下药不应，商用大黄二两作一剂大下之。喻曰：伤寒病因发热，致津液枯槁，肠胃干结，而可用下药，以开其结；然有不转矢气者不可攻之戒，正恐误治太阴经之腹胀也。此病因腹中气散乱不收，故津水随气横决四溢而作胀，全是太阴脾气不能统摄所致。一散一结，相去天渊，再用大黄猛剂，大散其气，若不胀死，定须腹破，急投理中汤，用参乃至三钱。次日略加黄连，其胀大减，犹以不大便为忧。喻曰：腹中原是大黄推荡之泄粪，其所以不出者，以膀胱胀大，腹内难容，将大肠撑紧，任凭极力努挣，无隙可出耳。吾当以药通膀胱之气，不治大便而大便自至也。用五苓散，药才入喉，小便先出，大便随之，顷刻泻下半桶（《寓意草·力争截疟成胀临危救安奇验》）。

分析：本案见于疟疾停药后，见胸腹胀满，上气喘急，两便不通，喻氏断为太阴腹胀，由苦寒辛燥之剂劫夺脾气，脾运失职，清浊相混，中焦不通所致，即投理中汤以治胀之本，且重用人参补气健脾，旨在恢复枢机的运转。脾健则清升浊降，通调有序；中焦阳气得助，则阴寒之邪消散，此所谓治病求本，本于脾胃，以及“上下交损，当治其中”之义所在。

（《江西中医学院学报》，2008 年第 20 卷第 1 期）

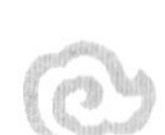

浅析喻昌“三论一法”中顾护脾胃的学术思想

广州中医药大学　余泱川　刘小斌

喻昌是明末清初著名的医家,他医术高超,学识渊博,《清史稿》称其:“治疗多奇中,才辩纵横,不可一世。”关于喻氏的学术思想,后世探讨颇多,公认“秋燥论”“大气论”“逆流挽舟法”的创立是其主要学术贡献,此外关于阳明病证治,喻氏尚有“伐髓迪光”一论。此“三论一法”中,喻氏始终不忘对脾胃的固护、对攻下法的慎重,重视脾胃乃是贯穿喻氏学术思想的主线之一。

一、伐髓迪光,三分阳明以缩窄攻下之范围

学界普遍认为,喻昌是伤寒学派中持“错简重订论”的代表医家,他将明代伤寒学家方有执以“风中卫、寒伤营”为依据划分太阳病的观点进一步阐发为“三纲鼎立”学说。但除此之外,喻氏对阳明病亦着墨颇多,其对阳明病的重视首先建立在对脾胃生理、病理的认知基础上,他认为“阳明一经之病,治之尤难,盖胃为水谷之海,五脏六腑之大源,多气多血之冲,乃吉凶死生所攸关”,对于维持生命的运转至关重要,处方施药不能不有所顾忌。但同时也认为,时机适合地运用攻下法,对阳明病证治至关重要,将仲景关于阳明经“万物所归,无所复传”之文阐释为:“无所复传者,原为美事,孰知病邪归之而不传,反成如此之危候耶……所以唯有下夺一法,夺其土而邪不自留耳。”认为邪滞阳明易成危笃之势,唯有攻下能够缓急救险。然阳明病不攻下则邪不解,过攻下又伤脾胃,如《尚论篇》所言,存在着“邪实不可不下,正虚不可太下”的矛盾,必须“斟酌于邪正之间,以权宜而善其治”。而喻昌的“权宜”之计是:首先尽量避免出现非攻下不可的局面,“凡阳明证见八九,而太阳证有一二未罢,即从太阳而不从阳明,可汗而不可下;凡阳明证纵见八九,而少阳证略见一二,即从少阳而不从阳明,汗、下两不可用也”。但凡有解表或和解表里的余地即要不遗余力,喻昌将其总结为:“起先唯恐传经(指太阳传阳明),传经则变生;其后唯恐不传经(指阳明传少阳),不传经则危笃。”并立专篇与

门人讨论，将其命名为“伐髓迪光”论，自谓能得仲景学之精髓而启迪后人。

攻下法度已定，喻昌又通过重新整理仲景原文的方式限制攻下的适用范围。在认同王叔和整理的成无己注本和赵开美本《伤寒论》中，皆以“辨阳明病脉证并治”一篇统括阳明病，以“阳明之为病，胃家实”概括病机。而在《尚论篇》中，喻氏却以原文中出现的“太阳阳明”“正阳明”“少阳阳明”为依据，将阳明病条文分为三篇。喻氏解释所谓的“太阳阳明”是“邪入阳明，太阳将尽未尽之证”，“少阳阳明”指“在经之邪不解，必随经而传少阳之证”，只有“正阳明”证才是单纯阳明病的表现。而从前冠于诸篇之首，作为提纲的“胃家实”条文则被置入中篇，即“正阳明”证中。喻氏此举表明：他认为“胃家实”仅是“正阳明”证的病机，并不能概括所有阳明病，而“胃实”者乃能攻下，故阳明病适用攻下的范围缩小。反映于原文，类似“阳明病，但头眩，不恶寒，故能食而咳，其人咽必痛。若不咳者，咽不痛”等条文即被归为“太阳阳明”证，甚至普遍被认为反映阳明病“里实热”病机的“身热，汗自出，不恶寒，反恶热也”一条因言及“外证”亦被认为所属症状证兼太阳。经过喻氏重编后，“正阳明”一篇只余三十一则原文，攻下法的适用范围大大缩窄。

二、逆流挽舟，治少阳之本而解阳明之标

“逆流挽舟法”是喻昌在痢疾治疗时着重论述的大法，强调用羌活、独活、柴胡、前胡等“辛平之药”“更以大力之人参，回复少阳生发之气……缓缓逆挽其下陷之清气”，驱邪外出，对于感暑、湿、热而成的下利，“虽百日之远”，用之不疑。倘仔细分析，会发现该法实为喻昌的脾胃观在临床中的体现，与其对《伤寒论》阳明病的论述相呼应。下利与燥结胃肠之腑实证在具体症状上南辕北辙，在病机、治法上却殊途同归。喻昌认为：“所谓实者，邪气实也。”故只要病位在阳明，病机为实证，则无论下利与腑实，皆应遵循《伤寒论》之法度。《医门法律》提到：“治痢……手足阳明为标，少阳相火为本。不治少阳但治阳明，无益也。”与《尚论篇》“凡阳明证纵见八九，而少阳证略见一二，即从少阳而不从阳明”之论，如出一辙，都谨守祛脾胃之邪而不伤脾胃之正的原则。而在此原则之下，法则须权宜，“逆流挽舟”并不是喻昌治痢的全部，如患者“骤受暑湿之毒，水谷倾囊而出，一昼夜七八十行，大渴引水自救，百杯不止”，呈

现“肠胃为热毒所攻，顷刻腐烂”之象，喻氏尚有“决水转石”一法，即以“大黄、黄连、甘草，一昼夜连进三五十杯”，使热邪“如决水转石，乘势出尽”，与阳明腑实用承气汤的意旨无二。可见攻与不攻，治阳明之标还是少阳之本，还是以固护脾胃为量。

此外，无论是“逆流挽舟”还是“决水转石”，以“法”名之，则其绝不止于某方某药的取舍，更含许多使用的细节，而这些细节中，则更见喻昌对脾胃的重视。在《寓意草》载入的治痢医案中，“周信川休息痢”一案，喻氏先用人参败毒散提邪外出，痢势止后即改用补中益气汤，祛邪与固胃并用乃愈其久痢，并不因“逆挽”之说固执一方；“朱孔阳急痢”案，因其证发于“毒火实邪蕴结肠胃”，故先用“急药急法”，“以大黄四两，黄连、甘草各二两……随滚随服，一昼夜服至二十余碗”。病势稍减，则“但用急法，不用急药”，改用生地、麦冬、天花粉、牡丹皮、赤芍等养阴护胃之药，依旧频频服之。待病家思食，又略进陈米清汁调补。其审时度势，机法圆通，俱以护胃为矢的，如其所言：“见胃气之存留一线者，不可少此焦头烂额之客耳。”

三、润燥生津，以损益胃气决定药物取舍

秋燥论是喻昌以订正《素问》原文“秋伤于湿”实乃“秋伤于燥”为理论根据，对燥邪致病特点以及肺痈、肺痿、消渴、痿病等一系列“燥病”的病机、治法进行阐发，是喻氏在病因病机学说上的重要创建。秋燥论中同样蕴藏着对脾胃的重视。首先，喻昌认为本为秋之主令的燥气，异常则成燥邪，或摧肝木，伤其所克；或肺金受火刑而自削，被克我所伤。而燥气正常的前提即是“唯土生之金，坚刚不挠，故能生杀自由，纪纲不紊”。这一建立在五行生克之上的运气联系，实际上已为燥病治疗中脾胃的重要性确立了病因上的依据。

在《医门法律》一书中，以燥为病因、病机的疾病主要有消渴、肺痈、肺痿等，几乎每一种“燥病”的论治，都会在辨证、治疗、处方等方面体现脾胃的重要性。对于消渴的病机，喻昌认为“膈消”与“风消”二证的直接病因皆是肺燥，但溯其根本，则病因应归于脾胃，前者因“手阳明大肠热结而津不润，足阳明胃热结而血不荣”，所谓“二阳结”，复并心移热于肺而病成；后者则因“胃之

燥传入于脾”而病成。尤其是“风消”一证，关涉心、脾、肺、胃、大肠三脏两腑，其愈后转归的决定因素即是脾的强弱，纵使心、肺皆因燥而津枯，如果“脾气散二阳之精，上输于肺，犹得少苏涸鲋”。但如果脾亦为燥所伤，则“生我者尽转而浚我之生，故直断为死不治也”。脾胃的重要性可见一斑。

对于肺痈和肺痿，喻昌认为二证虽在症状及病机有所区别，但病因却皆可上溯脾胃。“五脏蕴祟之火，与胃中停蓄之热，上乘乎肺”，便凝血成痈；“胃中津液不输于肺，肺失所养，转枯转燥”，遂成肺痿。基于此，喻昌提倡用“桑土绸缪”之法，于成脓成痿之前清肺热，润肺燥，一法治两证。喻氏自创的“清燥救肺汤”，虽名为“清燥”，却强调此方义“大约以胃气为主”，其固护“胃气”之意，既彰显于对“和胃生金”之甘草、“生胃之津，养肺之气”之人参的采用，更蕴含于对“苦而气滞，伤胃阻痰”之天冬、苦寒之知母的弃用。药可益胃，纵无滋阴清燥之功亦收入囊中；其物碍胃，虽有清热救肺之效亦弃如敝履，这两用两舍之间，尽是对胃气的考量。不仅如此，喻氏对于某些影响脾胃运化的剂型亦深忌之，曾说：“或用膏子、油粘，冀以润燥……千蹊万径，无往非杀人之算。”对于脾胃虚与肺热并重的情况，其病机如喻氏所言：“肺病不可用补，而脾虚又不能生肺；肺燥喜于用润，而脾滞又艰运食。”喻昌则将略显滋腻的润品与补脾相机综合应用，“今日脾虚之极，食饮不思，则于清肺药中少加参、术以补脾。明日肺燥之极，热盛咳频，则于清肺药中少加阿胶以润燥”。

四、阐发大气，沟通中焦与上焦的病理联系

在《医门法律》中，喻昌将“大气”阐发为一个重要的生理概念，它位在胸中，“统摄营卫、脏腑、经络”，若受损或运转阻滞，则变生消渴、反胃、水饮诸证。对于人身中具有最高功能的“大气”，喻昌曾在著作中多次提到其与胃气的密切联系：其一是胃中谷气与大气相互化生，一损俱损，所谓“伤其大气宗气，则胸中之气衰少。胃中谷气因而不盛，谷气不盛，胸中所伤之气愈益难复”；其二是胸中大气与胃纳的关系，喻氏曾以胸中阳气不足阐发“反胃”证的病因，认为“胸中之阳，如天之有日，其关系荣卫纳谷之道，最为扼要……胸中既冷，胃必不能出纳其谷”。

五、结　语

喻昌集大儒与名医于一体,明末"文宗"钱谦益称其"道洽古今,学通术数"。其于医学睥睨天下,对王叔和以降,东垣、丹溪、缪仲淳等名医多有褒贬,独尊秦汉之际的医学经典。认为《伤寒论》"天苞地符,为众法之祖,群方之祖……不敢于仲景论外,旁溢一辞"。尝谓历代医经注解家多"牵文袭义,或僭或窃,一念好名,终古贻害",仅其一人能以"独唱无和"的精神,"身为标,言为的",立"三纲",倡"逆挽",辨"秋燥",论"大气",得往圣之精旨而发为新说。但其锦绣文章之下,旁征博引之余,却不悖临床上的客观规律。喻氏以回归仲景原义为名重新编次阳明病相关条文,实质上却为突出阳明病并非尽是"胃家实",批判过用攻下而伤胃;倡导以"缓缓逆挽其下陷之清气"的方法治疗痢疾,实质也是治脾胃而不伤脾胃;论述燥之为病的广泛性,却认为"但知以润治燥,未免涉于粗疏",强调治肺燥"大约以胃气为主";倡论胸中"大气"为"生死第一关",但认为胃之谷气为"大气"之源;自谓"人参败毒散"有使少阳生发之气自复之巧,而东垣"补中益气汤"有升清而不降浊之拙,《寓意草》中却记载其多次以"补中益气汤"治疗痢疾。总而言之,喻昌著书中的遍索古经、标新立异反映了其渊博的医学知识,而对固护胃气的"择善固执"则来源于其深刻的临床认识。对于涉猎广泛,著述颇丰,难于分门别派的医学大家喻昌,也许重脾胃、慎攻下是掌握其学术思想的一条线索。

(《江苏中医药》,2012年第44卷第4期)

喻昌扶阳抑阴思想及临证运用

云南中医学院　　柳亚平

喻昌秉承《内经》之宗旨,在人身阴阳关系的阐述上,主张阳为先导的学说，从理论到临床实践均验证了《素问·生气通天论》重视阳气的积极意义。其扶阳抑阴思想在《医门法律》的“中寒门”等篇，《尚论篇》的少阴、太阴、厥阴、太阳经证治篇，及其医案《寓意草》中皆有体现。

一、论阳气之生理、病理

喻昌在《医门法律》中专作“阴病论”，阐明阳气的重要性和阳气受损的诸多危害。他借助自然界阴阳消长现象来说明阳虚阴盛之病机转归，并以“暗室一灯”比喻人身阳气之微弱、可贵，提示养生防病治病皆须顾护阳气。

喻昌将阳气分成两类：为“本”之阳与为“用”之阳。① 人身阳气以肾阳为“本”，宜潜藏勿用，称作“真阳”。肾中真阳因得水济、土堤，而蛰藏不露。② 为“用”之阳，则又根据分布部位、功能不同而分为三部分，即在上、在外、在中之阳，分司温煦宣统、卫外御邪、运化水谷之职。在外之阳，即手足之阳，主固护肌腠，防御外邪；在上之阳，即胸中之阳，主温煦内体，消除阴邪；在中之阳，即脾阳，主运化水谷。三个部位的阳气丰足，功用正常，则人体健康长寿。

病理状态下，若在上、在外、在中之三阳衰微则阴邪渐生，出现畏寒、呕吐、腹泻、痞胀、胸闷窒塞等病证。若三阳受损严重，或房劳过度，皆会累及肾中真阳，使其不能安于本位，虚阳浮跃于上，而出现面赤戴阳、肌肤干燥、除中不食等危候。

二、阳虚阴盛病证举隅

喻昌认为阳气受损是许多疾病的内在原因。阳气损伤容易出现水肿、胃寒、胸腹寒痛、虚寒下利等内伤病证。外感病中，阳虚者也容易发展成危重证候。喻昌将少阴肾中真阳衰微，而复受外、内寒邪损伤的各种病证统称为“阴病”。

1. 中寒卒病　喻昌所说的“中寒”是因阳气衰微，浊阴偏盛，阴盛生内寒，内寒则阳气愈受损，卫外之阳气不固，外寒得以长驱直入，寒邪直中少阴肾脏之证。阳虚内寒的患者，容易招感外寒，是因“同气相求”之故，寒邪可从饮食、呼吸各种途径入侵人体，无孔不入。他认为中寒是阳虚阴盛证中“最危最急之候”，临床可表现为身冷、口唇青紫、突然昏厥、脉脱，甚至猝死等。

2.《伤寒论》六经证中的阳虚阴盛病证 喻昌指出伤寒六经证中太阳经、太阴经、少阴经、厥阴经皆会出现阳虚阴盛的证候，而阳明经、少阳经则无。太阳经易出现阳虚阴盛证候，是因为足太阳膀胱经与少阴肾经相表里，脏病会累及相表里之腑，即所谓“脏病出腑”。因而太阳经证误治后容易出现脉微恶寒、漏汗恶风、心悸头眩、肉瞤筋惕、躁扰、四肢拘急难屈伸、小便难等阳气受损的病证，此时应当立即用附子温阳救急。

3.《金匮要略》水气病中的石水、正水 喻昌指出水气病的根源在于肾中真阳亏损。水肿虽有阴水、阳水之分，然皆属阴象，必因“肾中真阳亏损，然后其水得以泛滥于周身，而心火受其湮郁，脾土受其漂没，其势骎成滔天莫返矣”。他分析说《金匮要略》水气病篇的风水、皮水、黄汗病在阳分，而正水、石水病在阴分。水肿的发生，除与肾密切相关外，还与脾胃、冲脉有关，其病机仍是阳气虚衰，阴寒内结。对于阴水的治疗，他强调：“一切治阳水之法，所不得施之者矣。”阴水病机是肾中真阳亏损，并非仅用发汗、利小便等治阳水的方法就能治愈，而当以温阳化气为主。此外，若水寒相搏者，除水肿外，还会出现其他兼症，如男子小便不利、女子闭经、咽喉塞噎、胁下急痛、浮咳、喘逆等。其治疗仍当顾本，急用温阳镇水之法为主，兼以补阳泻阴，行水实胃，疏通关元积寒久痹。

4. 脾胃虚寒诸证 脾胃虚寒，中焦阳气不足之人，因运化乏力而营卫气血亦弱，容易出现四肢逆冷、腹满、恶寒、肌肉麻痹不仁等症状。如果脾胃虚寒之人，反误用寒凉泄泻药后，阳气更加受损，病情加重，阳虚生内寒，胃阳虚寒而成反胃，出现朝食暮吐之证。此外，胸中自觉寒冷也是脾胃虚寒，营卫生化不足之征象。

5. 胸腹寒痛诸证 喻昌根据《内经》人身各部位阴阳气多少不同，指出阴寒证在各部位的发病概率不一。“寒痛多见于身之前，以身之背为阳，身之前为阴也。而身之前，又多见于腹，以胸为阴之阳，腹为阴之阴也。仲景论心胸之痛，属寒证者十之二三；论腰腹之痛，属寒证者十之七八，亦可焕然明矣。”临床上，腰腹痛比心胸寒痛发病频率高，说明胸中阳气对维持气血运转具有重要作用。喻昌借《金匮要略》“阳微阴弦”之脉象分析，指出胸痹心痛的病机要点在于胸中阳虚而阴寒窃据阳位。临床若见虚寒腹满、中寒下利、胸中寒实、萎黄诸证，当急用温药以防胸中阳气离散。

三、阳气病变之诊察

喻昌从呼吸、脉象、面色等多方面总结了阳气病变诊察要领：

1. 阳衰者呼吸迟缓 在《医门法律》卷一“辨息论”中，喻昌言：“其元阳之衰者，则困于阴邪所伏，卒难升上，故吸迟。”指出元阳虚衰者，呼吸节律缓慢。他认为呼吸迟缓是真阴元阳受病之外在显现，其病皆难治疗。

2. 寒中少阴者脉微 对于《伤寒论》中少阴证“脉微细”之分析，喻昌说“微者阳之微也，细者阴之细”，提出脉微是寒邪直中少阴的征象，可作为临床诊断少阴中寒病证的参考指标。

3. 阴水脉当沉 喻昌辨析《金匮要略》所言“沉则为水”是就阴水而论，不是风水、皮水之脉。阴水即石水、正水，是少阴肾阳不足所致，故当见沉脉；若阴水反见浮脉，则是肾中虚阳浮越，故主死。

4. 中寒色诊与脉象 喻昌总结了中寒证之色诊常见面色青、鼻头青、唇口青，脉象常表现为脉脱、脉散、尺脉迟滞沉细等象。

5. 中寒临床表现 若见畏寒腹痛、下利上呕、自汗淋漓、肉瞤筋惕等临床表现，即是“阴病”当用回阳救急法的指征。若见咽喉肿痹、舌胀睛突、颈筋粗大、头项若冰、浑身青紫，则已经是孤阳离散，浊阴窃据阳位，无可救药之证。

四、喻昌扶阳抑阴常用方法

“扶阳抑阴”是喻昌治疗各种阳虚阴盛的病证的一贯指导思想。其临床具体运用则有多种方式。

1. 姜附纯阳并灸法 阳微阴盛的病证，宜早期治疗、防其传变。阳衰之病证宜早用附子、干姜，并可配合使用灸法。喻昌指出：“仲景治伤寒传经热病，邪在太阳之初，便有用附子治阳虚九法。”《伤寒论》中太阳经证若误用下法或发汗太过损伤阳气，当用附子加入各方中以温阳，从而避免亡阳之虞。

临床若呕吐、厥逆、下利同见，是阳气衰微、阴寒极盛之证，当用四逆汤（甘草、干姜、附子）回阳救急，或能挽留仅存之一丝阳气。

2. 真武坐镇龙雷之法 阳气衰微，阴邪横逆，表现出各种阴病证候，治疗当以回阳救急之法。若见阴病证候而不回阳救急，则肾中真阳不固，龙雷之火升腾，而终将酿成阴阳离决之后果。喻昌主张及时运用真武汤（茯苓、芍药、生姜、白术、炮附子），以附子、生姜等纯阳方药驱逐阴邪，使浊阴从下窍排出，恢复人体阴阳冲和的状态，达到坐镇龙雷之火的功效。

3. 辛辣温散之法 胸痹之证，因胸中阳虚，下焦阴寒上乘阳位而成，故治疗当散下焦之阴寒而复胸中之阳。胸痹重证，仅用气分药通阳散结已无济于事，必用辛辣温散之剂，温、补、行、散并施，方能获效。《医门法律》卷二云："甚者则用附子、乌头、蜀椒，大辛热以驱下焦之阴，而复上焦之阳。"如《金匮要略·胸痹心痛短气病脉证治》云："心痛彻背，背痛彻心，乌头赤石脂丸（蜀椒、乌头、附子、干姜、赤石脂）主之。"仲景用蜀椒、乌头一派辛辣，以温散其阴邪。然恐胸背既乱之气难安，而即于温药队中，取用干姜之泥，赤石脂之涩，以填塞厥气所横冲之新隧。

4. 破逐阴邪之法 胸痹心腹痛诸证历时久者，因虚寒之气自下而上入于胸腹，阴邪与瘀血团结日久，当于温散药中，更加峻猛攻破之药，驱逐阴邪瘀浊从下窍而出，其病方有转愈之机。代表方如《金匮要略》"九痛丸"（炮附子、炙野狼牙、炙巴豆、人参、干姜、吴茱萸）。张仲景于温散药中加野狼牙、巴豆、吴茱萸破逐浊阴之邪，使其从阴窍而出。

5. 厚土建中抵御阴邪之法 若腹中阴寒上攻胸胁及胃脘，出现腹中寒、雷鸣切痛、胸胁逆满、呕吐、不欲食、恶寒、寒疝、腹中结痛诸证。此皆由中焦阳气不振，阴寒始能上攻阳位。喻昌选用附子粳米汤证（附子、半夏、甘草、大枣、粳米）、大乌头煎证（乌头、蜂蜜），旨在演说抵御阴邪之要诀，除温阳散寒之外，还当培养胃气、健运中土，方能防止阴寒再度结聚。

五、结　语

喻昌重视人身阳气，对《内经》《伤寒论》《金匮要略》等经典理论中的重阳思想进行发挥，总结了阳虚阴盛病证的临证诊治心法。在扶阳抑阴思想的指导下，喻昌成功抢救了多例阳虚阴盛危重病证。如《寓意草》中“金道宾真阳上脱之症”“徐国祯伤寒疑难急症”“张仲仪痢疾夹少阴之邪”“黄湛侯吐血暴症”“胡太封翁疝症”等。喻昌扶阳抑阴思想对后世火神派医家学术思想具有一定影响。

（《中医学报》，2013年第28卷第5期）

喻嘉言杂病证治思想探讨

吴立文

喻昌所著《医门法律》以及记载医疗实践的《寓意草》，集中反映了他在杂病治疗方面的经验，现就两书有关内容，对其杂病证治思想，探讨如下。

一、慎于临证，论治必先议病

喻氏治学态度严谨，认为“医之为道大矣，医之为任重矣”，为医者必须精通医术，若心粗识劣，而以人之身命为尝试，偶坠其术，惨同婴刃。所以，他殚一生之力，阐发岐黄奥义，补其未备，强调临证谨慎详审，并根据时医易犯之弊病，倡言戒之以法，约之以律。他反复强调何是何过，以期建立诊治疾病的法规，使医者有章可循，有法可依，违者则应承担责任。如诊病不知察色之要，鲁莽粗疏；治病不得其情，用药无据，以病试手；不合色脉，参互考验，得此失彼，得偏遗全，皆为医之过，必须认真纠正。古来医书慎著病源治法，而多不及施治之失，喻氏倡此，对于端正医疗作风，提高诊疗水平，有现实意义。

喻氏极力主张按照《内经》理论指导临证全过程，强调明标本、本四时、察地宜、审逆从、辨脉证、识难易、知新久、守岁气、远寒热、约方药、定过失。为使辨证论治建立在充实可靠的基础上，主张建立完整的病案，鉴于前人病案过于简略，提出了详细的病式内容。所列项目之细，体现了《内经》法天则地、中傍人事、四诊合参、制方用药等一系列重要原则,至今都是可取的。其所著《寓意草》病案就独有特色,正如《四库全书总目》所说:“皆反复推论,务阐明审证用药之所以然,较各家医案,但泛言某病用某药者,亦极有发明,足资开悟焉。”

喻氏慎于临证,特别强调先议病而后用药。《寓意草》首篇就提出“治病必先识病,识病然后用药”,识病则选药通神,不识病则歧多用眩。针对《灵枢》《素问》《甲乙》《难经》无方之书,全不考究,不求医理,盲目索方,只议药不议病的倾向,尖锐地指出:“初不论病从何起,药以何应?”这些论述,对目前仍存在的不详于辨证,堆砌诸药,滥用杂投,博搜以冀弋获,多用药而侥幸有功的不良风气,当引以为戒。

二、六淫外侵,强调内因为本

喻氏非常重视风、寒、暑、湿、燥、火对人体的影响,认为“百病之生,莫不由之”。但又强调,六淫致病,关键在于机体内部。以中寒为例,常因内寒先生,外寒后中所致,内寒易招外寒,内寒又因阳气之衰。他认为“在天象之阳,且不可微,然则人身之阳,顾可微哉。肾中既已阴盛阳微,寒自内生,复加外寒,斩关直中”。故仲景治阴病,以回阳为急,治太阳病,才见脉微恶寒,早从少阴施治,而用附子、干姜。喻氏尤重肾阳,“一身元气,由之以生,故谓生气之源,而六淫之邪,毫不敢犯”,从而把阳虚、内寒、外寒有机地联系起来,强调以内因为本。

又如中风,喻氏对其病因的认识,并未跳出外风之说,但他强调“脏气先伤,后乃中之”,认为风为阳邪,人身卫外之阳不固,尤为易入,“要皆阳气虚馁,不能充灌所致”。自仲景之后,河间主火,是火召风入,火为本,风为标;东垣主气,是气召风入,气为本,风为标;丹溪主痰,是痰召风入,痰为本,风为标。喻氏综合三家之说,认为“一人之身,每多兼三者而有之,曷不曰阳虚邪害空窍为本,而风从外入者,必挟身中素有之邪,或火或气或痰而为标耶。”治疗时强调祛风之中,兼填空窍,使风出而不复入,并推崇《金匮要略》所载侯氏黑散以其深得此意。该方以平肝息风为主,兼有益气健脾、清热祛风、化痰活血之用,对证属肝旺脾虚,痰阻血瘀而兼风邪者,颇为适宜。叶天士曰:“考古人虚风，首推侯氏黑散。”近世赵锡武也主张“半身不遂善后方，选用侯氏黑散”“病愈后还可用侯氏黑散加六味地黄丸以巩固其疗效”。中风为病，以气血衰耗、肝肾阴虚为主要内在因素，然内风之作，常有一定的诱因，除情志过激、暴饮暴食、房劳过度外，有时亦以外风为诱因，临床上仅见口眼㖞斜而无半身不遂者，常因络脉空虚、风邪入中而致。且中风瘫痪之人，又易感外风，所以，侯氏黑散所提示的治疗原则，是有其临床意义的。近世程门雪对喻氏“中风乃杂合之病，必须以杂合之药治之”这一说法，深有体会，认为“内外风相引相煽致病，为最普遍，当分轻重，内外协治”“泄风之药，也在所必用”，对内外风关系进行了阐发。现有不少报道表明，中风的发生与气候变化有着密切的关系，因此，要重视内因为本，也不可忽视外风对本病发作的影响。

三、重视大气，注意气病及血

“大气论”为喻氏有代表性之作，指出“唯气以成形，气聚则形存，气散则形亡”，高度概括了气对人体生命的重要作用。喻氏本《素问・五运行大论》关于“大气举之”立论，从天地的运行，从地之四周的磅礴大气，比类推演，联系人体。又从《金匮要略・水气病脉证并治》关于“大气一转，其气乃散”得到启示，意识到“人身亦然，五脏六腑，大经小络，昼夜循环不息，必赖胸中大气斡旋其间，大气一衰，则出入废，升降息，神机化灭，气立孤危矣”。人身虽有诸气，但以胸中大气，为之主持。

喻氏所说大气，究竟指何而言？从《内经》来看，大气之意有三：一是指自然界天体运行的动力，即前述“大气举之”之意。二是指病邪，《素问・热论》曰：“大气皆去，病日已矣。”王冰注曰：“大气，谓大邪之气也。”三是指人身生理之气，《灵枢・五味》所说“其大气之抟而不行者，积于胸中，命曰气海”，即属此意。喻氏所论大气，当指生理之气而言。《灵枢・邪客》曰：“宗气积于胸中，出于喉咙，以贯心脉而行呼吸焉。”《灵枢・五味》认为大气积于胸中，“出于肺，循喉咽，故呼则出，吸则入”。此二条，一言宗气积于胸中，一言大气积于胸中，功能亦同，可知《内经》所言大气即为宗气。喻氏虽然认为“必如太虚中，空洞沕穆，无可名象，包举地形，永奠厥中，始为大气”，而宗气有隧可言，非空洞无着，不同意大气即宗气之说，但他实际上把大气和胸中大气是混称的。喻氏所谓胸中大气，当指大气在胸中的作用，故其所言大气，实为宗气。他认为大气当空洞无着，只不过是强调其作用之广，但具体到人体，既言胸中大气，必有部位所限；其要循环不息，必有隧道可通，否则，其功用将无从谈起。然而，笔者认为，宗气作用关乎全身，尚有中气、下焦元气，又何尝不关乎全身呢？所以若单言大气，应指整体气机，而宗气、中气及下焦元气，皆属大气范畴之中。

喻氏论气，在于指导临证。在上，他推崇桂枝去芍药加麻黄细辛附子汤治水饮久积胸中不散之证，以运胸中之气；在中，他赞赏治疗水饮阻滞，心下坚，大如盘，边如旋杯的枳术汤，运转中焦脾胃之气；其治袁聚东痞块危证，认为是真气内乱，膀胱之气不能运转，结而为块，治通中下之气，内收肾气，外散膀胱之气而愈。足见其重视全身气运，善用调气之法。

喻氏不仅重视调气，而且注意理血。他论营卫时指出："邪入之浅，气留而不行，所以卫先病也。及邪入渐深，而血壅不濡，其营乃病，则营病在卫病后矣。"卫主气而营主血，卫营先后为病，实即气血先后为病。这一论述，为叶天士创立卫气营血辨证奠定了基础。他还指出治疗杂病也应重视气病及血，其论胀病"不外水裹气结血凝"，仲景早有气分水病之论。喻氏进而强调"胀病，岂无血分腹中坚大如盘者乎"？在郭台尹案中还指出："气热则结，而血始不流矣，于是气居血中，血裹气外。"其治水胀病，不仅善调气分，又注意调理血分，确属创见之论。

四、治法活变，敢于标新立异

喻氏临证经验丰富，善于掌握病机，灵活运用各种治法，多有独创之处。这里仅举治痢而言，既有通因通用之法，急开支河之法，更有独创逆流挽舟之法。逆挽之法，并非仅用于痢疾初起，还可用之于久痢。他认为夏秋间，热暑湿三气交蒸，互结致痢，应"先解其外，后调其内，首用辛凉以解表，次用苦寒以清其里"。"失于表者，外邪但从里去，不死不休，故虽百日之远，仍可用逆流挽舟之法，引其邪而出之外，则死证可活，危证可安。"该法用人参败毒散，此非辛凉之剂，与首用辛凉解表之说不合，故非为解表而设。今人仅以本方治痢疾初起症见寒热者，谓之逆流，实非喻氏本意。对于骤受暑湿之毒，频泄不止，肠胃为热毒所攻，病情危重者，当用通因通用法。喻氏认为此时用逆挽之法迂而远，无可以挽。对于邪热在里，奔迫大肠，郁结膀胱，小溲短赤者，当用急开支河法，应顺导而不可逆挽。久痢津伤，尤不可发汗，其用本方意非发汗解表，但又讲要引邪外出，其机制究竟何在？喻氏此法，是从《金匮要略·呕吐哕下利病脉证治》“下利脉反弦，发热身汗者，自愈”中得到启示的。认为久痢邪入阴分，脉应见沉涩微弱，忽转见弦脉，浑是少阳升发之气，“非用逆挽之法，何以得此”？水谷之气，由胃入肠，疾趋而下为痢，“始焉少阳升发之气不伸，继焉少阳升发之气转陷，故泛求之三阳，不若颛而求之少阳”，治疗“当从少阳半表之法，缓缓逆挽其下陷之清气，俾身中行春夏之令，不致于收降耳。究竟亦是和法，全非发汗之意，津液未伤者，汗出无妨，津液既伤，皮间微微得润，其下陷之气已举矣”。可知喻氏原意在于逆挽少阳下陷之清气，复其春夏升发之用，从而达到引邪外出之目的。

那么，这种逆挽之法，和久痢中气下陷，泄下无度，用补中益气、升阳举陷法是否相同呢？两者有联系，亦有区别。从周信川久痢不愈案可以看出，喻氏认其为“阳邪陷入于阴之证”，予人参败毒散行逆挽法后，皮间津津微润，是晚下痢转轻，继用补中益气汤不旬日而愈。这说明少阳清气下陷，可兼中气下陷，否则，何以继用补中益气之法。但两者程度不同，从该案“其脉沉数有力”可以推知，不同于中气下陷之脉微弱。逆挽之法适于少阳清气下陷而正气未甚衰，邪气未除；补中益气法治中气下陷，邪气已微，或邪去正虚。故喻氏于“血痢久不愈者，属阳虚阴脱，用八珍汤加升举之药”以治。当用逆挽法时，若不及时施之，其陷下之势增剧，可转为中气下陷，阳虚阴脱，这就是喻氏所谓“退而从阴”之意。故其强调人参败毒散一定要用人参，“借人参之大力，而后能逆挽”，以人参之力，负荷其正，驱除邪气。逆挽法用之及时，可使邪从少阳出表，即“进而从阳”之意。但须注意，“要缓缓久久，透出表外，方为合法，若急而速，恐才出又入，徒伤其正”，且遇阳邪陷入阴分，如久疟、久热等，皆可识其意而用此法，并非仅限于久痢，更知本法应用之活变，皆创新之论。

五、燮理阴阳，善于平调摄养

喻氏深得“阴平阳秘，精神乃治”之旨，治病用药，注重燮理阴阳，复其平衡。他于金道宾案中指出："新病者，阴阳相乖，补偏救弊，宜用其偏；久病者，阴阳渐入，扶元养正，宜用其平。若久病误以重药投之，转增其竭绝耳。"并告诫人们，平时不要大醉大劳，乱其常度，致阴阳亢争；治病时，始终注意两燮其平。其治中寒，提出有八难，实即论治中寒的要点和注意事项，其中就特别强调复阳要护阴。姜附辛热，过用久用，易于化燥伤阴，故于阳气来复之后，即应适用甘寒以防过燥之弊，使温而不燥，刚柔相济。喻氏不仅重视阳气，而且一向注意护阴，《尚论篇》曰："夫人之得以长享者，唯赖后天水谷之气生此津液，津液结则病，津液竭则死矣。故治病不知救人之津液者，真庸工也。"足见其阴阳并重，以复其平衡为目的，不可偏废，只有阴阳"相抱而不脱"，才能"百年有尝"。

喻氏治病，十分注意后期调理，消除余患。如治中寒，不仅要复阳护阴，而且要注意因阳虚生寒而气伤水凝。所以，在阳复之后，继以益气，平调脏腑荣卫，还要化痰湿以通其塞，以达彻底治愈之目的。病愈之后，更要注意摄养，劳逸适度，防止情志过激，"唯是积精以自刚，积气以自卫，积神以自旺，再加平日之把持"，才可康复体健。

六、结　语

喻氏对杂病的证治，从诊断、立案，到议病用药，本源《内经》理论，阐发《金匮》奥义，多有独到之处。尽管某些论述尚有偏见，其文宏谈阔论，有失朴实之感，但其丰富之理论及宝贵的实践经验，值得学习借鉴，深入研探。

（《甘肃中医学院学报》，1988 年第 2 期）

喻嘉言祛邪反应学术思想探析

上海市嘉定区南翔医院　　谭永东

《寓意草》是反映喻昌一生临床诊疗活动的医案医话，其中有部分医案记载了喻氏治病祛邪后出现的反应及其相应的处理方法，今就此内容对其祛邪反应学术思想做一探讨。

一、依证候确定祛邪反应顺逆

喻氏在治疗疾病的过程中，非常重视祛邪反应的出现，认为这是对疾病正确治疗与否的体现，对进一步治疗有很大的影响，具有对疾病病情顺逆判断的指南作用。因此，他多从治疗后出现的症状上去分析判定疾病经祛邪后反应是逆证还是顺证，如“论内伤转疟宜防虚脱并治验”一案中，袁氏素有房劳内伤，因小感转自成疟，寒热往来，气急神扬、精神恍惚。服喻氏处方独参汤后，出现“大汗不止，昏不知人，口流白沫，灌药难入”的反应，直到傍晚“白沫转从大孔遗出”。喻氏喜曰：“沫下行可无恐矣。”以附子理中汤连进四小剂而病好转。大汗淋漓、精神恍惚、口流白沫、药食不入，这些都是治病祛邪后的反应，危急、凶险但“白沫转从大孔遗出”，即是喻氏判定病无险情、病势转佳的标识。又如“辨痢疾种种受证不同随证治验”，其中“浦君艺病痢疾案”：“下利昼夜百余行，不但粥饮直出，即人参浓膏，才吞入喉，已汩汩从汤奔下”，喻氏以大剂四君子汤加赤石脂、禹余粮治之，“其下奔之势少衰”，但“腹中痛不可忍”。喻曰“此正所谓通则不痛，痛则不通之说，不痛则危，痛则安”，以腹中痛证的出现判断为病势转佳。而在“辨黄起潜，黄曙修时气伤寒治各不同”案中，黄起潜氏春月病温，年纪偏大而病势轻，稍与解表药后出现“头面甚红”的祛邪反应。喻氏认为这是“下元虚惫，阳浮于上”的戴阳证，以人参、附子收拾阳气，加葱白透表以散外邪，否则“孤阳飞越，危殆立至”。望八老人患春温，虽病轻，但稍解表祛邪后即出现“头面甚红”，喻氏据此即判为病情转逆。

二、喻氏对祛邪反应的处置方法

1. 有胆有识之守方 对于祛邪反应的处理，早在《伤寒论》中就有多处论及，如治少阳病兼水饮内结之柴胡桂枝干姜汤证，方后即云：初服微烦，复服汗出即愈。此“微烦”便是祛邪后的反应，“复服”即是处置手段。因此处置上是守方还是更方治疗，就取决于医者的临床学识了。如“辨徐国祯伤寒疑难急证治验”案，徐氏真寒假热，身热目赤，异常大躁。喻氏给予人参四逆汤后出现“寒战，嘎齿有声，以重棉和头覆之，缩手不肯与诊”等祛邪反应，喻氏据此谓之“微阳之状也，续守原方微汗热退而安”。祛邪反应后症状不加重，病情不变化，守方与否易于掌握；若病情症状加重，是否继续守方，不但是考验医者胆量，更是医者学识水平的体现。如“辨痢疾种种受证不同随证治验”叶氏幼男病痢案，给予理中汤两剂，出现“不一时痢下十余行，遍地俱污”的祛邪反应，家属恐药不对症要求更方，喻氏谓“吾意在救胃气之绝”，守方连服3日，人事大转，痢势亦减，后病愈。又浦君艺病痢疾案，祛邪后出现“腹中痛不可忍”的祛邪反应，患者提出“未可再服矣”，而喻氏不为所动，谓其“通则不痛，痛则不通之说是也，不痛则危，痛则安”。守方再进，病势大减而愈。

2. 胸有成竹之更方 根据祛邪反应制定进一步的治疗措施转换方药时更需要胸有定见，因为一者可能是病情稳定，易造成顺势守方治疗还是顺势据证更方治疗的困惑；二者若病情突变加重，凶险至极，更方则更要胸有成竹、有谋有略。如“论内伤转疟宜防虚脱并治验”袁氏案，患疟疾寒热往来，神已恍惚，发生“大汗不止，昏不知人，口流白沫”的祛邪反应，症状虽凶险，但喻氏一见“白沫转从大孔遗出”即转方为附子理中汤连进四小剂，“人事方苏能言”，继续治疗而愈。又如“论黄湛侯吐血暴症治验”案中，黄氏吐血盆余，喉间气涌、壮热，喻氏给予人参汤加黑锡丹治疗后出现“舌柔能言，但声不出”的祛邪反应，其不为所惧，镇定自若，与阿胶及补肾药连服5日，“声出喉清，人事向安”。对于此等凶险至极的祛邪反应，若是胸无定见、无勇无谋，没有丰富的临床经验，断断是不能应对的。

3. 言语治疗不处方 对于一些祛邪反应看似严重，但喻氏凭经验却不予治疗，仅以言语安慰之待其自愈。如“吴添官乃母厥巅疾及自病真火脱出治验”案，吴添官氏患肌肉瘦削，壮热，目红腮肿，给予知柏地黄丸治疗后出现“全身疮痍黄肿，腹中饥饿，整日哭烦”的祛邪反应，喻氏勉慰：旬日后腹稍充，气不稍固，即不哭烦，后果然如此。

三、辨祛邪反应与误治现象

喻氏在“与门人定议病式”中谈及“初服何药？次后再服何药”？即是对

治病祛邪反应与误治的辨识。祛邪反应是对疾病施治后机体的外在反映，这些症状表现基本与原有的疾病相关联，或有表现轻微，或有表现急重，但不论是病情转佳还是恶化，其总是按照原有疾病发展轨迹变化的，并能被原有疾病的病机所解释。如若是误诊误治则病情表现或有未见好转但也不加重，或病情加重出现与原有疾病无关联的证候，且原有疾病的病机所不能解释，变证百出直至不治。如“陆平叔伤寒危证治验并释门人之疑”案，患者秋患三疟复受寒致发热，经他医误投参术补剂，又更医再误投人参白虎汤，致患者奄奄一息、“昏昏嘿嘿”。又如《伤寒论》曰：“太阳病，发汗遂漏不止，其人恶风，小便难，四肢微急，难以屈伸者，桂枝加附子汤主之。”其中之“汗”遂漏不止、恶风、小便难、四肢微急等均是误治后出现的坏证变证。

四、讨　论

祛邪反应是在治疗过程中必然出现的情况，有轻、重、缓、急、顺、逆之区分，正确判断祛邪反应并采取相对应的处置方法，是一个医者必须学会且应具备的。当然它需要医者有丰富的中医临床经验和扎实的理论，其丰富的临床经验一部分来自自身的从医历程，另一部分即是来自前人的宝贵经验。《寓意草》中喻氏有关祛邪反应的认识及处理方法是我们需要学习和借鉴的，不仅如此，在学习其他前人名医著作中，也应注意学习和继承之，这些都是中医学中宝贵的财富之一。

（《中国中医基础医学杂志》，2013 年第 19 卷第 8 期）

喻嘉言治疗危急重症学术思想初探

江苏省南京市中医院　　吴同启

喻嘉言学富心灵，一生穷于研经，勤于临证，医名卓著，冠绝一时。其《大气论》《秋燥论》以及“逆流挽舟法”等，远哲近贤代有赞论。其对危急重症的治疗，更是出神入化，活人无算。《寓意草》所载医案六十余篇，多属内科杂病，其中危急重症验案近三十则，医意贯通，议病精详。

一、慧眼独具，辨证准确

大凡危急重症，病情错综复杂，症状凶险多变，或虚实相兼，或寒热相杂，或阴证似阳，或阳证似阴，或大实有羸状，或至虚有盛候。临床癥结又往往隐藏在某一处，反映于某一点。善于从疑似之中识别病症。如《辨徐国祯伤寒疑难急证治验》案中，“徐国祯伤寒六七日，身热目赤，索水到前，复置不饮，异常大躁。将门牖洞启，身卧地上，辗转不快，更求入井”。一派阳热之象，粗看似属热证，因而“一医汹汹急以承气与服”。喻氏从其得水不欲咽，脉洪大无伦，重按无力，从而推断是真寒假热，予附子、干姜、人参、甘草而取效。再如治袁仲卿小男“昏迷不醒，胸高三寸，颈软，头往侧倒，气已垂绝……诊其脉，止存蛛丝，过指全无”，似属绝症无治。故赵姓医断定：“鼻如烟煤，肺气已绝，纵有神医，不可复活。”但喻氏从“其实跌仆水中，感受寒冷湿之气”推断“为外感发热之病，其食物在胃中者，因而不化，当比夹食伤寒例，用五积散治之”当愈。但医者不识病症，反“以金石寒冷药，镇坠外邪，深入脏腑，神识因而不清。其食停胃中者，得寒凉而不运”，从夹食伤寒转变为里寒证。喻氏以身热无汗，胸高而气不逼，断定鼻有煤烟不过是大肠燥结之症，并非肺绝。再从鼻准微润佐证肺胃之气尚存，可以救治。先用理中汤温中助阳而运转前药，热退后，用玄明粉开大肠之燥结，继以生津药频灌，一日而苏，绝处逢生。

二、力排众议，胆识过人

喻氏在诊治危急重症时，果断大胆，特别是在群医争执不休时，凭借其渊博的学识和丰富的临证经验，力排众议，坚持己见，多能力挽狂澜，化险为夷。如在“力争截疟成胀临危救安奇验”一案中，刘泰来新秋病疟，药后“遂觉胸腹间胀满日增，不旬日外，腹大胸高，上气喘急，二便全无，食饮不入，能坐不能卧，能俯不能仰”，他医商用大黄以下之，病家亦认为“不如此不能救急”。而喻氏认为“全是太阴脾气不能统摄所致”，如再用大黄猛剂，大散其气，若不胀死，必定腹破。他医不悦，“出语家人，吾去矣，此人书多口溜，不能与争也”，病家含怒，径自按他医处方取药，喻氏竟将取来之药掷之沟中。病者殊错愕，其二弟则“征色而且发声矣”。喻氏则书一柬力争，面辩论数十条，而定理中汤一方于后。患者仍不相信，托辞“今日且不服药，捱至明日再看光景”，喻氏不从，并预测腹中真气渐散，子丑时分，必大汗眩晕。患者将信将疑，“锉好一剂，俟半夜果有此症，即刻服下何如”。喻氏允之，并且当晚留宿患者家中，“坐待室中呼招”。患者夜间果然出汗发晕，立即服药后，小睡片刻，晨起病势未增，略觉减轻。至此，病家方才稍信，并要求再服一剂，喻氏遂以两剂药料作一剂，加人参至三钱，服过又进一大剂，患者内胀大减，可扶身出厅。后予五苓散一剂，二便通利。喻氏认为理中汤“兼阴阳体而理之，升清降浊，两擅其长”，故首先投以理中汤，且重用人参，旨在补气健脾，健运中气，恢复枢机的运转而达到胀除满消的目的。

三、重视脾气，善用人参

喻氏遵经明义，十分重视脾胃在人体生命活动中的地位，指出：“脾气者，人身健运之阳气，如天之有日也。”治疗上十分注重调理脾胃，认为“理脾则百病不至，不理脾则诸疾续起”“万物以土为根，元气以土为宅”。

在喻氏所处的时代，流传着伤寒无补法，对疟疾、痢疾、痘疹初起一概不用人参。有鉴于此，喻氏撰写了《论伤寒药中宜用人参之法以解世俗之惑》，阐明了人参在扶正祛邪中的种种意义。元气素弱之人，得伤寒病，治疗主张：“倘起先药中用人参三五七分，领药深入祛邪，即刻热退神清，何致汗下不应耶!”喻氏认为解表药中加入人参，乃为少助元气，以祛邪外出，非补养虚弱之意。对于阳邪入阴分之证，如久疟、久痢、久热等，喻氏称当用逆流挽舟之法，提邪缓缓转从表出。其主治方剂为人参败毒散，喻氏认为此方盖借人参之大力，扶助正气，使邪由里出表，从而达到汗出热退、邪从表解的目的。“挽舟”的关键在于扶正败毒，发汗解表。如在“辨痢疾种种受症不同随症治验”中，周信川“秋月病痢，久而不愈，至冬月成休息痢，一昼夜十余行，面目浮肿，肌肤晦黑……脉沉数有力”，喻氏认为“此阳邪陷入阴之证也”，以人参败毒散，同时配合外治，后改用补中益气汤调理，不旬日而愈。

喻氏用“畜鱼置介”治疗脱证，理通玄奥，精妙绝伦。其喜用人参固脱回阳。如治黄湛侯失血案，素有失血，一晨陡爆一口，倾血一盆，喉间气涌，神思飘荡，壮热如蒸，颈筋粗劲，舌本已硬，尺脉已乱，喻氏断为肾元上脱，急以人参汤急救元气，黑锡丹镇纳肾之浮阳，以冀气转丹田，并用一味阿胶涵养阴血，从阴引阳，继以滋补肾阴之品，佐以咸寒，调治而愈。又如治石开晓氏伤风咳嗽，误用麻黄四剂，呼吸不能相续，头面赤红，躁扰不歇，脉豁大而空，似伤寒戴阳证，本宜用人参、附子等药温补下元，收回阳气，然病家不以为然，至日落，阳不用事，慌乱不能少支，服前药，稍宁片刻，复因“又为床侧添同寝一人，逼出其汗如雨”，再进一剂，汗出身安，咳嗽不作。又如在治李思萱室人病案中，夫人有孕，吐泻七十日，病已成膈，滴饮难下，呕哕连绵不绝，声细如虫鸣，久方大呕一声，脉上涌而乱，重按全无，喻氏认为胃已“翻空向外”，治疗必多用人参，于是煎人参汤，调赤石脂末，治疗三日，服人参五两，赤石脂一斤，“得食仍呕，但不呕药”。又以人参、橘皮与粟米作粥，服三日胃稍安，再以人参汤送服赤石脂配合参橘粥，终以四君子汤、丸调理痊愈收功，共用人参九两。

四、审度病势，急病缓治

危急重症，多系生机于瞬间，历代医家都主张力挽狂澜于既倒，然喻氏洞察病机，独辟蹊径，大胆提出危急重症用缓治法的论点。他认为用缓治法一来可以用药探病；二来可以避其锋芒，因部分危重患者正气消残，难以耐受峻剂克伐，仅能缓缓图治，否则会徒损真气，反而加重疾病的恶化；三是部分危急重症脾胃衰弱，难以运化药食，只能少量缓进，以图胃气的复生；四是孕妇患急重症，用峻烈之剂恐碍胎，用缓治则可能病去胎安。缓治法的应用，喻氏多以汤、膏、丸、散并用或药物与食疗并举。如沈若兹乃郎，痘后食物不节病泻，泻久脾虚病疟，遂尔腹痛胀大，服药多年，一误再误，病转深重，出现“暮热朝凉”“大渴饮汤急救”“气喘不能仰睡”“多汗烦躁不宁”等四逆之症，乃气不归元，内水亏竭，孤阳浮越的危兆。喻氏以清燥润肺为主，阿胶、地黄、门冬等类同蜜熬膏三斤，日服十余次，“半月药尽，遂至大效，身凉气平，不渴，不烦，不泻，诸症俱退。另制理脾药末善后，痊愈”。

（《中国中医急症》，2005 年第 14 卷第 12 期）

试析喻嘉言治疗老年病的学术思想

武汉市汉阳区第一门诊部　　张觉人

历代医家研究老年病者不乏其人，见仁见智，各有千秋。喻嘉言不仅在整理发挥《伤寒论》方面享有盛名，而且对老年病的治疗亦颇有见地。笔者读《寓意草》，深觉书内论理精辟，治法周密，其中秘奥之处甚多，使人有美不胜收之感。兹就喻氏治疗老年病的经验，试作分析如次。

一、肾中真阳，乃高年之命根

喻嘉言在阐发衰老成因时，十分注意肾阳的作用，指出：“高年人唯恐无火，无火则运化艰而易衰，有火则精神健而难老，有火者老人性命之根。”此处所称之火，系指真火，亦即肾中之真阳。人所共知，人体各脏腑的正常活动均有赖于肾阳的作用，其中脾与肾阳之关系尤为密切。若肾阳衰弱，既可出现由于温煦生化作用不足所引起的精神疲惫、形寒肢冷等证候，还将导致脾阳不足，运化水谷失职，进而使生化衰竭。由此可见，喻氏称火为老人性命之根，确是要言不烦，击中要害。尚须提出，嘉言在衰老问题上偏持肾阳衰弱的观点，似乎忽视了肾阴虚亏的一面，其实不然，依喻嘉言之见，“《经》云，五十始衰，谓阴气至是始衰也。阴气衰，故不能自主而从阳上行。其霄越者，皆身中之至宝”。喻氏深谙“阴平阳秘，精神乃治”的旨趣，并对此作了独具匠心的发挥，尝谓：“夫人身之阴阳，相抱而不脱，是以百年有尝。故阳欲上脱，阴下吸之，不能脱也。阴欲下脱，阳上吸之，不能脱也。”“年高之人，肾水已竭，真火易露。”喻昌在分析真阳上脱之症时更明确地指出：“肾为水脏，而真阳居于其中……真阳既以肾为窟宅，而潜伏水中，凝然不动，嘿与一身相管摄，是以足供百年之用。唯夫纵欲无度，肾水日竭，真阳之面目始露。夫阳者亲上者也。”这就不难看出，喻氏所谓真阳上脱是建立在肾阴亏乏之上的。基于上述原因，所以他提出“阳气以潜藏为贵，潜则弗亢，潜则可久”。凡此之论，皆为喻嘉言治疗老年病的主导思想。

二、收摄肾气，为老人之先务

喻氏肯定了高年之命根在于肾阳之后，紧接着就提出“收摄肾气，原为老人之先务”。在他看来，“肾中之气，易出难收”“诚使真阳复返其宅，而凝然与真阴相恋。然后清明在躬，百年尝保无患”。这一观点始终贯穿于《寓意草》诸老年医案中。例如，有一江鼎寰先生，望七高龄，精神健旺，偶有胸膈弗爽，肺气不清，鼻多浊涕小恙，就诊时兼患齿痛。喻氏以天冬、熟地、石枣、牡丹皮、枸杞、五味等收摄肾气药四剂，入桂些少为引经，服之齿痛顿止，鼻气亦清。第因喉中作干，患者未肯多服。而嘉言的门下医者素逢主，见治标热，不治本虚。喻昌辨曰：有火者老人性命之根，未可以水轻折也。昔贤治喉干，谓八味丸为圣药，譬之釜底加薪，则釜中津气上腾，理则然矣。与其孤阳上浮为热，曷若一并收归于下，则鼻中之浊涕不作，口中之清液常生，虽日进桂附，尚不觉其为热。矧清利润下之剂，而反致疑乎。又如，另一黄起潜老翁，春月病温，头面甚红。嘉言谓曰：望八老翁，下元虚惫，阳浮于上，与在表之邪相合，所谓戴阳之证也。阳已戴于头面，不知者更行表散，则孤阳飞越，而危殆立至矣。此证从古至今，只有陶节庵立法甚妙，以人参、附子等药，收拾阳气，归于下元，而加葱白透表以散外邪，如法用之即愈，万不宜迟。黄家父子俱病，无人敢主，且骇为偏僻之说，旋即更医。投以表药，顷刻阳气升腾，肌肤粟起。又顷刻寒颤咬牙，浑身冻裂而逝。并有石开晓者，病伤风咳嗽，未尝发热，日觉急迫欲死，呼吸不能相续。求嘉言诊之，见其头面赤红，躁扰不歇，脉亦豁大而空。喻氏谓曰：此证颇奇，全似伤寒戴阳证，何以伤风小恙亦有之。急宜用人参、附子等药，温补下元，收回阳气。不然子丑时一身大汗，脱阳而死矣。渠不以为然，及日落，阳不用事，愈慌乱不能少支，忙服前药。服后稍宁片刻，又为床侧添同寝一人，逼出其汗如雨。再用一剂，汗止身安，咳嗽俱不作。嘉言询其病史，云连服麻黄药四剂，遂尔躁急欲死。然后知伤风亦有戴阳证，与伤寒无别。总因其人平素下虚，是以真阳易于上越耳。再如，喻昌治金道宾真阳上脱之证，剂中兼用三法：一者以涩固脱；一者以重治怯；一者以补理虚。嘉言认为“治真阳之飞腾霄越，不以龟鳖之类引之下伏，不能也。其次用半引半收之法。又其次用大封大固之法。封固之法，世虽无传，先贤多有解其旨者。观其命方之名，有云三才封髓丸者，有云金锁正元丹者。封锁真阳，不使外越，意自显然，先得我心之同矣”。

要之，喻嘉言论老年病力主“真阳上脱”，堪称巧思；其治疗以收摄肾气为要法，屡验不爽。这份珍贵的中医学遗产，诚宜取其珠玑，吸其精华，推崇而效法之！

（《江西中医药》，1981 年第 4 期）

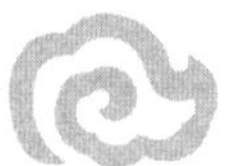

临床证治探讨

临床证治要求在辨清证候、审明病机之后,确立相应的治疗法则。它既是基于辨证而形成的结果,又是施治的开端,为临床遣方用药的指南,在辨证施治中具有重要作用。综观喻嘉言《寓意草》中所载医案,喻氏行医谨慎,先议病后用药,心细而又胆大,临床证治颇具特色。诸如气机水液病变,多从肺治;临证议病为先,善用经方;理脾重在温阳,刚中济柔;处方调护相合,食疗亦施等,见解独到,说理透彻,治多奇中,对后世医家有很大影响。

喻嘉言在临床证治中,基于辨证施治的基础,创立了许多实用的特色治法,有极高的临床应用价值。如针对外邪内陷导致的痢疾而采用提邪出表的逆流挽舟法;治疗真阳上脱而采用阴中求阳的畜鱼置介法;中风证治中采用秘密腠理、固闭毛窍的填塞空窍法;温补脾阳以治疗虚火内盛病证的崇土伏火法,以及在治疗有矛盾的情况下,打破常规,创造条件而形成的乘机利导治疗策略等,宣岐黄之妙蕴,创临证之新法,至今仍有其积极的临床应用价值。

以下以逆流挽舟法例举之:痢疾一般多因湿热疫毒壅滞肠道而致,其病势向内向下,治宜因势利导,清热利湿。若表邪内陷于里,此时病势虽向内向下,亦不宜顺其病势用常法,当逆其病势,配以解表益气,此犹如水中挽舟楫逆流而上,使内陷之邪从表而解,故称之为“逆流挽舟法”,代表方剂为人参败毒散。喻氏认为:“《活人》此方,全不因病痢而出。但昌所为逆挽之法,推重此方。盖借人参之大力,而后能逆挽之耳。”在这一思想的启发下,后世医家将逆流挽舟法用于多种疾病的治疗,如肾炎、慢性重型肝炎等。

喻昌特色治法及其临床应用

山东中医药大学　　周　唯

喻昌为明末清初的中医大家，具有深厚的理论造诣和丰富的临床经验，他所创立的许多治法独具特色，有极高的临床价值，对于临床治疗有深刻影响。

一、逆流挽舟法

逆流挽舟法为喻昌创立的治疗痢疾变法，是针对外邪内陷导致的痢疾而采用的一种提邪出表的治法。喻昌在《寓意草·辨痢疾种种受证不同随证治验》中提出并运用了这一治法。痢疾一般多因湿热疫毒壅滞肠道而致，其病势向内向下，治宜因势利导，清热利湿。若表邪内陷于里，此时病势虽向内向下，亦不宜顺其病势用常法，当逆其病势，配以解表益气，此犹如水中挽舟楫逆流而上，使内陷之邪从表而解，故称之为"逆流挽舟法"，代表方剂为人参败毒散。此法独特之处有二：一是应用解表祛风药；一是应用人参等益气药。此为逆流挽舟的精义所在。风药的运用在于升举清阳，鼓荡阳气，调畅气机，托举邪气以外解，使内陷之邪转从表出。人参的运用则在于扶正以祛邪。喻昌认为："人受外感之邪，必先汗以驱之。唯元气大旺者，外邪始乘药势而出；若元气素弱之人，药虽外行，气从中馁，轻者半出不出，留连为困；重者随元气缩入，发热无休，去生远矣。所以虚弱之体必用人参三五七分，入表药中，少助元气，以为驱邪之主，使邪气得药，一涌而出，全非补养虚弱之意也。"(《寓意草·论治伤寒药中宜用人参之法以解世俗之惑》)人参"坐镇中州"，在治疗中起着至为重要的作用。喻氏明言："《活人》此方，全不因病痢而出。但昌所为逆挽之法，推重此方，盖借人参之大力，而后能逆挽之耳。"(《医门法律·痢疾门》)

在这一思想的启发下，后世医家不仅运用逆流挽舟法治疗痢疾、腹泻，而且广泛用于多种疾病的治疗。如朱树宽提出运用逆流挽舟法治疗肾炎、肾病。认为肾炎、肾病系外感六淫失于表散，或疮毒内陷入肾，湿热之邪郁而成毒，日久壅滞三焦，使气机不利，脏腑失调而致。湿热邪毒深伏于内，入营动血，滞气伤阴，故缠绵难愈。患者常表现为身重神疲，乏力嗜睡，食欲不振，尿少色黄，舌体淡胖，舌苔黄腻，脉细濡，或沉滑。此等伏邪单纯清利湿热往往不应。若一味补益固摄，非但无效，反闭门留寇，资助病邪，贻患无穷。而应用人参败毒散加白茅根、芦根、赤芍、地榆、槐花、茜草等，宣透开郁，佐以凉血化瘀，参以导滞护阴，治疗50余例取得较好疗效。

又如当代名医钱英在慢性重型肝炎的治疗中提出应用逆流挽舟法。钱氏认为慢性重型肝炎虽然表现为鼓胀、黄疸、出血、昏迷等一派邪实的危急重症，但其本质是本虚标实。针对这一病机，强调在治疗中尽早采用补肝法，包括滋肝肾之阴，益肝脾之气，温脾肾之阳等。健脾益气常用黄芪、党参、白术、山药、白扁豆、茯苓、薏苡仁等；滋肝肾之阴常用一贯煎、杞菊地黄丸、调肝汤等；温脾肾之阳常用桂附八味丸等。根据病情随证选用，补肝体益肝用以扶助正气，使元气充足，避免正气先虚或更虚，使邪气愈炽，病势如同顺水之舟激流直下，从而起到逆流挽舟的作用。

二、畜鱼置介法

畜鱼置介法是喻昌在《寓意草·论金道宾真阳上脱之证》《寓意草·金道宾后案》中提出的治疗真阳上脱的一种治法。喻氏认为“人身之阴阳，相抱而不脱”。“阳欲上脱，阴下吸之”“阴欲下脱，阳上吸之”(《寓意草·论金道宾真阳上脱之证》)。若摄生不慎，阴阳耗伤，失其常度，则相离相脱，其中真阳亡越为上脱，阴精伤竭为下脱。喻氏言：“肾为水脏，而真阳居于其中。”“真阳既以肾为窟宅，而潜伏水中，凝然不动，嘿与一身相管摄。”“唯夫纵欲无度，肾水日竭，真阳之面目始露。”(《寓意草·金道宾后案》)治疗肾水虚亏，真阳上浮亡越的脱证，须加入介类以潜纳浮阳。喻昌以畜鱼置介为比喻阐述了其中的医理：“畜鱼千头者，必置介类于池中，不则其鱼乘雷雨而冉冉腾散。盖鱼虽潜物，而性乐于动，以介类沉重下伏之物，而引鱼之潜伏不动，同气相求，理通玄奥也。故治真阳之飞腾霄越，不以鼋鳖之类引之下伏，不能也。”(《寓意草·金道宾后案》)虚阳浮越必以介类潜纳浮阳，才能使真阳复返其宅，与真阴相恋，恢复阴平阳秘的状态。张山雷对这一治则倍加赞赏，在《中风斠诠》

中称赞其独辟蹊径，别开生面。这一治法至今仍对临床有重要指导意义。

畜鱼置介理论实际上体现了以阴阳为一体，补阳补阴相结合，于阴中求阳的思想。鱼虽潜物，其性乐动，属阳；介类沉重，下伏不动，属阴。故置介类于鱼池之中，可使阴阳既济。作为治则寓有温补阳气时又需滋生阴分之意，特别是在温补下元时，不能过于温燥刚猛，应注意滋养肾阴，从阴引阳。潘文奎提出运用畜鱼置介理论治疗艾迪生病，认为艾迪生病的病理特征与畜鱼置介法的内含特性相一致，本病虽以阳虚为主要表现，症见畏寒喜暖，四肢不温，神疲无力，色素沉着，面色黧黑，舌淡脉沉迟等，但其实质已寓有阴虚之内涵。68％的艾迪生病是由于结核破坏肾上腺组织，致使肾上腺皮质功能低下，故外虽现阳气虚弱之象，但内已存肾精耗伤之实。治疗不能单纯温补元阳，而应精气两补，阴阳两顾。潘氏临证除应用人参、黄芪等药外，常喜用菟丝子、肉苁蓉，此二味都是补阳药，却又是“补阴兴阳”之品；更加生地、枸杞子滋补肾阴，龟甲、鳖甲既滋补又潜镇，滋阴以扶阳，举阴以兴阳。

三、填塞空窍法

填塞空窍法是喻嘉言在《医门法律・中风门》论述中风治疗时提出的。喻嘉言说：“中风门中，大小续命汤及六经加减法，虽曰治风，依然后人之法也。《金匮》取《古今验录》续命汤，治风痱之身无痛而四肢不收者，仲景所重，原不在此。所重维何，则驱风之中，兼填空窍，为第一义也。空窍一实，庶风出而不复入，其病瘳矣。古方中有侯氏黑散，深得此意。”喻氏在论述侯氏黑散时说：“仲景制方，皆匠心独创，乃于中风证，首引此散。”“方中取用矾石，以固涩诸药，使之留积不散，以渐填空窍，服之日久，风自以渐而熄……空窍填，则旧风尽出，新风不受矣。”喻嘉言对此法极为推崇：“夫立方而但驱风补虚，谁不能之，至于驱之补之之中，行其堵截之法，则非思议可到。”（《医门法律・中风门》）费伯雄在《医醇賸义》中对此法又有了进一步阐释：“所谓空窍者，乃指毛窍及腠理言之。故侯氏黑散中用牡蛎、矾石等收涩之药，欲令腠理秘密，毛窍固闭，正如暴寇当前，加筑城垣以堵截之，使不得入耳。”《柳选四家医案・评选环溪草堂医案》载录王旭高治疗内风案一则，患者“病后络脉空虚，相火内风，走窜入络”，王旭高认为：相火旺，非清不足以熄火；内风动，非镇不足以定风；络脉虚，“使非堵截其空隙之处，又恐风火去而复入”。“故清火、熄风、填窍三法，必相须为用也。”药用羚羊角、寒水石、滑石、紫石英、龙骨、石决明、生石膏、磁石、赤石脂、牡蛎、大黄、甘草等，其中诸多填塞空窍之药。柳宝诒按曰：“《金匮》中风门有侯氏黑散、风引汤二方，其用意以填窍为主，喻西昌论之详矣。读者取喻氏之论观之，即识此方之意。”

喻嘉言之后医家应用填塞空窍法更加丰富，已不再仅限于中风的治疗，而是应用于临床多种病症。《医学衷中参西录》曾记述：有吐血久不愈者，重用赤石脂二两，与诸止血药合用，一剂而愈。其理在于：“凡吐血多因虚火上升，然人心中之火，亦犹炉中之火，其下愈空虚，而火上升之力愈大。重用赤石脂以填补下焦，虚火自不上升矣。”重用赤石脂之义为填塞空窍以制虚火。北京四大名医之一施今墨用赤石脂、禹余粮、煅龙骨、海螵蛸、棕榈炭、陈阿胶等治疗妇女崩漏，亦为填塞空窍之意。施氏比喻说：“假如屋内墙壁坏了漏水，泥工补漏，须用泥土、稠胶和麻缕等掺合一起，才能补牢。对功能性子宫出血症，如其证候宜用涩法，要达到补漏止血的效果，就必须采用质黏而性涩的矿土——赤石脂、禹余粮，质稠而善补的阿胶和纤维韧密而性能敛涩的棕榈等，综合施用，始能奏效。”

若溯其本源，《伤寒论》中赤石脂禹余粮汤主治下焦滑脱性下利，亦是填塞空窍之意。近代上海名医王仲奇在程门雪所治久泻不愈者方药中加蛇含石一味，其病寻瘥，实亦为填窍息风之意。北京儿科名医王鹏飞临证善用肉豆蔻、丁香、赤石脂、伏龙肝、莲子肉、寒水石等治疗婴幼儿腹泻，他认为婴幼儿腹泻无不以脾胃虚弱为主，泻后脾胃更虚，虚寒者占十之八九，故以温中收敛，填涩固肠治之。又如当代上海肾病专家徐嵩年用填塞空窍法治疗慢性肾炎之内风鼓动之症，常有较好疗效。凡此均为填塞空窍法运用的发展。

四、崇土伏火法

崇土伏火法是指温补脾阳以治疗虚火内盛的病证。此法并非喻嘉言首先提出和应用，李东垣采用补中益气汤等治疗内伤热中证实首开崇土伏火之先河，但喻嘉言在《寓意草·答门人对州守钱希声先生吐血治法》中对此进行了尤为明确详细的论述。喻嘉言认为血病虽有新久微甚的不同，然而无不本于火，而火又有阴阳之不同："阳火者，五行之火，天地间经常可久之物，何暴之有？设其暴也，复可以五行之水折之，不能暴矣。唯夫龙雷之火，潜伏阴中，方其未动，不知其为火也。及其一发，暴不可御，以故载阴血而上溢。"喻氏所言龙雷之火实指阳虚而生的虚火，他又称之为阴火。由于不同于阳火，"故凡用凉血清火之药者，皆以水制火之常法，施之于阴火，未有不转助其虐者也"。对此病症的治疗喻氏提出"以健脾中阳气为第一义"。认为："盖龙雷之性，必阴云四合，然后遂其升腾之势。若天清日朗，则退藏不动矣。""治龙雷之火，全以收藏为主。"而健脾之阳，使脾中阳气壮旺，则胸中窒塞之阴气得以宣散，"如太空不留纤翳"，"况乎地气必先蒸土为湿，然后上升为云；若土燥而不湿，地气于中隔绝矣，天气不常清乎"！如此使天清日朗，龙雷则潜伏。喻氏说："子后遇此病，必以崇土为先，土厚则阴浊不升，而血患必止。"《柳选四家医案·评选静香楼医案》有医案一则："中气虚寒，得冷则泻，而又火升齿衄。古人所谓胸中聚集之残火，腹内积久之陈寒也。此当温补中气，俾土厚则火自敛。四君子汤加益智仁、干姜。"柳宝诒按语曰："议病立方，均本喻氏。"此法在现代仍有重要的临床价值。如现代医家马裕袖自幼便溏，上中学时又患鼻衄，每洗脸必发，读大学时甚则不能以冷水洗脸。先后用药不少，终未能愈。诸医处方总不外栀子、生地、白茅根清热凉血之类，鼻衄非但不瘥，且便溏愈甚，日泻四五次，饮食日减，体力渐差，精神不振，无奈改治便溏。用补中益气汤等治疗，便溏有所好转，但鼻衄如故。一次校医开桂附理中丸六丸，首服此药，甚感新鲜，将六丸一次服尽。不料药后感周身烦热，咽干口燥，躁扰不宁，但鼻衄从此痊愈，此为崇土伏火的最好例证。在现代临床，治疗中崇土伏火法还经常用于治疗口腔溃疡、白塞综合征、牙龈肿痛、咽喉肿痛等，对于畏寒，喜暖，便溏，倦怠，舌淡，脉象沉细属于阳虚火炎者，具有很好疗效，已得到临床的广泛验证。

五、乘机利导法

这一治法是喻嘉言在《寓意草·论闻君求血证兼痰证治法》中提出。患者有失血之疾，且痰嗽上气，喘促胀闷，辨证属阴血不足而致。须滋养阴血，从而"将浮游之气，摄入不息之途"，乃为良治。"然胸膈肺胃间，顽痰胶结，既阻循环,又难培养,似乎痰不亟除,别无生血之法矣。”欲摄其气,当先生血;欲生其血,需先化痰。但是欲驱痰浊,转耗其血;欲补阴血,反滋其痰。对此两难之治喻嘉言提出了乘机利导法:“从来痰药入腹,其痰不过暂开复闭,劳而无功。吾于此每用乘机利导之法,先以微阳药开其痰,继以纯阴峻投,如决水转石,亟过痰之关隘,迨至痰之开者复闭,所用生血之药,早已从天而下。日续一日,久久而生血。”“此际始加除痰之药,庶几痰去气存,累年之疾,至是始得痊安耳!”

乘机利导法不同于前面提到的几种治法,它实际上并不是一种具体固定治法,而是一种治疗策略,指在治疗有矛盾的情况下,打破常规,创造条件,然后利用机会施以相应治疗,这是临证时非常重要的治则。如中医名家蒲辅周治一女童,患流行性乙型脑炎,发病 7 日,曾服中药寒凉之剂,并用西医冬眠疗法、冰袋降温等,体温仍 39℃以上,深度昏迷,呼吸微弱,肤冷肢凉,周身无汗,大便不解。脉伏舌红,舌苔隐伏。蒲辅周用牛黄清心丸、苏合香丸共磨成汁,以西洋参煎水送下,每小时 1 次。服药 1 日,有微汗出,皮肤微温,脉象略现。后改为 2 h 1 次、3 h 1 次、4 h 1 次,连续治疗 15 日,神识清醒,其后随证治之而收功。流行性乙型病毒性脑炎为急性热病,热内闭于里,当用牛黄清心丸凉开之法。但本例因寒凉太过,致使热邪冰伏而内闭,若但予凉开,只能使热闭更甚。蒲辅周以苏合香丸温开启闭,解其冰遏热伏之势,并以西洋参扶其正气,配合牛黄清心丸,使邪热外透内清,内闭渐开,正气徐复,病邪日退。

名医江育仁忆随师诊治一痢疾患者,其病缠绵 3 月余,下痢赤白,日行无度,量少不爽,腹痛后重,纳食则呕,形瘦骨立,精神疲弱。舌苔干而呆白,质淡红,边有碎腐。此中气已虚,邪毒内踞;胃阴耗伤,脾阳已困。欲导其积,恐正气益伤;将补其虚,虑毒邪愈盛。温中则耗劫胃阴,滋阴则脾阳益困。治疗上大有顾此失彼之虑,此时施以寒温并用法,投大黄、肉桂二味。药后患者下宿积脓血便甚畅,臭秽不堪,证情逐渐好转而愈。此以肉桂之温热鼓舞脾阳,以大黄之苦寒攻下邪毒。肉桂之温既可监制大黄的苦寒之性,又可鼓舞脾阳以助大黄推荡之力。寒温相反而并施,互借互制,互助互用,乘势利导,一鼓作气,将宿积邪毒荡涤尽出,其病获愈。

以上皆为乘机利导法的具体体现。乘机利导法的实质是不囿常法,制造机会,把握时机,从而达到治疗的目的。这一治法在寒热错杂,虚实互见,表里失和,升降乖违,阴阳逆乱等病情复杂、治疗矛盾的情况下具有重要作用,往往是一举取效的关键。

六、结　语

治法是在辨清证候、审明病机之后，所采取的相应的治疗法则。它既是基于辨证而形成的结果，又是施治的开端，为临床遣方用药的指南，在辨证施治中具有重要作用。名老中医蒋洁尘说："论理正确是治病的前提，殊为重要，但需在辨证的基础上，拟定治疗法则，选用适当方、药，方能完成辨证论治之全过程。其中'法'的拟定，既反映诊断，又指导治疗，起到承上启下之纽带作用，更为重要。"喻嘉言所创立和提出的上述治法，是其临床宝贵经验的结晶，其医理深邃，具有极高的理论和临床价值，因而在长期的临床实践中得到不断的丰富和发展，对临床治疗产生了深刻影响。正如名老中医彭履祥所说："历代不少名医，正是在熟谙医理的基础上，临证善于思考，变通匠心独到，运筹灵活，妙手回春，在实践中积累了丰富的经验，推动了临床医学的不断发展。"喻嘉言的诸种治法可谓宣岐黄之妙蕴，创临证之新法，开后学之悟境，值得后人不断深入探讨、研习。

（《上海中医药杂志》，2010 年第 44 卷第 2 期）

从《寓意草》医案看喻嘉言临证辨治特色

安徽中医药大学　　高　婷　郭锦晨　王文静

喻嘉言深谙医理，赞"错简重订"观点，倡"三纲鼎立说"，勇于创新，提出"秋燥论"和"大气论"。晚年所著《寓意草》为其呕心沥血之作，闻之医者意也，行医者，贵在思考，喻嘉言行医谨慎，先议病后用药，遣方用药，心细而又胆大，屡获奇效，以免"大实有羸状，误补益疾；至虚有盛候，反泻含冤"。本文通过大量医案，仅就其临证辨治特色略述之，并就正于同道。

一、气机水液病变，多从肺治

“顾季掖乃室”案患者偶下血，因误治出现“身肿气胀，血逆上奔”之气机失常病变，喻氏言“上壅者……知其肺当壅也”，肺为清肃之脏，微苦则降，辛凉则平，立清肺之法，肃降肺气，恢复肺之宣降功能，治之肿胀即消，病遂愈。“叶茂卿乃郎”案患者“忽肚大如轮……小肠突出脐外五寸”，喻氏言肺为水之上源，肺气壅盛，故水道闭塞，气行腹中，小肠突出。肺清则气行，气行则水无所阻，喻氏用黄芩、阿胶二味清肺热润肺燥，5 日后水道清利而愈。“陆令仪尊堂平日持斋”案患者“胸胁紧胀……痰中带血而腥”，喻氏诊为肺痈，应先治肺气之壅塞，方用仲景葶苈大枣泻肺汤加减，喻氏曰“身中之燥，与时令之燥，胶结不解”，秋燥与肺金相应，俟其交冬至节，继予清肺润燥，佐以参术补脾，终得痊愈。“沈若兹乃郎”案患者腹胀兼肠澼，喻氏言“今为久泻，遂至气散不收”，应以清燥润肺为主，药用阿胶、地黄、门冬等滋阴润肺，另佐少量补脾药，药尽而愈。

二、临证议病为先，善用经方

喻氏提出的“治病必先识病，识病然后议药”“病经议，则有是病，即有是药，病千变，药亦千变”思想贯穿喻氏医案始末，也为后世辨证施治树立了标榜。喻氏特别推崇仲景经方和其学术思想，用《伤寒论》处方的就有二十五案，或纯用一方，或合三方为一方，临机应变，随症损益。“金鉴春月病温”案患者因春温误治，出现“壮热不退，谵语无伦”之症，喻氏曰“春温症不传经，故邪气留连不退，亦必多延几日”，故以仲景表里二方同治，先用麻黄附子细辛汤，再行附子泻心汤，解表攻里，次日即愈。“钱仲昭患时气外感”案患者发热头痛，因误治出现“神昏谵妄……声音尚朗”等症，喻氏辨为阴气未绝之征，用白虎汤清热生津，频频少服之，不久其病即愈。“叶茂卿幼男病案”案患者“噤口发热十余日，呕哕连声不断”，喻氏言“虚热在胃，壅遏不宜”，立温中补虚之法，用理中汤理气健脾，数剂后痢止。

三、临危气脱重症，妙用人参

人参为“治虚劳内伤之第一要药”，功善大补元气。喻氏在许多危急重证中，均是时医反对运用人参，或者病家惧怕运用人参，而喻氏力排众议，妙用人参，使患者转危为安。“黄曙修与乃翁起潜”案患者“年老而势轻，曙修年富而势重……势重者头重着枕，身重着席”，立和解表里之法，在解表药中加人参七分扶正祛邪，汗出病减，即日向安。“石开晓病伤风咳嗽”案患者面红烦躁，脉空，喻氏诊为伤风戴阳症，急宜用人参、附子等温补下元，连服之，汗出身安，日落病愈。“答门人问”案中一孕妇患者“伤寒表汗过后，忽唤婢作伸冤之声”，喻氏认为患者阳气惊扰，元阳虚脱，急用参汤回阳救逆。“徐国祯伤寒六七日”案患者身热目赤，脉大无力，喻氏诊为真寒假热证，药用人参、附子、干姜温阳散邪，补中有发，微微汗出，热退病安。“吴添官生母”案患者“时多暴怒，以致经行复止，入秋以来，渐觉气逆上厥”，时医治之不效，喻氏用人参三五分，即安宁片刻。

四、理脾重在温阳，刚中济柔

脾胃是营卫气血生化之源，气机升降之枢机，为后天之本。喻氏认为理脾重在温阳，刚中济柔，曰：“健脾之阳，一举有三善也。一者脾中之阳气旺，如天青日朗，而龙雷潜伏也；一者脾中之阳气旺，而胸中窒塞之阴气，如太空不留纤翳也；一者脾中之阳气旺，而饮食运化精微，复生其下竭之血也。”如“袁继明素有房劳内伤”案患者脉大空虚，精神恍惚，喻氏认为其为元阳虚脱之候，“内虚肠滑，独参不能胜任”，急投附子理中汤，刚中济柔，温中健脾以回阳，四剂后能言。“尊夫人惊痰堵塞窍隧”案患者“三部脉虚软无力”，喻氏立理脾清肺之法，以理脾平调为先，喻氏言“脾气者，人身健运之阳气，如天之有日”，药用四君子汤益气温阳健脾加龙胆草、芦荟、代赭石等。“袁聚东年二十岁”案患者“生痞块，卧床数月”，因医误治，结为石块，喻氏先以理中汤温中加附子五分，附子之功效是欲达到釜底少火生气，使北方之坎卦能正常发挥其二阴抱一阳应有的作用，一剂后块减十之三，再用桂、附温阳理脾，块全消矣。

五、处方调护相合，食疗亦施

"王玉原昔有感症"案患者"面足浮肿，卧寐不宁，耳间气往外触"，喻氏认为伤寒余热未除，元气已虚，且"浮肿属脾，用苓术为治；以不寐责心，用枣仁、茯神为治"，立补虚清热之法，药用麦冬、生地、牡丹、人参、梨汁、竹沥之属，并嘱患者饮食清淡，使体暂虚，而邪更易出。"刘泰来年三十二岁"案患者胸胀腹满，气喘便无，喻氏认为此为腹中之气散乱不收，太阴脾气不能统摄，方用理中汤，通膀胱之气，并以老米煮清汤调护脾胃。"周信用年七十二岁"案患者久痢致阳邪陷入阴分，未恐伤正，应使邪缓缓从内透表而出，喻氏用人参败毒散，并用厚被围椅，置火其下，用布条卷成鹅蛋状，使气不得从下而走。"老先生玉体清瘦"案患者偶大便后寒热有时，因误治出现汗出有时下利无时，喻氏用人参、白术、山茱萸、五味子、升麻、赤石脂、禹余粮等理脾调胃，收气固脱，并"以啜羹之法用之，取其久停。又以饮醇之法用之，取其缓入"。

《寓意草》是清初名医喻昌临床经验的结晶，其议病用药见解独到，说理透彻，治多奇中，对后世医家有很大影响。除以上特色，喻氏议病极为生动有趣，如言"老子所谓知其雄，守其雌；知其白，守其黑，其对症之药也"，以老子雌雄白黑之理论病。喻氏还提出消胀三法，"即培养一法，补益元气是也；招纳一法，升举阳气是也；解散一法，开鬼门洁净府"，振聋发聩，见解独到，在临床有重要的研究价值，对后人也有很大的启迪作用。

（《江西中医药大学学报》，2014 年第 26 卷第 4 期）

喻昌对少阴经证治的独特见解浅释

广州中医药大学　　李晓芳
山西省人民医院　　冯浩丽

喻昌，字嘉言，明末清初著名医家，因新建曾名西昌，故晚号西昌老人，其传世之作主要有《尚论篇》《寓意草》《医门法律》，后世合称《喻嘉言医学三书》。《尚论篇》较为集中地反映了喻昌治伤寒的思想，分为两部分，即《尚论张仲景伤寒论三百九十七法》和《伤寒尚论后篇》。本文意欲从尚论少阴经证治以窥喻昌治伤寒之旨。

一、开宗明意，言明少阴证由来

喻昌谨守仲景《伤寒论》六经辨病之旨，能阐明六经传变，并以之为经，贯彻始终。他以“凡治伤寒之诀，起先惟恐传经，传经则变生；其后惟恐不传，不传经则势笃”概括了伤寒六经的内在联系。六经之中，太阳为先，次则阳明、少阳，再由表入里，则为太阴、少阴、厥阴。“起先唯恐传经”之意，在于三阳经病，当及时治疗，勿使生变。如失治、误治，传经热邪先伤经中之阴，甚者，邪未除而阴已竭，此即少阴病可由本经自感外邪，或由他经传变而来。

二、提纲挈领，指出少阴证治法

少阴病由于致病因素和体质的不同，有从阴化寒之寒化证，有从阳化热之热化证，两证分别予以温经回阳、育阴清热之治，代表方分别为四逆汤和黄连阿胶汤。喻昌认为“传入少阴，其急下之证，反十之三；急温之证，反十之七，宜温之中，复有次第不同，毫厘千里”，指出温法的重要性。同时，少阴寒化证预后的良否，取决于阳气的存亡，喻昌详辨病机，认为“必其人肾中之真阳素亏，复因汗吐下扰之，外出而不能内返，势必藉温药以回阳，方可得生”，因而“伤寒门中，亡阳之证最多”。喻昌还批评那些不辨病机，只见树木不见森林的医者，“必于曾犯房劳之证，始敢用温”“未病先劳其肾水者，不可因是遂认为当温也”。可见，治法失当，预后则失之千里，明析病机实为首务。

三、以纲统法，提出少阴证分类

喻昌认为，研究伤寒“必先振其大纲，然后详明其节目，始为至当不异之规”。在对少阴证分析过程中，他不以病症、病机分类，而是提出“从权温经之法”“正治存阴之法”，并以之将少阴证分为前后两篇。凡本经宜温之证，皆列前篇；凡少阴传经热邪，正治之法，悉列于后篇。随后，以法为目，每一法之下分别条文，并加以注解。397法中，《尚论篇》少阴经前篇25法，少阴经后篇19法，在以纲统法的原则下，还结合传变趋势、病症、病因、病机等的异同编排条文。如喻昌将第301条、第304条放在一起，第301条“少阴病，始得之，反发热，脉沉者，麻黄细辛附子汤主之”。喻昌认为：“脉沉为在里，证见少阴，不当复有外热，若发热者，乃是少阴之表邪，即当行表散之法者也。”“三阴必以温经之药为表，而少阴尤为紧关，故麻附合用，俾外邪出而真阳不出。”第304条“少阴病，得之一二日，口中和，其背恶寒者，当灸之，附子汤主之。”二条均为少阴病，有何不同呢？“得之一二日”一言已概之，即表明与第301条“始得之”之少阴兼表证不同，其“阳微阴盛之机，已露一斑，故灸之以火，助阳而消阴，主之以附子汤，温经而散寒也”。又如喻昌将第325条与第292条放在一起，用以第325条所述之证灸后必用附子汤方可取效，而第292条但灸即可。“少阴病，下利，脉微细，呕而汗出，必数更衣，反少者，当温其上，灸之。”(第325条)喻昌认为“下利而脉见阳微阴涩，为真阴真阳两伤之候矣。呕者，阴邪上逆也。汗出者，阳虚不能外固，阴弱不能内守也。数更衣，反少者，阳虚则气下坠，阴弱则勤努责也，是证阳虚，本当用温，然阴弱复不宜于温。一药之中，既欲救阳，又欲护阴，漫难区别，故于巅顶之上百会穴中灸之，以温其上，而升其阳，庶阳不致下陷以逼迫其阴，然后阴得安静不扰，而下利自止耳。”说明此少阴阳虚血少下利证用灸法的意义及作用，并进一步释清不用灸法而只予温药之误，即此证“设用药以温其下，必逼迫转加，下利有止而阴立亡，故不用温药，但用灸法，有如此回护也”。第325条之所以不同于第292条，在于后者仅为“阴内阳外”，阳虽虚但未甚，由“反发热”可知。治之要在于引阳内返，则脉至而吐利亦将自止矣。喻昌将症状相似、病机相似而治法不同之条文加以对比，不致后学者晦仲景之旨而误人，实尚论之功矣。

四、条文释义简洁明了但发人深思

成无己注解《伤寒论》，多以经解经，较为繁杂，难于理解。喻昌则在注释条文方面，多结合自己的临床实际，明辨详尽，以精细的辨证析其机制，每有独到见解，且语言简洁易于领会其旨。如同为对第321条“少阴病，自利清水，色纯青，心下必痛，口干燥者，可下之，宜大承气汤”的注解，成无己说“少阴肾水也，青，肝色也，自利色青，为肝邪乘肾”。《内经》曰：“从前来者为实邪，以肾蕴实邪，必心下痛，口干燥也，与大承气汤以下实邪。”喻昌则注为：“热邪传入少阴，逼迫津水，注为自利，质清而渣滓相杂，色青而无黄赤相间。可见阳邪暴虐之极，反与阴邪无异。但阳邪传自上焦，其人心下必痛，口必干燥，设系阴邪，必心下满而不痛，口中和而不燥。必无此枯槁之象，故宜急下，以救其阴也。”由上不难看出，成氏重在就事论事，而喻昌不仅点明病因病机，亦阐述了阴、阳邪传自上焦而致心下痛的区别，即鉴别诊断。第301条中，指出为少阴之表邪所致，当行表散之法后，进一步说明“三阴之表法与三阳迥异，三阴必以温经之药为表，而少阴尤为紧关”，不但告之后人三阴三阳表法的差异，而且说明了少阴温经之法的重要性。又如“少阴病，二三日不已，至四五日，腹痛，小便不利，四肢沉重疼痛，自下利者，此为有水气。其人或咳，或小便利，或下利，或呕者，真武汤主之。”（第316条）此为少阴阳虚水泛的证治。喻昌将重点放在“阴寒内持”，即间接说明阳气是衰微的，故而有“湿胜而水不行，因而内渗外薄，甚至水谷不分，或咳或利，泛溢无所不至”，提出“非赖真武坐镇北方之水，宁有底哉”。指出真武汤温阳利水之功可嘉矣！随后，对照太阳病篇“太阳病，发汗，汗出不解，其人仍发热，心下悸，头眩，身瞤动，振振欲擗地者，真武汤主之”（第82条），指出太阳病汗法不当而致阳虚水泛之证同少阴之水湿上逆，均用真武一法以镇摄之，实为异因同机的体现。至此，喻昌还进一步说明腑邪与脏邪所致之水泛证治变不同。“太阳膀胱与少阴肾，一脏一腑，同居北方寒水之位。腑邪为阳邪，藉用麻、桂为青龙；脏邪为阴邪，藉用附子为真武！”指出小青龙汤与真武汤具涤痰导水、消阴摄阳之神功，为后人治水泛之证指明方向。这样的例子不胜枚举，使后人对于仲景之理法方药，自能明辨于心，这无疑是给我们学习《伤寒论》点亮的一盏明灯。

（《中医药学刊》，2005年第23卷第4期）

喻昌痰病治则治法初探

中国中医科学院　　李　瑶　潘桂娟

喻昌为明末清初著名医家，著有《寓意草》《医门法律》《尚论篇》《尚论后篇》等十余部著作。喻昌对痰之病因病机见解独到，论理生动，临证治痰灵活巧妙，富于变化，重视平日预防调护，以杜生痰，其治痰思想主要体现在《寓意草》《医门法律》两书中。现就其痰病治则治法分述如下。

一、静养脾气，导痰返胃

喻昌宗《素问・经脉别论》中“饮入于胃，游溢精气，上输于脾，脾气散精，上归于肺，通调水道，下输膀胱，水精四布，五经并行”的理论认识，尤其强调脾胃在痰浊生成及运行过程中的关键作用。首先，喻昌认为痰源于饮食水谷，因脾失健运、胃津不行、湿聚而成。其次，喻昌还独创性地提出痰随脾气往返论：“人之食饮太过，而结为痰涎者，每随脾之健运，而渗灌于经隧，其间往返之机，如海潮然，脾气行则潮去，脾气止则潮回。”因此只有当脾气静息时，其痰方能从经隧返还于胃中，再经由胃气上下排出。

基于以上病机认识，喻昌在痰病治疗及调护方面提倡静养脾气，以导痰返胃，然后可由口而上越，或从肠而下达，即喻昌所谓使“脾气静息而予痰以出路”，而静养脾气之法宜药食并调。在用药方面，喻昌反对过用辛热之品峻攻痼痰，主张“但取辛热，微动寒痰，已后止而不用”，否则痰得热则妄行，脾得热亦过动不息，使痰有去而无回，加剧病势。在饮食调养方面，喻昌首先指出午后饮食不消易化生痰浊，因此主张“早食午食而外，但宜休养”，尤忌深夜进食，使脾气静息而防止生痰。其次，主张脾虚有痰者在服药后，应注意节制饮食，避免暴饮暴食，忌肥甘滋腻之品，一则不至于伤脾而再生痰浊，二则能藉药物所培之脾气专力化痰。如其所言：“白饭香蔬苦茗，便为佳珍，不但滑腻当禁，即粥亦不宜食，以粥饮之，结为痰饮易易耳。不但杂食当禁，即饭食亦宜少减，以脾气不用以消谷，转用之消痰，较药力万万耳。”

二、痰成窠囊，从源论治

痰之窠囊说源于宋代许叔微提出的停饮成癖囊“如潦水之有科臼”，并治以苍术“燥脾以胜湿，崇土以填科臼”。后经朱丹溪发挥为痰之窠囊说，指出“痰挟瘀血，遂成窠囊”，治疗亦推崇许叔微之法。明代医家虽多引朱丹溪之说，但少有发挥。喻昌受许叔微之论启发，结合自身临证经验，对痰之窠囊的病因病机及治则治法进行了深入阐发，颇有创见。

首先，喻昌认为肺与胸膈之窠囊系痰火或痰气壅盛，冲透肺与胸之膈膜，居于其中，日久不散，浊气渐入，与痰浊互结而成。窠囊形成以后，不仅阻碍气机、不利呼吸，若复感外邪或饮食情志内伤，脏腑功能失调，致浊气上犯，触动窠囊之痰，则发为“鼾齁有声，头重耳响，胸背骨间，有如刀刺，涎涕交作，鼻颏酸辛”等症。

其次，喻昌论述了窠囊之痰的治则治法。因窠囊之形外窄中宽，其中之痰“如蜂子之穴于房中，如莲子之嵌于蓬内，生长则易，剥落则难”，故喻昌认为不能任行驱导涤涌之药，否则不仅痰不能去，反而徒伤他脏。应当先治生痰之因，断绝窠囊之痰的来源，再“逐渐以药开导其囊，而涤去其痰”。如治疗肺之窠囊，虽其痰在肺，而其源在脾，故以治脾为本，“使太阴之权有独伸而不假敌忾”；其次培养肺气，使肺金肃降复常而浊气不升；又安和五脏，静以驭气，“使三阴之火不上升，以默杜外援”。而胸膈之窠囊始于痰聚于胃，故必先去胃中之痰，使胃气不挟痰奔入胸膈，而欲去胃中之痰又以“健脾为先，脾健则新痰不生，其宿痰之在窠囊者，渐渍于胃，而上下分消”。

三、治痰治气，治气为本

在痰病治疗领域，治痰与治气的关系一直被历代医家广泛关注与探讨，如宋代医家史堪、严用和等主张治痰以顺气为先，提出气顺则痰自下之说；元代王珪、明初医家刘纯认为气因痰结，应先逐去痰浊，则滞气自行；明代医家徐春甫则指出应根据痰气轻重及病势缓急情况，而逐痰理气有所先后。

基于前人的相关认识，喻昌对痰气关系提出了自身见解，认为痰病“大率痰为标，气为本”，因此主张先治其气，“气顺则痰不留，即不治痰而痰自运矣”。但临证亦需根据具体情况灵活变通，若在痰盛标急的情况下，又宜先治其痰，“痰消则气自顺”。

针对痰病治气之法，喻昌认为前人未曾言明，导致后学者运用之难，故专门对其进行了阐发。喻昌指出，治气之源有三：一治肺气，一治胃气，一治膀胱之气。因“肺为将帅之官，气清则严肃下行，气下行则痰之藉为坚城固垒者，方示以暇”，而痰出于胃，胸膈之痰亦必返还于胃，方能经胃顺下，若胃气不和，则痰随胃气奔逆于上，故“胃气和，则胸中之气亦易下行”。而膀胱位于下焦，为“州都之官，津液藏焉，气化则能出矣”，膀胱气化正常，则空洞善容，而“能吸引胸中之气下行”。因膀胱为肾之府，故“欲膀胱之气化，其权尤在于葆肾”“肾气不动，则收藏愈固，膀胱得以清静无为，而膻中之气，注之不盈矣”。

四、养血豁痰，不宜并施

针对阴血不足、顽痰胶结、补血易滋其痰、祛痰易耗其血的情况，喻昌提出了“养血豁痰，枘凿不入，先其所急，不宜并施”的原则，并自创“乘机利导之法”治疗，可谓深得治痰之妙。

乘机利导法分为三步：首先“以微阳药开其痰”，使顽痰暂得温散而又不耗伤气血，喻昌形容此为“决水转石”；继之“以纯阴峻投”，乘痰闭暂开之际投以大剂补血之药，使血气得生而又不滋其痰涎；最后，待血气得复，“始加除痰之药”，此时既可免祛痰伤正之弊，又能藉所生之正气一举祛痰。喻昌之乘机利导法重在对祛痰时机与分寸的灵活掌握，对临证治疗血虚痰实之证十分有借鉴价值。

五、治风治痰，先其胜者

喻昌指出，风邪与痰浊每兼夹而为患，故治疗时“风胜者先治其风，痰胜者先治其痰，相等则治风兼治痰，此定法也”。而在具体治疗时，又因邪气性质不同、感邪途径不一，故治法有别。

喻昌指出“风者四时八方之气，从鼻而入，乃天之气也。痰者五谷百物之味，从口而入，脾胃之湿所结，乃地之气也”，故治当从其类而因势利导，并调理相应脏腑。外风中人从外入内，外湿中人自下而上，故“从外入者以渐而驱之于外，从下上者以渐而驱之于下”。又“肝木主风，脾湿为痰”，故治内风宜平肝木，治痰湿应运脾土。而“内风素胜之人，偏与外风相召；内湿素胜之人，偏与外湿相召”，致内外合邪、寒热兼夹而成杂合之病，此时“必须用杂合之药，而随时令以尽无穷之变”。如冬月水气归根，不宜攻治肝胆，但以理脾药平调，必至春月木旺，始加调肝之药。又寒月可纯事温补，而春夏秋三时施以温补则宜少佐清凉之药，方可无热病之累。

六、虚实寒热，治需明辨

喻昌强调临证治痰应详辨寒热虚实情况，辨证选方用药，为此专门制定了药禁十条以及医律三条，以提醒为医者勿犯虚虚实实之误。如其反对“心虚神怯妄用辛散，肺虚无气妄用苦泻，肝虚气刺妄用龙荟，脾虚浮肿妄用滚痰，胃虚津竭妄用香燥”，并告诫“肾虚水泛，痰涌气高，喘急之证，不补其下，反清其上，必致气脱而死”。

此外，应辨明寒热虚实真假情况，如风火挟痰上攻，出现目暗耳鸣之证，多似虚证，如误行温补则“转锢其痰，永无出路”。又如喻昌曾治一老者，“形体清瘦，平素多火少痰，迩年内蕴之热，蒸湿为痰，辛巳夏秋间，湿热交胜时，忽患右足麻木，冷如冰石。盖热极似寒，如暑月反雨冰雹之类。医者以其足跗之冷也，不细察其为热极似寒，误以牛膝、木瓜、防己、加皮、羌独之属温之。甚且认为下元虚惫，误用附桂、河车之属补之，以火济火，以热益热。由是肿溃出脓水，浸淫数月，踝骨以下，足背指踵，废而不用。总为误治而至此极耳。”喻昌指出此“若果寒痰下坠，不过坚凝不散止耳，甚者不过痿痹不仁止耳。何至肿而且溃，黄水淋漓，腐肉穿筋耶”？因此主张断不可再用辛热之药，而应治以甘寒之药，以杜风消热、润燥补虚豁痰为法。

七、正虚痰盛，勿妄吐下

喻昌认为吐下法虽较便捷但易伤正气，尤其对于正虚有痰者更宜慎用。

临证时应严格掌握吐下法的禁忌，脏腑易动者勿妄行涌泄，本非坚积者勿妄行峻攻。

喻昌指出："涌法正如兵家劫营之法，安危反掌，原属险道。"即使在治疗痰迷心窍、邪盛正衰、不易开散之急证，亦不主张施以涌吐，其认为"以涌药投之，痰才一动，人即晕去，探之指不得入，咽之气不能下，药势与病势相扼，转致连日不苏"，故其制定了吐禁十二条，即"眩冒昏晕不可吐，气高气浅不可吐，积劳未息不可吐，病后新虚不可吐，水道微弱不可吐，病势险急不可吐，阳虚多汗不可吐，素惯失血不可吐，风雨晦冥不可吐，冬气闭藏不可吐，多疑少决不可吐，吐后犯戒不可吐"。

对于下法祛痰，喻昌亦十分谨慎，如滚痰丸为王珪所创攻下逐痰名方，历代医家用之多有效验，但喻昌认为其"大损脾胃，且耗胸中氤氲之气"，尤其脾虚水肿者更应慎用。对于痰闭窍隧之证，喻昌亦强调勿用下法祛痰，因下法易伤脾气，反致痰愈窒塞。

综上所述，重视脾胃是喻昌治痰思想的主要特点，贯穿于其对痰病病因病机认识、临证治疗与预防调护的过程中。喻昌对于痰随脾气往返的认识，对痰之窠囊的成因及治法的阐发，对治痰与理气、养血祛风等治法时机及分寸的把握，无不体现了其对痰病认识的深入透彻及对治痰法运用的纯熟巧妙。其治疗虚实夹杂、寒热错杂等病机复杂之证的经验，值得我们细细体会以便于临证借鉴。

（《中国中医基础医学杂志》，2014 年第 20 卷第 5 期）

喻昌对中医黄疸理论的贡献

安徽中医学院　李董男

中国科学技术大学　方晓阳

喻昌身处朝代更替、社会动荡之时，是中医黄疸理论发展历史中承上启下之关键人物，他对黄疸外感内伤分类的建立和蓄血发黄说的发展均有重要贡献，对湿热论和阴黄说的传承也有一定影响。

喻昌在黄疸外感内伤分类发展中的作用得到了中医学界和医史学界的较多关注。如王伯祥认为："仲景《伤寒论》《金匮要略》对外感发黄与内伤发黄均有较深入的研究……清代《医门法律》一书探索仲景之学，将《伤寒论》所述者称之为外感黄疸，《金匮要略》所述者则称之为内伤黄疸，可谓要言不繁。"黎德安认为："外感内伤，这一分类法以清初名医喻嘉言所倡导。"同时，他也认为："比喻嘉言稍早一点的明末秦景明《症因脉治》中率先采用了外感黄疸、内伤黄疸的分类法。"

笔者认为上述两种观点对喻昌工作的评价似皆未中的，且目前的研究较为忽视喻昌对蓄血发黄、湿热论等理论发展的贡献。本文拟对喻昌及其之前、之后医家的工作进行初步探究，就喻昌在黄疸外感内伤、蓄血发黄等理论建立和发展历史中所起的作用进行讨论，阐发己见以请教诸方家。

一、喻昌对黄疸外感内伤分类的贡献

1. 仲景学说与黄疸外感内伤分类的关系 王伯祥认为："仲景《伤寒论》《金匮要略》对外感发黄与内伤发黄均有较深入的研究……清代《医门法律》一书探索仲景之学，将《伤寒论》所述者称之为外感黄疸，《金匮要略》所述者则称之为内伤黄疸，可谓要言不繁。"

笔者认为这两句论断都值得商榷：首先，仲景对黄疸主要采用的是辨病论治，《金匮》首创的五疸分法（黄疸、谷疸、酒疸、女劳疸、黑疸）为最早的黄疸辨病分类，对后世的影响远大于他在《伤寒论》中使用的六经辨证。而无论五疸辨病还是六经辨证，皆未以外感、内伤分类。

其次，喻昌并不是简单地"将《伤寒论》所述者称之为外感黄疸，《金匮要略》所述者则称之为内伤黄疸"，而实为："《金匮》虽举外感内伤诸黄，一一发其底蕴，其所重尤在内伤。"以此可见，喻昌已经发现《伤寒论》与《金匮要略》的理论和治法用方有相关性，不可能截然分开。应该说喻昌这样的论述是较为客观的。

仲景虽然认识到伤寒和内伤同是黄疸的病因，但是其五疸说对内因更为重视,他也从未明确将黄疸分为外感、内伤两类,更未将外感内伤上升到辨证论治的理论高度。仲景之后的医家多受仲景影响而偏向黄疸内因认识,无论是汉唐辨病论治,还是宋以后的湿热论、阴阳黄论,对于外因的重视都不够。

应该说,仲景为后世医家开辟了很多道路,他的著述对于宋以后的黄疸湿热论、阴阳黄论、外感内伤等理论的建立都有启发之功,但我们在研究时不可将后世医家对仲景学说的发挥全当作仲景自己的理解。从喻昌对仲景理论的认识就可看出宋明阴阳黄论和东垣外感内伤辨证等的影响。

2. 外感内伤分类的发端 黎德安认为:"外感内伤,这一分类法以清初名医喻嘉言所倡导……比喻嘉言稍早一点的明末秦景明《症因脉治》中率先采用了外感黄疸、内伤黄疸的分类法。"

笔者对此观点提出商榷,以为:黄疸外感内伤分类的草创应不迟于明初刘纯;秦景明并未采用外感内伤分类黄疸。

刘纯在《玉机微义》黄疸门下分出伤寒发黄和内伤发黄两类,伤寒发黄又分成阳证和阴证,黄疸外感内伤分类辨证之肇始似应不迟于此。但刘纯在黄疸门下又细述五疸说及干湿黄,并未完全以伤寒、内伤辨治黄疸。

刘纯的观点得到了一些应和,如李梴《医学入门》等。又如万全在《幼科发挥》(1579)中指出:"疸有二证,疸有因天地湿热之气而发也者,有因水谷之湿热而发也者。"《景岳全书》称:"阳黄证……不拘表里,或风湿外感,或酒食内伤,皆能致之。"

《症因脉治》中确实采用了黄疸外感内伤分类,但笔者认为这一分类法为秦景明的侄孙秦皇士 1706 年重辑刊行时所采用。让我们考察《症因脉治》中秦皇士序:"余幼业医,见家伯祖景明公有《症因脉治》一稿。序原丹溪先生《脉因症治》中来。时余学浅,未会其趣。后见嘉言先生《寓意草》云:'治症必先识病,然后可以识药。今之学医者,识药不识病。叹《内经》《甲乙》无方之书,无人考究。丹溪《脉因症治》,分析精详,反不见用,而《心法》诸书,群方错杂,则共宗之。'余因知景明公《症因脉治》之作,非无谓也。遂有纂述之志,然慎之未敢为也。后三十年,年至虑深,每思有以成公之集,而牵于生事,日无宁晷。偶忆袁先生可以济人之语,遂乃屏绝应酬,潜心纂述。症分内外伤,因分内外因,脉分虚实,治分经络。对症用药,无游移多歧之惑。"由此并参考后文凡例,我们可以看出"症分内外伤,因分内外因"当为秦皇士所纂述,而非景明原著时采用，且皇士之学术观点受到了喻嘉言的明确影响。

3. 喻昌对黄疸外感内伤分类的贡献 喻昌首倡以外感诸淫、内伤七情饥饱等来归类分析仲景五疸，提出“夏月天气之热，与地气之湿交蒸，人受二气，内郁不散，发为黄瘅，与龛酱无异。必从外感汗、下、吐之法，去其湿热”。而“其谷瘅、酒瘅、女劳瘅，则病自内伤，与外感无涉”。他在《医门法律》(1658)卷六“黄瘅门”对《金匮》主要条目皆以外感内伤分析。例如：“《金匮》论外感热郁于内，而发黄之证云……其义取伤寒风湿相搏之变证为言，见风性虽善行，才与湿相合，其风即痹而不行，但郁为瘀热而已。及郁之之极，风性乃发，风发遂挟其瘀热以行于四肢，而四肢为之苦烦，显其风淫末疾之象。挟其瘀热以行于肌肤，而肌肤为之色黄，显其湿淫外渍之象。”当以汗下之法、表里分消治之。又如喻昌认为谷疸或由外感阳明而胃中余热未除所致，“必用和法，先和其中，后乃下之”；或由“七情饥饱房劳，过于内伤”，致胃热伤膀胱(多)或脾寒伤肾(“十中二三”)而发黄，并评价“此论内伤发黄，直是开天辟地未有之奇，东垣《脾胃论》仿佛什一”。对于治法，喻昌指出：“是则汗法固不敢轻用，下法亦在所慎施，以瘅证多夹内伤，不得不回护之耳。”

喻昌还确立了黄疸外感内伤律条：“黄瘅病，得之外感者，误用补法，是谓实实，医之罪也。黄瘅病，得之内伤者，误用攻法，是谓虚虚，医之罪也。”这是黄疸外感内伤理论的宣言性论述。他将外感作为实证，内伤当作虚证，仲景体系与陈无择三因说以及明代对内外因的认识在此交汇，更多的应是李东垣外感内伤辨证的影响。

通过上述分析，笔者认为喻嘉言并非如王伯祥所认为是对仲景“已经”深入研究过的外感内伤发黄进行了探索，也非如黎德安所说的那样“倡导”了秦景明最先采用的这一分类法，而是从仲景理论和前代医论中提炼并确立了外感内伤分类，《医门法律》当可看作黄疸外感内伤分类建立的标志性作品。喻昌发掘出外感内伤辨证的价值，并赋予黄疸外感内伤理论以生命。

4. 喻昌对清代黄疸外感内伤理论发展的影响 前文已述，秦皇士辑《症因脉治》(1706)完全以外感内伤构建黄疸体系，将黄疸分为外感黄疸与内伤黄疸，外感黄疸包括黄汗和正黄疸，内伤黄疸包括谷疸、酒疸、女劳疸、阴黄，每一类都分症、因、脉、治四部分讨论。在凡例中，秦皇士称：“凡前贤著书，往往于外感内伤，有余不足，混叙一篇，不分条例。彼以同是症名，则同一论列，听人自择而已。不知此但可语中人以上者也，设中下之才，因见同在一门，每每以治虚之法，施之实证之人，内伤之方，用之外感之症。余今于每症中，必以外感内伤，各著一端，有余不足，各分治法，临症庶无多歧之惑。”从秦皇士所谓“每每以治虚之法，施之实证之人，内伤之方，用之外感之症”中，我们可以明确看到喻昌疸证三律的影响。

其他如陈士铎《石室秘录》、杨时录《本草述钩元》、叶桂《叶天士医案》、汪蕴谷《杂症会心录》对黄疸外感内伤皆有所发挥。民国时期张锡纯著《医学衷中参西录》，继喻昌后对外感内伤分类进行了深入探讨。张锡纯试图融汇中西之理法，突出肝胆在黄疸理论中的地位，以“胆脾并治”分析内伤与外感发黄，黄疸外感内伤分类的症诊因机法方药体系自张氏而趋于成熟。

二、喻昌对蓄血发黄说的贡献

黎德安认为：“从来的黄疸病因，均重视邪气性质与脏腑位置，对气分、血分，则一般不涉及。尽管黄疸中也有蓄血一说，但那只是属于黄疸病理转归中的一种变化而已。时至清末，西学已经东渐，中医学界受西学影响，也开始出现不同于传统医学的某些观点，黄疸的血分说即出现于清代末年。”笔者认为此观点或可商榷：黄疸血分说是明清之交由吴有性最早提出，喻昌等人发展完善的，是阐发自传统黄疸蓄血之说而未受到西学的影响。

1. 黄疸蓄血之说的早期发展　早在仲景《伤寒论》中即指出身黄与血有关：“太阳病，身黄，脉沉结，少腹硬小便不利者，为无血也；小便自利，其人如狂者，血证谛也，抵当汤主之。”隋代巢元方在此基础上提出：“黄病候，七八日后，壮热在里，有血当下之法如豚肝状。”“因黄发血候：此由脾胃大热，热伤于心，心主于血，热气盛，故发黄而动血，故因名为发血。”宋之前的医家多沿袭此论，简单将血当作黄疸的病理产物，治以下法。

到了宋金时期，这种认识有了重大变化。朱肱《活人书》(1108)和刘完素《伤寒直格》将发黄瘀血证与湿热发黄并提，突出了蓄血发黄。而金代成无己《伤寒明理论》(1156)认为：“蓄血在下焦，使之黄也。”即蓄血为因，发黄为果。明清时期蓄血发黄之说得到了进一步发展，相当多的医家将蓄血发黄与湿热黄并列而论，如李梴《医学入门》、董宿《奇效良方》、李时珍《本草纲目》、王肯堂订补《明医指掌》等。

对喻昌蓄血发黄之学术观点影响较大的是赵以德和吴有性。元明之际的赵以德在《金匮方论衍义》中详解仲景所用的硝石矾石散和猪膏发煎，首次点明了女劳疸与血的关系。

吴有性《瘟疫论》(1642)："发黄一证，胃实失下，表里壅闭，郁而为黄，热更不泄，搏血为瘀。凡热经气不郁，不致发黄，热不干血分，不致蓄血，同受其邪，故发黄而兼蓄血，非蓄血而致发黄也。但蓄血一行，热随血泄，黄因随减。"他最早阐述黄疸与血分之关系，但他认为的"发黄而兼蓄血，非蓄血而致发黄"与成无己以来的主流认识不符。

2. 喻昌对黄疸蓄血之说发展的贡献 喻昌延续赵以德和吴有性的思路发展了蓄血之说。

喻昌《医门法律》继赵以德之后进一步阐发女劳疸、酒疸与血的关系："女劳瘅……膀胱因而告急，其小便自利，大便黑，时溏，又是膀胱蓄血之验，腹如水状，实非水也，正指蓄血而言也，故不治……酒瘅之黑，与女劳瘅之黑，殊不相同。女劳瘅之黑，为肾气所发。酒瘅之黑，乃荣血腐败之色……(女劳瘅)猪脂煎服下乃愈，是则明指血燥言矣。盖女劳瘅，血瘀膀胱，非直入血分之药，必不能开。仲景取用虻虫、水蛭、矾石，无非此义。然虻、蛭过峻，不可以治女劳；矾石过燥，又不可以治女劳之燥，故更立此方以济之。"论及硝石矾石散，喻昌批评《备急千金要方》以来"不解用硝石之义，方书俱改为滑石矾石散，方下谬云以小便出黄水为度，且并改大黄硝石汤为大黄滑石汤，医学之陋，一至此乎"，认为"因女劳而成瘅者，血瘀不行，为难治矣。甚者血瘀之久，大腹尽满，而成血蛊，尤为极重而难治矣。味仲景之文，反制方之意，女劳瘅，非亟去其膀胱少腹之瘀血，万无生路"，必须用"石药之悍"，以硝石咸寒走血为君，才能够消逐其热瘀之血。对陈无择等模棱两可的说法予以严厉批判，称其为"青天白日，梦语喃喃"。

喻昌对猪膏发煎和茵陈五苓散的论述发展了吴有性血分之说："然燥有气血之分，猪膏煎借血余之力，引入血分，而润其血之燥，并借其力开膀胱瘀血，利其小水，小水一利，将湿与热且俱除矣。其五苓散，原有燥湿滋干二用，今人颇能用之，本草言茵陈能除热结黄瘅，小便不利，用之合五苓以润气分之燥，亦并其湿与热而俱除矣。"但他并未保守吴有性"非蓄血而致发黄"的观点，称："表有水寒，入于荣血，闭而不散，热结为黄。"且他认为不能单以气血之分辨证黄疸："今人但云阳瘅色明，阴瘅色晦，此不过气血之分，辨之不清，转足误人。如酒瘅变黑，女劳瘅额上黑，岂以其黑遂谓阴瘅，可用附子、干姜乎？夫女劳瘅者，真阳为血所壅闭，尚未大损，瘀血一行，阳气即通矣。阴瘅则真阳衰微不振，一任湿热与浊气败血，团结不散，必复其阳，锢结始开。"

喻昌的研究来龙去脉清晰，是从中医传统的蓄血发黄之说出发，对吴有性提出的血分说进行了阐发，亦推动了黄疸蓄血之说的发展，其中并未见到西学的影响。

3. 喻昌对清代蓄血发黄说发展的影响 清代医家受喻昌影响，反复讨论喻昌致力研究的这两个问题，一是女劳疸、黑疸等具体病症与血的关系，二是从气分、血分角度论黄疸病机。吴谦、王子接、张璐等人偏于前者，柯琴、沈自南、唐容川等人倾向后者。

唐容川《金匮要略浅注补正》："按'瘀热以行'。一'瘀'字，便见黄皆发于血分，凡气分之热，不得称瘀。小便黄赤短涩，而不发黄者多矣。脾为太阴湿土，主统血。热陷血分，脾湿遏郁，乃发为黄……观茵陈汤、硝石、栀子、猪膏，正治黄之方，皆治血分。唯五苓、小半夏，是治气分，然皆变法也。若茵陈诸方，乃为正法，可知黄属血分矣。"其气血之分和"热陷血分，脾湿遏郁，乃发为黄"之论显见吴有性热干血分之说和喻昌"表有水寒，入于荣血，闭而不散，热结为黄"观点的影响，但唐氏更加明确指出由瘀血而发黄，其因机方药之论发展完善了黄疸血分说。

这些医家研究的视野皆在喻昌的论述之内，对蓄血发黄之说的传播和承继做出了一定贡献。考察吴有性、喻昌与唐容川的论述，黎德安所论"中医学界受西学影响，也开始出现不同于传统医学的某些观点，黄疸的血分说即出现于清代末年"似确值得商榷。

三、喻昌对黄疸理论的其他论述

1. 对湿热论的阐发 12 世纪初的王贶在《全生指迷方》卷三"疸病"首次将湿热分成了"热多而湿少""湿多而热少"二类。《丹溪心法》卷三"疸三十七"："疸不用分其五，同是湿热，如盦曲相似。轻者，小温中丸；重者，大温中丸。热多，加芩、连；湿多者，茵陈五苓散，加食积药……”明确分辨湿热轻重、多少，照顾兼症，并据此加减用药，比王贶更进一步。

而喻昌进一步阐发了此观点：“黄瘅病为湿热之所酿矣，然有湿多热少者，有湿少热多者，有湿热全无者，不可不察也。仲景虑瘅病多夹内伤，故尔慎用汗、吐、下之法……凡治湿热而不顾其人之虚寒者，睹此二义，能无悚惕耶？”他分析小建中汤“必小便自利，证非湿热者乃可用之”，而小半夏汤“凡遇湿多热少之证，俟其热少除，即用此以温胃燥湿，其治热多湿少，当反此而推之”（合论《金匮》小建中汤小半夏汤二方）。

此观点对其后直至当代黄疸理论发展有一定影响，如现代中医将阳黄分为湿热并重、热重于湿、湿重于热三类。

2. 黄疸三律的提出 孙思邈《大医精诚》深入系统论述医德问题，并为后世医家确立了职业道德标准。但是一直没有完整的体系来规范医生的行为，且在历代医疗实践中因医生本身的专业素养和医德缺陷而造成的“医之误”“医之杀”的现象层出不穷。

喻昌身处明清之交，兵祸四起，疫病丛生，他认为疾厄更胜于“水火、刀兵、禽兽、王法所伤残”，而当时“医以心之不明，术之不明，习为格套，牢笼病者。遂至举世共成一大格套，遮天蔽日，造出地狱，遍满铁围山界，其因其果，彰彰如也”。故喻昌以佛家心肠举“一隙微明”，参照佛教戒律为医门立下规范。徐复霖称：“《医门法律》顾名思义就是医学的规范。法者正确诊治之谓，律者误诊失治之责。”《医门法律》中阐述诸法、申明各律，确立医疗规范，用以指导医疗实践。故《四库提要》云：“昌此书乃专为庸医误人而作。”

面对黄疸证，喻昌怒曰：“以陈无择之贤，模棱两可其说……青天白日，梦语喃喃，况其他乎！”故定下律三条为：“黄瘅病，得之外感者，误用补法，是谓实实，医之罪也。黄瘅病，得之内伤者，误用攻法，是谓虚虚，医之罪也。阴瘅病，误从阳治，袭用苦寒，倒行逆施，以致极重不返者，医杀之也。阴瘅无热恶寒，小便自利，脉迟而微，误开鬼门，则肌肤冷硬，自汗不止；误洁净府，则膀胱不约，小便如奔，死期且在旦暮，况于吐下之大谬乎？即以平善之药迁延，亦为待毙之术耳。在半阴半阳之证，其始必先退阴复阳，阴退乃从阳治，若以附子、黄连合用，必且有害，奈何纯阴无阳，辄用苦寒耶？”

喻昌所谓“实实虚虚”可见到东垣之影响：“世俗不知，往往将元气不足之证，便作外伤风寒表实之证，而反泻心肺，是重绝其表也，安得不死乎。古人所谓实实虚虚，医杀之耳。”仍在倡导黄疸外感内伤分类，而他称阴瘅误从阳治为“医杀之也”，显出了他对阴瘅的特别重视。

此外，他还关注用药与体质关系，在黄连散条下指出：“田野粗蛮之人，多有实证，可用此药。若膏粱辈纵有实热，此方亦未可用，当以为戒。”

3. 对阴瘅的认识 喻昌指出阳、阴瘅不能简单地从气血判断：“今人但云阳瘅色明，阴瘅色晦，此不过气血之分，辨之不清，转足误人。如酒瘅变黑，女劳瘅额上黑，岂以其黑遂谓阴瘅，可用附子、干姜乎？”治疗阴黄时，喻昌选用茵陈附子干姜甘草汤、小茵陈汤、茵陈附子汤、茵陈茱萸汤、韩氏茵陈橘皮汤、韩氏茵陈茯苓汤、茵陈附子干姜汤、秦艽汤、蔓菁子方共九方。

从其论述及对方剂的选择中，我们可以看出喻昌综合了韩祗和（罗天益）、《太平圣惠方》及《肘后方》对阴黄的认识。但事实上，这三者对应的是三种不同病证（症）：韩祗和提出（罗天益传承）的阴黄属于阴阳黄辨证体系，与阳黄相对，需以温热药大救元气；而《肘后方》中的阴黄是一种辨病之说，其症状“汗染衣涕唾黄”，不用温热药；秦艽散方对应的是《太平圣惠方》三十六黄中的阴黄，仍为辨病之说，“身如熟杏，爱向暗卧，不欲闻人言语，四肢不收，头旋目痛，上气痰饮，心腹胀满，面色青黄，脚膝浮肿，小便不利”。

喻昌注意到上述病症证候有异：“（秦艽方）此一方治胃中津虚亡阳，面发阴黄者，其证较前方所主之证迥别，故两录之以备酌用。”并称蔓菁子方“退阴黄之不涉虚者，平中之奇。”但可惜的是，喻昌终究还是未敢指出：之所以“迥别”，之所以“不涉虚者”，是因为这两方所治原本就非阴阳黄论中的阴黄。喻昌将上述诸家之论杂糅于一体，“辨之不清”，殊为可惜。甚而喻昌因为过于推崇仲景学说，竟然称：“至于阴瘅一证，仲景之方论已亡。千古之下，唯罗谦甫茵陈附子干姜甘草汤一方，治用寒凉药过当，阳瘅变阴之证，有合往辙，此外无有也。”这种认识受到了叶天士的批判，不能不谓嘉言千虑之一失。

但喻昌对阴瘅的高度重视，并将阴瘅诊治列于黄疸三律之一，提升了阴黄证治的地位，对于阴阳黄理论的传播和发展起到了一定作用。

4. 对胆黄说的发展 传统中医黄疸理论多以脾胃为中心构建，自宋窦材和明张介宾阐发胆黄之说后，肝胆与黄疸病因病机的关系得到了部分医家的重视。喻嘉言对胆黄之说亦有发挥：“（论钱小鲁嗜酒积热之症治法）故胆之热汁满而溢出于外，以渐渗于经络，则身目皆黄，为酒瘅之病，以其渗而出也。”

民国张锡纯致力于倡导黄疸“胆脾并治”，其观点的形成受到了喻昌的影响：“黄疸为胆汁妄行于血中，仲景书中虽未明言，而喻嘉言《寓意草》于钱小鲁案中曾发明之，彼时西人谓胆汁溢于血中之说，犹未入中国也……由斯观之，愚谓仲景治黄疸原胆脾并治者，固非无稽之谈也。”

正如张锡纯评价喻昌的那样：“非喻氏之智远出西人之上，诚以喻氏最深于《金匮》《伤寒论》，因熟读仲景之书，观其方中所用之药而有所会心也。”喻昌致力于仲景学术的继承和发扬，取得了丰硕成果。总的来说，喻昌几乎继承了前代黄疸证治的所有重要成果，并对外感内伤理论、蓄血发黄说的建立和发展做出了重要贡献，对湿热论和黄疸三律的阐发也有其可取之处。他对这些理论的阐发上承元明，下启清民，极大推进了黄疸证治的发展。

（《中华中医药学会第九届中医医史文献学术研讨会论文集萃》，2006 年）

喻嘉言危重急症用温阳的证治经验

上海中医学院　　茅　晓

清初著名医家喻昌对危重急症的治疗经验，载录于其晚年所著《寓意草》中。纵读全书六十余则医案，不论外感热病，或内伤重症，喻氏皆详察病机，细辨脉证，审证精确，用药大胆。本文仅采摭其中部分案例，着重探析其运用温阳法起疴拯危的证治心得。

一、外感急性热病

1. 麻黄附子细辛汤治春温壮热　金鉴氏春月病温，先为庸医误治，二旬后酿成极重死证。见壮热不退，谵语无伦，皮肤干枯，胸膛板结，舌卷唇焦，并有身蜷足冷，二便尚通，半渴不渴等症。喻氏忆前医所用汗、下、和、温之法，历试不效，乃深察病象，视其既有壮热之阳证，又有身蜷足冷之阴证，以为“此症与两感伤寒无异”，与伤寒太阳、少阴表里同病之意颇相契合。因思：此虽春温，然阴证、阳证混在一区，治阳则碍阴，治阴则碍阳，与两感病情相符。仲景原无治法，然而“夫热病者，皆伤寒之类也”，乃师长沙论治伤寒之意而选投麻黄附子细辛汤方，附子重于温阳，麻黄、细辛力能辛温解表散邪，由于辨证明晰，论治果断，用药纯正，药后即“皮间透汗而热全清”。接着又投附子泻心汤“两解其在里阴阳之邪”（按：阳气不足为阴邪，邪热炽盛为阳邪）。果然，“胸前柔活，人事明了，诸症俱退”，次日即索粥饮，以后竟不需药，只此二剂而起一生于九死，可谓奇验。清代俞震按此案有云：“此条立法甚巧。惜不载脉象若何。然读嘉言春温论，自述收功反掌。并笑人见热烦枯燥之证而不敢用附子者之愚，则脉不必论耶。又云：冬不藏精之春温，初发时未必脉微数。唯不用麻附细辛、麻附甘草二方，驯至脉微且数，而汗下温皆不能救。见解独辟。”

春温之治，仲景自无成法，本案据“冬伤于寒，春必病温”之《经》旨，对少阴伏寒而成温者，用麻附细辛汤法，确有可取之处。然而喻氏也认为：“假如其人阴水将竭，真阳发露，外现种种躁扰之症。”虽“必先温其在经之阳”，但又需“兼益其阴以培阳之基，然后乃治其太阳之邪”，其中“麻黄、附子在所必用，所贵倍加阴药以辅之，如芍药、地黄、猪胆汁之类”。可见如伏寒化热等因素致阴伤之甚者，此汤断不可投，又不可不知。

对于春温坏症，喻氏颇善用温阳之法。如治黄起潜春月病温，症见头面甚红，喻察其脉证谓：“望八大翁，下元虚惫，阳浮于上，与在表之邪相合。”此乃“所谓戴阳之证”。据喻氏经验认为：如果不善正确辨认而反妄行以表发散，必然导致“孤阳飞越，危殆立至”，而论治之法，必用人参、附子等温阳益气，方可“收拾阳气，归于下元”，或随加葱白透表以散外邪，立即用之，即可痊愈。然因其家父子均病，无人敢作主，且骇为偏僻之说，旋即更医而投以表药，顷刻间“阳气升腾，肌肤粟起”，又少刻，“寒颤咬牙，浑身冻裂而逝”。此证虽非治验实例，然而从喻氏对此案诊治见解便可知：下元虚弱之辈及时用温补佐以表散，方为正治。

2. 四逆加人参汤治伤寒急症　徐氏国祯，伤寒六七日，身寒目赤，索水到前，欲置不饮，异常大躁，且门牖洞启，身卧地上，辗转不快，更求入井。见此症情，有医欲急用承气施治。迨喻氏诊其脉“洪大无伦，重按无力”，乃断然辨其为“阳虚欲脱”之证，外显假热，内有真寒。喻氏析曰：“观其得水不欲咽，而反可咽大黄、芒硝乎?”并预测“天气燠蒸，必有大雨”。果然，片时间患者大汗一身，此乃阳虚液脱也，即投四逆加人参汤，附子、干姜各五钱，人参三钱，甘草二钱，煎成冷服。药后患者“寒战戛齿有声，以重绵和头复之，缩手不肯与诊”，喻氏认为此乃“阳虚之状始著”。再与前方一剂，“微汗，热退而安”。四逆加人参汤方，仲景原治“恶寒，脉浮而复利”者，证属阳虚作利，喻氏抓住阳虚本质之共性，乃断用此方论治，并与冷服，以标本兼顾，一拔病本，可谓圆机灵变，别具匠心。

对于发热之证，其得之于外感风寒者，喻氏尤注重及时用温法救治。如其治袁仲卿小男不慎仆水，后救出，见少咳、大热呻吟。诸小儿医以惊风丸与服，二日遂“昏迷不醒，胸高三寸，颈软，头往侧倒，气已垂绝”，求喻往视。诊察其脉“止在蛛丝，过指全无”，此症不可为矣，沉思中喻以汤二茶匙滴入患儿口中，见微有吞意，乃进而辨析此证：初看因惊而得，其实不然，盖“跌仆水中，感冷湿之气，为外感发热之病，其食物在胃中者，因而不化，当比夹食伤寒例……医者不明，以金石寒冷药镇坠外邪，深入脏腑，神识因而不清，其食停胃中者，得寒凉而不运，所进之药皆在胃口之上，不能透入，转积转多，以致胸高而突”，正治之法，必当“以理中药运转前药，倘得症减、脉出，然后从伤寒门用药，尚有生理”。于是煎理中汤一盏与服，灌入喉中，大爆一口，果然与前所服之药等一起俱出。而后“胸突顿平，颈亦稍硬”，但脉不出人亦不醒。喻氏谓：“此为食尚未动，关窍堵塞之故。”于是再投前药些少，热亦渐退，症复递减，乃从伤寒下例，以玄明粉开其大肠燥结，“是夜，下黑粪甚多”，危殆之症果获全瘳。

二、内伤危笃重症

1. 人参汤调赤石脂治下利危症 陈彦质，患肠风下血近30年。旧冬忽然下血数斗，盖谋虑忧郁，过防肝脾。延至春月，血尽而下尘水，水尽而去肠垢，所纳之食亦汩汩下行，“直出如箭”，以致肛脱三五寸，无气可收，一昼夜下利二十余次，面部水肿，夭然不泽，唇焦口干，鼻孔黑煤。凡此危殆之病势，众医咸云不治。喻氏细析病症，认为此疾虽已临危，但仍有救治之望，所据有五：其一，若果阴血脱尽，当目盲无所视，今双眸尚炯，是所脱者，下焦之阴，而上焦之阴犹存也；其二，若果阳气脱尽，当魄汗淋漓，今汗出不过偶有，是所脱者，脾中之阳，而他脏之阳犹存也；其三，胃中尚能容谷些少，未显呕吐哕逆之证，则相连脏腑，未至交绝；其四，夜间虽艰于睡，然交睫时亦多，更不见有发热之候；其五，脉虽已虚软无力，而激之间亦鼓指。是禀受原丰，不易摧朽。刻下虽症见肛脱，昼夜下利二十余行，然其绵笃病势之关键又在于脾中之阳气复与不复，此证"脾脏大伤，兼以失治旷日，其气去绝不远耳。《经》云：阳气者，如天之与日，失其所则折寿而不彰"。但若阳气渐复则食可渐化，而肛亦渐收，泄亦可渐止矣。于是精审立法选方，以人参汤调赤石脂末，令服之，药后症情果稍定，示药已对症，乃续以人参、白术、赤石脂、禹余粮，合而为丸，温肾补虚，涩肠固脱，服之竟收全愈之功。

2. 人参合黑锡丹治失血暴症 喻氏在用温药治疗血证方面亦积累了独特的经验。如治黄湛侯，素有失血病，一日晨起，步至书房，陡暴一口，倾血一盆。自觉"喉间气涌，神思飘荡"。诊之，壮热如蒸，颈筋粗劲，喻察其脉则尺中甚乱，察其血色，如太阳之红。喻氏认为：此乃肾家之血汹涌而出，少阴之脉系舌本，少阴者肾也，舌本已硬，似无法可救。但揣摩良久，乃以人参浓煎取汤，令吞服黑锡丹 30 粒，药后喉间汩汩有声，渐入少腹，顷之舌柔能言，但声不出，续用阿胶一两溶化，分 3 次热服，半日服尽，身热渐退，颈筋渐消，后与补肾药并多加秋石，服之遂得向愈。此证属危重失血，脉证均见危殆立至之象，先取人参大补元气以摄血，并据喉间气涌、神思飘荡等，责其下元虚冷，肾不纳气，虚阳上越，故巧用"黑锡丹"温肾纳气，镇摄浮阳，果迅速收功。喻氏治血证用温补也非通套成法可比，俞震赏录此案并按曰：喻氏以"参汤下黑锡丹以治吐血，可补古法所未备"。

3. 附子理中汤治疗痞块重症 袁聚东年二十，因生痞块缠绵病榻数月，日进化坚消痞之药，渐至毛瘁肉脱、面黧发卷，殆无生机。喻氏悉心诊察，其块"自少腹至脐旁分为三歧，皆坚硬如石。以手拊之，痛不可忍"。其脉则"两尺洪盛，余微细"。喻氏以为：此由见块医块，不究其源而误治也。并说：此证"初起时，块必不坚，以峻猛之药攻之，至真气内乱转护邪气为害。如人厮打，扭结一团，旁无解散，迸紧不放，其实全是空气聚成"。今"观两尺脉洪盛，明明是少阴肾经之气传于膀胱，膀胱之气本可传于前后二便而出，误以破血之药兼破其气，其气遂不能转运而结为石块"。治法必先补中"通中下之气"，后"内收肾气、外散膀胱之气"以解其厮结。乃先以理中汤加附子五分，"服一剂，块已减十之三”，再用桂附大剂，“腹中气响甚喧，顷之三块一时顿没”。此时，在旁戚友共骇为神，乃再与之服一剂，果然全愈。后调摄月余，肌肉复生。此证之治，全在辨证准确，切合病机，用理中合桂、附等扶阳温肾，则与肾气传膀胱之论紧切不泛，若非具明眼，岂能奏功。

4. 大剂桂附参姜救疝气之急 喻嘉言治胡某少腹有疝，形如鸡卵，数发以后，渐大而长，常从少腹坠入睾囊，返位甚难。每当下体稍受微寒即发。发时必俟块中冷气渐转暖热，始得软溜而缩入。否则鼓胀于隘口不能入。“近来其块益大，发时如卧酒瓶于胯上，半在少腹，半在睾囊，其势坚紧如石，其气迸入前后腰脐各道筋中，同时俱胀”，若“上攻入胃”则“大呕大吐”，“上攻巅顶”则“战慄畏寒”。喻氏识此症为阴气上攻，乃以大剂参、附、姜、桂急驱阴气，投之一剂，立时痊愈。患者以后又举发，见医服十全大补汤二十余剂不效。喻氏认为：此等急症用四物，四君之属“不可以理繁治剧”，必须以姜、桂、附子之猛，始能制伏阴邪。但因悍烈之药，不可久服，于是主张“以姜、桂、附子为小丸，曝令干坚”，然后以参、术、厚朴等为外廓，既养护脾胃，又使猛烈之药发挥药效，“庶几坚者削，而窠囊可尽空也”。

综上所述，喻嘉言于危重急证之治十分重视阳虚的辨证，而在治疗上善遵仲景之方，善用人参、附子、干姜等温阳益气之品。因其辨证准确、立法果断、遣方用药通常达变，故能屡起沉疴。喻氏的这些可贵经验，值得我们进一步在临床上加以验证、借鉴和发扬。

（《江西中医药》，1986年第1期）

《寓意草》从肺论治杂病刍议

北京中医药大学东直门医院　王　翚

喻昌重视从肺论治，与其学术思想有关。他在《医门法律》中提出“大气论”，认为：“唯气以成形，气聚则形存，气散则形亡。”“大气一衰，则出入废，升降息，神机化灭，气立孤危矣。”而肺主一身之气，气的运行是否正常，与肺的功能有密切关系。因此，他在治疗中非常注重疏调肺气，以使一身气化得行。喻氏又有专篇论述“秋燥”，认为《内经》病机十九条，独遗燥气；辨正“秋伤于湿”为“秋伤于燥”之误，并详细论述了燥证的病机，补充完善其治法方药。秋燥与肺金相应，“火热伤肺，以致诸气膹郁，诸痿喘呕而成燥病”，故治疗除调补肺气，更有清肺热、润肺燥、养肺阴诸法，形成了完整的治疗体系。喻氏对肺脏功能与作用的深入认识，反映在临床实践中，则表现为侧重于对肺的调治。在《寓意草》中，此类案例颇多。其从肺治论大致有下述几类病症，现简要总结之，并附后世医家经验，以资借鉴。

一、气机失衡从肺论治

《素问》云“百病生于气”“肺者，气之本”，气是构成人体的物质基础，也是人体生命活动的最基本物质，时刻推动、激发着人体的各种生理活动。肺之肃降，肝之升发，脾之升清，胃之降浊，心火之下降，肾水之上升，都是气机升降出入的具体体现。气机运动失去协调平衡，就会出现各种病理变化。气机变化虽可涉及多个脏腑，但终以肺为气之本。如喻嘉言所说：“人身之气禀命于肺，肺气清肃，则周身之气莫不服从而顺行；肺气壅浊，则周身之气易致横逆而犯上。”因此在杂病中调理气机常以肺为先。

如“面论顾季掖乃室奇证治之奇验”一案：顾某之妻妊娠五月下血，医投补益而身肿气胀，食噎不下，至八个月时喻氏往诊，见呼吸喘急，寒热咳嗽，手臂青紫肿亮，脉象肺部洪大无伦，尺部微涩难推。辨为肺气上壅，死胎下闭，用泻白散加黄芩、桔梗两剂，死胎即下，继以清肺之药，旬余获痊。死胎不下，通常治法为活血理气、攻下逐瘀等。而喻氏认为此患者肺气壅滞，当以清肺为主。以泻白散加黄芩清肺热，桔梗开肺气，肺热清而肺气得以下行，胎亦得下，可见治肺之重要。而调节肺脏气机并不是简单用宣降肺气药。肺为娇脏，禀清虚之体，一旦邪气侵扰，则不能正常行使其生理功能。此时祛邪即可使肺气复常。

从调整肺气入手治疗疾病，在后世尤其在温病学家中多有运用，每收佳效。如王孟英治沈峻扬令妹案。其人年逾五旬，体素瘦弱，不寐数夜，目张泪流，口开不闭，舌不能伸，语难出声，身硬不柔，饮不下咽，足冷不温，筋瘛而疼，胸膈板闷，溲少便秘，苔黄不渴，脉则弦细软涩，重按如无。孟英曰：殆由情志郁结，怒木直升，痰亦随之，堵塞华盖，故治节不行，脉道不利也。误进补药，其死可必。但宜宣肺，气行自愈。方用紫菀、白前、马兜铃、射干、石菖蒲、枇杷叶、丝瓜络、白豆蔻，一剂知，四剂瘳。此案反映了孟英"轻可去实"的用药风格，究其要，紧扣肺主气之关键。"肺既不主清肃，一身之气皆滞也。"宣展肺气，并不单纯在于调整肺脏本身之机，实乃关系到一身之气化。

二、水液代谢异常从肺论治

肺的宣发和肃降对于体内的水液代谢起着疏通和调节的作用。"饮入于胃，游溢精气，上输于脾，脾气散精，上归于肺，通调水道，下输膀胱，水精四布，五经并行。"肺气宣发，将津液和水谷精微布散于周身；肺气肃降，可将体内的水液不断地向下输送，经肾和膀胱的气化作用，生成尿液而排出体外，故有"肺为水之上源"之说。喻嘉言云："凡禽畜之类，有肺者有尿，无肺者无尿。故水道不利而成肿满，以清肺为急。"如他"治叶茂卿小男奇证效验"案：叶儿痘后两月，腹痛腹胀，脐突无尿。以黄芩、阿胶二味，日进十余剂，三日后始得小水，五日后水道清利，脐收肿缩而愈。喻氏认为此证是肺热而津不行，故以黄芩清肺热，阿胶润肺燥，达到澄源洁流之效。

治疗水肿、癃闭等多种与水液代谢有关的病证，从肺论治占有重要地位。如陈源生曾治一尿毒症患者。患者年逾七旬，神志不清，躁扰不宁，大小便三日未解，历经中西医治疗不效。初以滋肾通关丸为煎剂内服，配合外治不效。忽见王旭高治肿医案云："肺主一身之气，水出高原，古人'开鬼门，洁净府'，虽曰从太阳着手，其实亦不离乎肺也。"遂用下病上取法，借百合病诸方以治之，清肃肺气，导水高原。予百合地黄汤、百合知母汤、百合滑石代赭石汤三方合用，并加琥珀粉、蜡梅花，煎水频服；配合鲜马蹄草炒热，加麝香少许敷肚脐外治。药后患者吐止便通，神志渐苏。随证加减，月余而竟收全功。

三、大肠传导失司从肺论治

肺与大肠通过手太阴肺经和手阳明大肠经相络属成为表里关系。肺气肃降有助于大肠传导下行，而大肠传导正常，又有利于肺气的肃降。如果肺失肃降，津液无法下行，大肠的传导功能受其影响，则会出现排便困难、便秘等症，而更有肺病及于大肠而泄泻不止者，临床每易忽视。

如"论吴吉长乃室及王氏妇误药之治验"案：吴某之妻秋病寒热咳嗽，表散不愈，补益更甚，至冬泻利不止。喻氏认为初为燥气伤肺，表散不宜。妄补则肺气闭锢，肺热下迫大肠而泻。治以黄芩、地骨皮、甘草、杏仁、阿胶清燥润肺，数剂而愈。陈修园在《时方妙用》中说："肺中之热无处可宣，急奔大肠，食入则不待运化而出，食不入而肠中之垢亦随气奔出，泻痢不休，宜以润肺之药兼润其肠，则源流俱清……此喻嘉言得意之法也。"此法前人多有治验，如《全国名医验案类编》中燥淫病案中即有参用喻氏此方治秋燥泄泻而效者。今人一见泄泻，常责之于脾肾，多用温补之药，更助燥热，需留意尚有肺病所致泄泻，治其上源则可愈之。

四、清金制木，金伐木荣

人体是一个有机整体，各脏腑之间相互联系、相互制约。当某一脏腑发生病变时，会影响其他脏腑。治疗上脏腑间也相互关联。肝为将军之官，其性刚愎，易动难静，为病最多。古人将肝比喻为"象棋之车，任其纵横，无敢当之者"。而金能制木，肺气清肃下行，可防止肝木升发太过。如肺失清肃则可使肝失疏泄，进而导致脏腑气机升降失常。喻嘉言针对此类病情提出了"金伐木荣"的治疗方法。

如"论徐岳生将成痿痹之证"案：徐某昔年食指因伤溃脓血后，指废不伸。近来两足秋月畏冷，从踵至膝后筋痛不便远行。喻氏冬季诊视，平素脉难摸索，此时脉象肝肺二部反见洪大。认为"筋脉短劲，肝气内锢，须亟讲于金伐木荣之道。以金伐木，而木反荣，筋反舒。匪深通玄造者，其孰能知之。然非金气自壅，则木且奉令不暇，何敢内拒。唯金失其刚，转而为柔，是以木失其柔，转而为刚。故治此患，先以清金为第一义也”。喻嘉言以清金为先，对后世医家颇有影响。《临证指南医案·咳嗽》说：“人身气机，合乎天地自然。肺气从右而降，肝气由左而升。肺病主降日迟，肝横司升日速。”指出肝肺两脏在气机升降运动中相互制约、相互协调的关系。肺经受邪不能制木，则导致木升太过而为病。王旭高在治肝三十法中有“清金制木”一法，提出用沙参、麦冬、石斛、枇杷叶等药物“清金以制木火之亢逆”。众多治肝名方中也常配伍清肺之品，如一贯煎中之沙参、镇肝息风汤中之天冬，均是这一治法的具体体现。

由上可知，肺脏的作用并不仅局限于气机的宣发肃降，而是在气血津液的生成、运行和输布等方面都发挥着重要的作用，同时也与其他脏腑相互影响。喻嘉言由其学术观点出发，在杂病治疗中注重从肺论治，并示人以具体治法和方药，很值得后人学习与借鉴。

（《上海中医药杂志》，2009 年第 43 卷第 1 期）

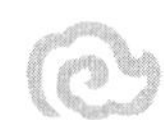

《医门法律》内伤杂病的辨治特色

上海中医药大学　　曹碧茵
北京中医药大学　　程传浩

《医门法律》是明末清初医家喻昌的代表作，该书在内伤杂病的病因病机、脉象治则、选方用药等方面都有独到的见解。

一、四种大法治疗痢疾

《金匮要略》将呕吐、哕、下利三证列为一门，后人用下利之法治疗痢疾则不效，喻昌指出下利乃伤寒厥阴经之本证，下痢则为夏秋伤暑、热、湿之邪所致。外感暑热湿而成下痢，必从外而出之，应先解其外，后调其内，首用辛凉以解其表，次用苦寒以清其里。喻昌总结出四种主要的治疗方法。其一，逆流挽舟法。久痢邪入于阴，必用逆挽之法解表，引其邪出之于外，则死证可活，危证可安。解表当从少阳半表之法，缓缓逆挽其下陷之清气，使身中行春夏之令，不至于收降，此实为和法，并非一味发汗。其二，通因通用法。若骤受暑热之毒，肠胃为热毒所伤而腐烂，导致下痢无度，大渴引饮，则用通因通用之法，连服大黄、黄连、甘草，等其下痢上渴之势少缓，再平调于内，不必挽之于外。其三，急开支河法。邪热在里，奔迫于大肠，必郁结于膀胱，导致膀胱气化不行而小便短赤。此时应清膀胱之热，急开支河，分清热势。因肺为水之高源，又与大肠相表里，尤宜用辛凉之药，先清肺之化源。其四，通塞互用法。若见肺气不通而痛则急通其壅，大肠之气坠而逼迫则涩肠固脱，通涩互用而缓调其适。

二、咳嗽的病机为内外合邪

咳嗽一证，《内经》博而寡要，《金匮要略》亦无专论，唯附五方于痰饮病之后，且五方总不出小青龙汤一方为加减。其一，喻昌从《内经》“肺寒则内外合邪，因而客之，则为肺咳”一句中“内外合邪”四字得到启发，由形寒饮冷伤肺之一端，比类及于暑湿火燥四气，扩展了对咳嗽病因病机的认识，充实了咳嗽的治疗方法。其二，暑湿之邪入内，必与素酿之热相合而增其烦咳，宜从辛凉解散，变小青龙汤之例为白虎，并兼用五苓散之属。其三，君相二火相合，虽不是内外之合，亦足以令人致咳。若相火从下而上，挟君火之威而刑其肺金，上下合邪，亦可从外内合邪之例比拟用之，或引或折，以下其火。若肾中浊阴之气上逆，亦为上下合邪，下驱其浊阴则咳自止。其四，燥邪伤人，内外上下，初无定属，日久肺金干燥，火入莫御，咳无止息，此时应急用生津养血之品补其精水。其五，痰饮亦为咳嗽的主因，而膈上支饮最为咳嗽根底，故支饮所致咳嗽不论病之新久，必取用十枣汤去其支饮。

三、消渴之火当从其性而治之

喻昌于“消渴门”首先指出：“消渴之患，常始于微而成于著，始于胃而极于肺肾。”膏粱之疾，酿成内热，津液干涸而成中消之病。胃中火热上传于肺则为上消，下传于肾则为下消。世医却不知标本，于胃气受损之初不知施药以生津补水，待中消之病已成，火热炽盛胃中坚燥之时，却相沿谓中消者宜下之，以大承气汤徒损肠胃。喻昌对此加以驳斥，指出三消总为火病，但火之在阳在阴，分何脏腑，合何脏腑，宜升、宜降、宜折、宜伏各各不同，须从其性而治之。下消之火为水中之火，下之则愈燔；中消之火为竭泽之火，下之则愈伤；上消之火为燎原之火，水从天降可灭，徒攻肠胃，无益反损。在治疗上，喻昌推崇张洁古“无攻其阴”之论而重视保护阴津。他认为渐积之热、素蕴之火不应急下，下之热不去则徒损肠胃，转增其困。若不得已而用大黄，则应久蒸以和其性，更不可合厚朴、枳实同用，恐助其疾趋之势。若必欲用大黄除胃中火热，喻昌提出久蒸大黄与甘草合用则急缓互调，与人参合用则攻补兼施。

四、治虚劳不拘泥于补肾诸方

喻昌认为虚劳之证必劳其精血，在病机上推崇秦越人所论而归重脾胃，在治疗方面则发明仲景之论，重视治未病，日常起居应调荣卫以安其谷，节嗜欲以生其精。于病之甫成，脉才见端之际即遵“精不足者补之以味”之旨，以建中、复脉等稼穑作甘之药施治，不应拘泥于补肾诸方。《内经》论虚损病之脉象，岐伯对以“脉气上虚尺虚是谓重虚”。后人均认为上虚即指寸口脉虚，而虚损之脉亦不过是缓、滞、芤、迟、沉、小等阴脉。喻昌则指出脉气上虚为宗气之虚，所诊当在左乳下之动脉，而虚劳之脉则多兼浮大，故浮大弦紧等外象有余之脉亦属虚劳，不专泥于迟缓微弱之一端。

对于虚劳病的治疗，喻昌认为用朱丹溪四物加知母黄柏汤治疗阴虚证并不能达到滋阴降火的目的，反而会助火败胃。不若用薏苡仁、百合、麦冬、五味子等辛甘淡平寒凉之品，行降收之令止上炎之虚火。虚劳精血枯涸，百脉空虚者，则用人参、黄芪、地黄、二冬、枸杞、五味之属煎膏，及生地汁、藕汁、乳汁、薄荷汁加鹿角胶、霞天膏等黏腻之品服之以填精补血。气虚者用补气丸或生脉散，不用白术。血虚者用三才丸，不用四物汤，因为肺肾属阴，阴虚则肺肾虚，补肺肾即是补阴，不应只限于四物、黄柏、知母之属。

《医门法律》一书，在辨证论治方面有诸多创见。《四库提要》认为：“昌此书乃专为庸医误人而作，其分别疑似，既深明毫厘千里之谬，使临证者不敢轻尝，其抉摘瑕疵，并使不寒、不热、不补、不泻之方，苟且依违，迁延致变者，皆无所遁其情况，亦可谓思患预防，深得利人之术者矣。”

（《国医论坛》，2005 年第 20 卷第 1 期）

《医门法律》虚劳治则初探

云南省思茅地区中医医院　　李斯文

一、追本溯源，补精血为其首务

喻氏对虚劳的成因有其独到见解，以为“虚劳一证……劳则必劳其精血”。同时，还将气虚及虚损从病变程度、病理转归、治疗预后等方面作了原则区别。指出：“气虚与虚损不同，气虚可复，虚损难复……因病致虚者，缓图自复。因虚致损者，虚上加虚，卒难复也。”由于追本溯源，抓住了精血亏虚为虚劳关键，故治则以填补精血为其首务：“虚劳之疾，百脉空虚，非黏腻之物填之，不能实也，精血枯涸，非滋湿之物濡之，不能润也。”同时还强调：“其有气因精而虚者，自当补精以化气，精因气而虚者，自当补气以生精。”从而，进一步深化了补精血为虚劳治则的理论。另一方面，又考虑到既谓虚损，则非数日之所积，所以治疗往往“卒难复”。为此，喻氏提倡以膏剂缓图，推崇张景岳：“凡气虚者宜补其上，人参、黄芪之属是也，精虚者宜补其下，熟地、枸杞之属是也。”（《景岳全书・新方八略・补略》）并以为“东垣丹溪之法，在所必用”，遣方以人参、黄芪、二冬、枸杞、五味之属上下通治，精血兼补，以求补中气以益阳，滋阴血而填精，从而使精血丰润，百脉充盈，诸虚自愈。喻氏以众贤之长以富己学的精神，不但在当时的历史条件下难能可贵，时至今日，仍不失为后学者的楷模。

二、穷究五损，发《难经》之所未发

秦越人在《内经》“虚则补之”“损者温之”“形不足者温之以气，精不足者补之以味”的基础上创立了“五损”治法，这在中医治疗史上，不能不说是一次飞跃。喻氏亦谓之“秦越人发明虚损一证，优入圣域”。然而，限于历史条件，秦越人亦仅能提出五损的一般治法，而未能深究阐发，以将五损之论更好地明昭后学。为此，喻氏经过数年的研究，弥补了《难经》虚损论之不足，明确指出：“虚劳多本于脾肾。”因为五脏之间，生理相维，病理相损，治疗相因。所以虚损一证，不仅常有脏腑同病，且多涉及阴阳气血，倘若拘于五损之论，则难免顾此失彼。因此他提出五损治法“当以脾肾二脏为要”，真可谓知见宏卓！毫无疑问，补五脏仅能指导人们去认识个别（治法），而补脾肾才真正揭示了五损治疗的共性，从而将这一共性上升为五损的治则。一旦把握了这一共性（治则），诸脏虚损也就迎刃而解。临床实践证明，虚劳一证，其病机总括不外阴阳气血四端，然脾胃为后天之本，水谷之海，能运化水谷之精微以化生气血，滋养脏腑；肾为先天之本，精血之海，藏真阴而寓元阳，为脏腑阴阳之根。所以，脾肾功能是维持生命活动的根本因素。在虚劳证的病理过程中，脾肾的虚损则是病机演变的主要环节。喻氏穷究五损，洞察幽微，将脾肾二脏列为治疗五损之关键，从而把纷繁复杂的五损归纳到这一主导环节上来，极大地丰富和发展了脏腑辨证的理论和实践，可谓发《难经》之未发，补前人之未备。

三、独辟蹊径，劳瘵以痰瘀论治

劳瘵属虚劳范畴，历代医家多以诸虚劳证候论治。唯喻氏独具匠心，独辟蹊径而以痰瘀立论，可谓开劳瘵痰瘀论治理论之先河。他认为劳瘵主要由瘀血停滞，顽痰阻膈所致，因此主张“消滞血，养新血”以活血化瘀、逐痰降火等祛邪为主，扶正为辅的法则为治，意在以攻为补。顽痰在膈上则以吐法为之；若“因肝有积痰瘀血，结热而成劳瘵者”，应清肝凉肝以逐瘀化痰。具体治法则在补脾肾的膏汤中重加醋制大黄末、元明粉、桃仁泥、韭汁、童便之属。

并指出治劳瘵最忌滋阴,认为"地黄泥膈,非胃热食少痰多者所宜,黄柏、知母辛苦大寒,虽曰滋阴,其实燥而损血,虽曰降火,其实苦先入心,久而增气,反能助火至其败胃"。所以临证还善伍用辛甘淡平,常选配百合、二冬、人乳汁、牡丹皮、枇杷叶、五味、枣仁之属以在祛邪同时"保肺金而滋生化之源"。纵观喻氏对劳瘵的论治,总以祛邪为先,扶正为次,并曰:"气虚不言白术,血虚不言四物。"诚可谓标新立异,独树一帜。后世医家的临床实践证明,喻氏以痰瘀论治劳瘵(即以祛邪为主,扶正为辅)的理论是完全正确的。

由此观之,无论理论研究还是临床实践,都必须博采众长,使之融会贯通,而且还敢于不拘一说,才能不断创新。喻氏对虚劳治则之论,足以为师矣。

(《云南中医杂志》,1990 年第 11 卷第 3 期)

疾病诊治应用

喻嘉言所遗存医案，涉及众多疾病，仅本章节就列举了肺痈、痢疾、中风、胀病、痘疹、咳喘、关格、血证等病证，上一章节也涉及了少阴经病证、痰病、黄疸、虚劳、内伤杂病等病证。总体上，喻氏对疾病的诊治应用，重在辨证，详于分析，善用古方，用药灵活，见解独特，发挥颇多，在医案类著作中有相当的影响，对中医学习、研究和临床都有指导意义。所谓“治病必先识病，识病然后议药”“病经议明，则有是病，即有是药，病千变，药亦千变”，确为喻氏肺腑之言。

以鼓胀一病例举之：鼓胀一症，《内经》早有论述，历代医家皆视腹胀、鼓胀、蛊胀为沉疴重症，预后不佳。其病机大抵归为气、血、水、虫等瘀积腹内，肝、脾、肾三脏皆累，致成鼓胀，治疗每以“去菀陈莝”为原则，常用攻邪之法。喻氏对此有独到的见解，在病因方面，他认为：“凡有癥瘕、积块、痞块即是胀病之根，日积月累，腹大如箕，腹大如瓮，是名单腹胀。”在病机方面，提出水裹、气结、血凝之说，并进而认为“单腹肿，则中州之地，久窒其四运之轴，而清者不升，浊者不降，互相结聚，牢不可破，实因脾气之衰微所致，而泻脾之药尚敢漫用乎”？“盖传世诸方，皆是悍毒攻劫之法，伤耗元气，亏损脾胃，可一不可再之药。纵取效于一时，倘至腹肿，则更无法可疗。”故根据其经验，“凡用劫夺之药者，其始非不遽消，其后攻之不消矣，其后再攻之，如铁石矣”。从而创治鼓胀三法，以纠医家之偏：“培养一法，补益元气是也；招纳一法，升举阳气是也；解散一法，开鬼门、洁净府是也。”并称“三法虽不言泻，而泻在其中矣，无余蕴矣”。其常用处方有：人参芎归汤、化滞调中汤、人参丸、小温中丸、禹余粮丸、导气丸、温胃汤、强中汤等。纵观各方的组成和作用，三法精神融贯其间。究鼓胀一证，总属本虚标实，喻氏熔攻、补、消于一炉，不浪投攻劫之剂，契合病机，诚可取法。

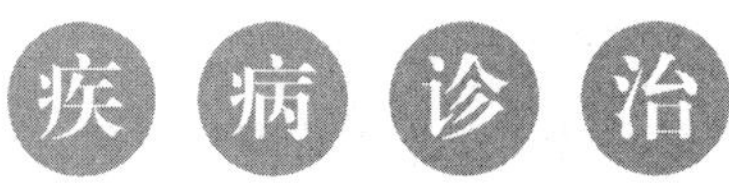

喻昌治肺痈案评析

山东中医药大学　　刘更生

喻昌，明末清初著名医家，幼年习儒，攻举子业。崇祯时以副榜贡生入京，因上书言国事未允，遂长假而归，游历江南，与当时名士交，并潜心于医。后寓居常熟，以医为业，“治疗多奇中，才辩纵横，不可一世”。学说以大气论、秋燥论较著，并对《伤寒论》有深入研究。治病主张“先议病后用药”，强调辨证论治。其临证验案《寓意草》，收载疑难病例 60 余则，论治详明，为后世所推崇。《四库全书总目》云：“较名家医案，但泛言某病用某药者，亦极有发明，足资开悟焉。”今试析其一案，以见一斑。

陆令仪尊堂，平日持斋，肠胃素枯，天癸已尽之后，经血犹不止，似有崩漏之意。余鉴姜宜人交肠之流弊，急为治之，久已痊可。值今岁秋月，燥金太过，湿虫不生，无人不病咳嗽。而尊堂血虚津枯之体，受伤独猛，胸胁紧胀，上气喘急，卧寐不宁，咳动则大痛，痰中带血而腥，食不易入，声不易出，寒热交作，而申酉二时，燥金用事，诸苦倍增。其脉时大时小，时牢伏，时弦紧。服清肺药，如以勺水沃焦，无俾缓急。诸子彷徨无措，知为危候。余亦明告以肺痈将成，高年难任。于是以葶苈大枣泻肺汤，先通肺气之壅，即觉气稍平，食稍入，痰稍易出，身稍可侧，大有生机。余曰：未也，吾见来势太急，不得已而取快于一时，究竟暂开者，易至复闭。迨复闭，则前法不可再用矣。迄今乘其暂开，多方以图，必在六十日后，交冬至节方是愈期。盖身中之燥，与时令之燥，胶结不解，必俟燥金退气，而肺金乃得太宁耳。令仪昆季极恳颛力治之。此六十日间，屡危屡安，大率皆用活法斡旋。缘肺病不可用补，而脾虚又不能生肺。肺燥喜于用润，而脾滞于又艰运食。今日脾虚之极，食饮不思，则于清肺中少加参、术以补脾；明日肺燥之极，热盛咳频，则于清肺药中少加阿胶以润燥。日续一日，扶至立冬之午刻，患者忽自云：内中光景，大觉清爽，可得生矣。奇哉！天时之燥去，而肺金之燥遂下传于大肠，五六日不一大便，略一润肠，旋即解散，正以客邪易去耳。至小雪节康健加餐，倍于曩昔。盖胃中空虚已久，势必加食，复其水谷容受之常，方为全愈也。令仪昆季咸录微功，而余于此症有退思焉。语云：宁医十男子，莫医一妇人。乃今宁医十妇人，不医一男子矣(《寓意草》)。

李案约有以下特征：一是患者年龄较大，平素脾胃虚弱；二是病发于燥金太过的秋季；三是邪热壅盛，肺痈将成，主要表现有胸胁紧胀、上气喘急、卧寐不宁、咳则胸痛、痰中带血而腥、声不易出、寒热交作、脉时大时小等；四是申酉二时诸苦倍增。不难理解，此案是由于外感秋燥之邪，渐次化热，邪热壅肺，气阻血瘀，而将成肺痈。对此，清肺泻热当是常规治法，葶苈大枣泻肺汤亦常规用方。然而，喻氏在治疗时充分考虑到患者的体质、病情、发病季节及证候表现所具有的明显的时间特点，因而没有急于求成，而是待以天时，耐心斡旋，经 60 日调治，方为收功。其思其智，其术其法，不仅令人称奇，而且耐人寻味。

一、善诊善治，必待天时

因时制宜是中医学重要的治疗思想之一，其内容早在《内经》中即有系统记载。喻氏深谙其中旨趣，故能神机在握，充分把握天时与疾病之间的关系，终而收功。按运气学说，一年之中，自秋分至立冬为阳明燥金司令；一日之中，申酉为阳明燥金主时。而五脏之中，肺属阳明燥金，其性喜润恶燥。加之患者平素脾胃虚弱，化源不足，土不生金，故病机之关键集中在一个“燥”字上。由于身中之燥与时令之燥相互胶结，单凭药力难以化解，故喻氏断言必待时令之燥退位，其病方可治愈。后果于立冬之日霍然而愈，足见喻氏诊治有出神入化之妙。

人与自然息息相关，其生理、病理等受到时间的深刻影响。这一点，不仅中医历代文献中早有丰富的记载，而且亦被现代生物学所证实。新兴的时间医学亦正在对此进行更加广泛和深入的研究。本案喻氏对病情预后的判断，充分体现了中医学中“时不可违”基本原则。《素问・五常政大论》云：“化不可代，时不可违。”王冰注：“夫生长收藏，各应四时之化，虽巧智者亦无能先时而致之，明非人力所及。由是观之，则物之生长收藏化，必待其时也。物之成败理乱，亦待其时也。物既有之，人亦宜然。或言力必可致，而能代造化、违四时者，妄也。”可见，在临床治疗过程中，充分考虑时间因素对疾病的影响，是极为重要的。同时本案说明，加强对于时间医学的研究具有重要意义。

二、善攻善守，活法斡旋

本案初诊时因病势太急，故以葶苈大枣泻肺汤急泻肺壅。但因燥邪势盛而患者体弱脾虚，不能一鼓作气，故只能缓以图之。病虽缓但却屡危屡安，故处治有相当难度。因为不清肺润燥则邪无以化，而不补脾培土则化源将竭，而两者之间又极为矛盾，正如案中所云：“肺病不可用补，而脾虚又不能生肺。肺燥喜于用润，而脾滞又艰于运食。”在这种情况下，喻氏并非守方以待时，而是以“活法斡旋”，或于清肺药中加参、术以补脾虚，或于清肺药中加阿胶以润燥，始终在清肺的大前提下，刻意照顾脾肺之间的关系，终于收以全功。就整个治疗过程而言，喻氏急则以峻剂攻之，不误时机；缓则边补边清，细心调理。正如良将用兵，攻守咸宜，虽未明示具体方药，但论理明畅，从中不难悟出中医治病玄机所在。

“秋燥论”为喻昌的著名学术观点之一，也是他对中医学的重要贡献之一，通过揣摩本案，亦可加深对喻氏这一理论的理解，如燥邪发于秋季阳明燥金司令之时，其邪易伤肺津，而津枯之体受伤独猛。尤其在治疗方面，其所用之法，正是清燥救肺汤之意。清燥救肺汤为喻昌所创名方，由桑叶、石膏、甘草、人参、胡麻仁、阿胶、麦冬、枇杷叶组成。本案时刻强调清肺、宣肺，与本方主旨颇为一致；案中称“肺燥喜于用润”，与方中所用阿胶、胡麻仁之意正合；案中以参术补脾，与方中用人参、甘草益气相同。由此不难理解，清燥救肺汤之组方立意在于清（肺）、润（燥）、补（脾）三字，因此十分准确地抓住了温燥发病之特点，故临床运用多有效验。

清代医家俞震在《古今医案按·自叙》中说：“成案甚多，医之法在是，法之巧亦在是，尽可揣摩。”读此案，君有同感乎？

（《江西中医药》，1999年第30卷第3期）

喻昌治痢经验撷要

《江苏中医》编辑部　　顾泳源

喻昌，字嘉言，别号西昌老人，明末清初江西新建（南昌）人。晚年旅居并悬壶于江苏常熟，医名冠绝一时。其治学注重实际，师古不泥，每喜独创新说。笔者近读《喻嘉言医学三书》，获益良多，今采摘其治痢经验，并结合个人学习体会，条陈如次。

一、创“逆流挽舟”之法

痢疾，古称“肠澼”“滞下”。喻昌有感于同时代江西又一名医聂尚恒的“痢为险恶之症，生死所关最重，不唯时医治之未善，而古今治法千家，多不得其窍，是以不能速收全效”（《奇效医述》）之说，乃穷源千仞，精研《内经》《难经》《甲乙经》诸书，并参究仲景《金匮》之遗，结合自己长期的临床实践，晚年撰成《痢疾论》专篇。他认为，痢疾一证，唯夏秋伤暑湿热者居多，初起之时，当“从于少阳”论治。其理由是：“盖水谷之气，由胃入肠，疾趋而下，始焉少阳生发之气不伸，继焉少阳生发之气转陷，故泛而求之三阳，不若颛而求之少阳。俾苍天清净之气，足以升举，水土物产之味，自然变化精微，输泄有度，而无下痢奔迫之苦矣！”为此创言“逆流挽舟”一法，着眼少阳半表，“逆挽其下陷之清气”，而达愈痢之目的。

观历代医家，大多认为“无积不成痢”，故治痢初起，必用消积导滞，施以推荡为法。若遇外感暑、湿、热三气而成下痢者，未免有偏，难收实效。而喻氏主张“先解其外，后调其内”，用“逆流挽舟之法，引其邪而出之于外”是符合临床客观实际的。他明言，只要应用适时，“则死证可治，危证可安，治经千人，成效历历可纪”。通过大量临床病例验证有效的治法是经得起重复的。晚清福建名医雷丰在《时病论》中盛赞西昌老人道：“治初起之痢……若有寒热外感之见证者，便推人参败毒散为第一。历尝试之，屡治屡验。嘉言取名逆流挽舟之法，洵不谬也。”我省当代名医陈朗清亦法取逆流挽舟，方选人参败毒散，治痢获效良多，曾撰有专文报道。

人参败毒散系《局方》，源出宋代朱肱之《类证活人书》，钱乙《小儿药证直诀》亦载，均名为“败毒散”。其方由羌活、独活、前胡、柴胡、川芎、枳壳、白茯苓、桔梗、人参、甘草、生姜等药物组成。原治夏秋疫疠，而以之治痢证，喻嘉言实为亘古第一人。他在按语中云：“《活人》此方，全不因病痢而出，但昌所为逆挽之法，推重此方。盖借人参之力，而后能逆挽之耳。”此说对后人颇有影响，如吴鞠通在《温病条辨·中焦篇》第八十八条按语中曰：“立方之法，以人参为君，坐镇中州，为督战之帅；以二活、二胡合芎䓖，从半表半里之际，领邪外出。喻氏所谓逆流挽舟者此也。”又谓本方：“乃陷者举之之法，不治痢而治致痢之源。痢之初起，憎寒壮热者，非此不可也。”这与喻嘉言的说法是完全一致的。

二、施“通因通用”之法

“通因通用”为反治法之一，语出《素问·至真要大论》。张景岳《类经》释曰：“火热内蓄，或大寒内凝，积聚留滞，泻利不止，寒滞者以热下之，热滞者以寒下之，此通因通用之法也。”治痢而取通因通用之法，属实热积滞者选大小承气类方以苦寒荡涤，为医者所熟知。喻氏以其丰富的阅历指出：“治痢用通因通用之法，亦有金针。”现举案试析如下。

“朱孔阳，年二十五岁。形体清瘦，素享安逸，夏月因构讼，奔走日中，暑湿合内郁之火而成痢疾，昼夜一二百次，不能起床，以粗纸铺于褥上，频频易置，但饮水而不进食，其痛甚厉，肛门如火烙，扬手掷足，躁扰无奈。余诊其脉弦紧劲急，不为指挠。谓曰：此证一团毒火蕴结在肠胃之内，其势如焚，救焚须在顷刻，若二三日外，肠胃朽腐矣！于是以大黄四两，黄连、甘草各二两，入大砂锅内煎，随滚随服……一昼夜服至二十余碗……次日病者再求前药。余诊毕，见脉势稍柔，知病可愈。但用急法不用急药，遂改用生地黄、麦门冬各四两，另研生汁，而以天花粉、牡丹皮、赤芍药、甘草各一两，煎成和汁，大碗咽之……服此药，果然下痢尽止，但遗些少气沫耳。第三日思食豆腐浆，第四日略进陈仓米清汁，缓缓调至旬余，方能消谷。”（《辨痢疾种种受症不同随症治验》）

喻氏在《痢疾论》中详言“逆流挽舟”法的机制之后，接着提出：“又有骤受暑湿之毒，水谷倾囊而出，一昼夜七八十行；大渴引水自救，百杯不止。此则肠胃为热毒所攻，倾刻腐烂，比之误食巴豆、铅粉，其烈十倍。”在治疗方面，他“每从《内经》通因通用之法，大黄、黄连、甘草，一昼夜连进三五十杯，俟其下利上渴之势少缓，乃始平调于内”。我们在孔案中不难看出喻氏的见解实源于临床实践。其处方遣药均以辨脉审证为本，初用大量之大黄、黄连、甘草煎汤频饮，药虽三味，功专力著，使肠胃之火毒荡涤无遗，且含预护津液不致流失过多之妙，故一剂而知。次日继用六味，各司其职，取生汁与煎汁大量和服，意在生津养血，清余热而救阴，方内虽无治痢之品，而实从本图治，果一剂痢止。喻氏所言“用急法不用急药”，度尽金针。他认为：“以其来势暴烈，一身津液从之奔竭，待下痢止，然后生津养血，则枯槁一时难回。今脉势既减，则邪火俱退，不治痢而痢自止，岂可泥润滞之药，而不急用乎！”读来令人茅塞顿开。

三、用“急开支河”之法

喻氏治痢，“更有急开支河一法”。仲景《金匮要略·呕吐哕下利病脉证治》中有“下利气者，当利其小便”之谓。喻氏认为“夫气者，膀胱之气化也”“其邪热之在里者，奔迫于大肠，必郁结于膀胱，膀胱热结，则气不化而小溲短赤”。此等病痢，除伴有小溲灼热涩少症状外，当兼有腹痛、烦渴等见症。故喻氏立急开支河一法，着意通过利小便以清膀胱之热的方法，“令气化行而分消热势”，则其痢可止。此法亦源于《内经》之“其在下者，引而竭之”之旨也。在用药方面，喻氏主张“用辛凉之药，先清肺之化源”。其理由是“水出高源，肺不热则小溲自行，肺与大肠为表里，大肠之热，皆因肺热所移”。他在《痢疾论》中虽未具体为急开支河法列出方药，但已点出可参用《金匮》紫参汤进治。考《本经》云：“紫参味苦辛寒，主心腹积聚，寒热邪气，通九窍，利大小便。”清代黄元御对紫参汤的功效作了进一步阐说，他认为“紫参汤，甘草补中而缓急，紫参清金而破瘀，瘀去气调，各复肺肠升降之属，则痛定而利止矣。”（《金匮悬解》）此说与喻氏所语甚为合拍。治痢用清肺淡渗之剂，临床确可产生奇效，已为后世医家所证实。吴鞠通《温病条辨》所载“四苓合芩芍汤”方（苍术、猪苓、茯苓、泽泻、白芍、黄芩、厚朴各二钱，广皮一钱五分，木香一钱）以“四苓散分阑门，通膀胱，开支河，使邪不直注大肠，合芩芍法宣气分，清积滞，预夺其滞下之路”。此方为笔者所尝用，治热蕴膀胱之气痢，其效甚佳，当补喻昌

"急开支河"一法之未逮。

(《江西中医药》,1991年第22卷第6期)

喻昌治疗中风经验

河南中医学院　　吴　璇　王昆芳　李成文

清初三大医家之一的喻昌,首次提出"内风"一词,主张"驱风之中,兼填空窍",并指出治疗的误区,重视先兆及预防。

一、中风病因

喻昌认为:"中风一证,动关生死安危,病大而且重,莫有过于此者。"唐宋以前以外风为主,多从"内虚邪中"立论。唐宋以后,尤其是金元时期,对中风的病因认识有较大发展。如刘河间力主"心火暴甚",李东垣认为是"正气自虚",朱丹溪主"湿痰生热",张景岳倡"非风"之说,提出"内伤积损"的观点。喻氏继承前人经验,将病因分为内风和外风。

1. 外风　喻昌在《医门法律·中风门》中,对外风侵入者,从阐发《内经》《金匮要略》入手,以"正虚邪入"立论。认为中风病是"阳虚邪客空窍为本,而风从外入者,必挟身中素有之邪,或火或气或痰,而为标也"。

2. 内风　在《尚论后篇·真中篇》,喻氏称无外邪入侵而发病者为"真中风",并首次提出"内风"一词,认为"真中风之风,乃人身自有之风,平素蕴蓄,而一旦出者也"。喻昌认为房事不节和安逸少劳之人易患中风,因"真中风之病,乃人之数扰其阳所致。数扰其阳,唯房室一事为最"。房事过勤,必致身中阳气动而不已,渐积身中空窍处,一旦乘虚而发,使人卒然病倒,故"中风病多见于富贵之人,而贫贱绝少"。同时强调房事不节和膏粱厚味及安逸少劳等因素相结合更易致病。"贫贱之人非无房室也,以其劳苦奔走,身中之气时为蒸动,才有微风,便从汗解。而富贵之人,身既安逸,内风已炽,尚图乘风纳凉,沐泉饮水,以解其热,致阳气愈遏不舒,加以浓酒厚味之热,挟郁阳而为顽痰,阻塞经络,一旦卒然而中,漫不知病所由来。”

二、中风论治

喻昌将中风分为中经络、中脏腑两型。

1. 中经络 “中络者,肌肤不仁;中经者,躯壳重着。”其邪在络脉,病位较浅,临床表现以肌肤麻木、感觉障碍为主。当邪中经脉,病位较中络深,“内而骨外而肉皆失所养”,临床表现为肌肤麻木,肢体运动功能障碍,重着,抬举无力等。

2. 中脏腑 “中腑,即不识人;中脏即舌难言,口流涎沫,然中腑必归胃腑,中脏必归心脏也。”当邪中脏腑时,病位较深,胃和心成为被侵犯的部位。“风性善行空窍,水谷入胃则胃实肠虚,风邪即进入肠中,少顷水谷入肠,则肠实胃虚。风复进入胃中,见胃风必奔迫于二肠之间也。风入胃中,胃热必盛,蒸其津液,结为痰涎,壅塞隧道,胃之支脉络心者,才有壅塞,即堵其神气出入之窍,故不识人也。诸脏受邪至盛,必进入于心而乱其神明,神明无主,则舌纵难言,廉泉开而流涎沫也。”

三、中风治法

喻昌总结中风病的治疗原则:驱风之中,兼填空窍。空窍实,则风出而不复入,病即愈。临证主要用侯氏黑散、风引汤。

1. 补虚息风 适用于虚风内动引起的中风,常用侯氏黑散(菊花、白术、细辛、茯苓、牡蛎、桔梗、防风、人参、矾石、黄芩、当归、干姜、川芎、桂枝。上十四味,杵为散,酒服方寸匕,日三服。初服二十日,用温酒调服,禁一切鱼肉大蒜,常宜冷食,六十日止)。

侯氏黑散出自《金匮要略》,张机用来主治大风四肢烦重,心中恶寒不足者。但喻昌却用此方治疗中风。方中菊花、防风驱风清热明目,清头脑,善驱表里之风,“中风入脏,最防风邪乘虚进入心中,故以菊花为君”。人参、茯苓益气健脾，培土宁风；当归、川芎养肝血，搜肝气；白术、桔梗益脾祛湿，开肺祛痰，化风痰；桂枝、干姜、细辛、黄芩、牡蛎祛寒清热潜阳；温酒引诸药达于周身经络。矾石祛痰燥湿，“以固涩诸药，使之留积不散，以渐填空窍……空窍填，则旧风尽出，新风不受矣。盖矾性得冷即止，得热即行，故嘱云热食即下矣。”

2. 清热除湿以祛风 适用于风火挟痰引起的中风，常用风引汤（大黄、干姜、龙骨、桂枝、甘草、牡蛎、滑石、石膏、寒水石、赤石脂、白石脂、紫石英。上十二味，杵，粗筛，以韦囊盛之，取三指撮，井花水三升，煮三沸，温服一升）。

风引汤出自《金匮要略》，张机用来主治大人风引，少小惊痫瘛疭。喻昌用来治疗中风，认为“大黄为君，以荡涤风火热湿之邪，随用干姜之止而行不行者以补之，用桂枝、甘草以缓其势，用诸石药之涩以堵其路，而石药之中，又取滑石、石膏清金以伐其木，赤白石脂厚土以除其湿，龙骨、牡蛎以收敛其精神魂魄之纷驰，用寒水石以助肾水之用。俾不为阳光所劫，更用紫石英以补心神之虚，恐主不安，则十二官皆危也”。

四、重视中风先兆和预防

喻昌重视中风的先兆，认为“手微麻，皮或微痹，舌或微蹇，风言已至”。并提醒医家和患者应注意中风的先兆。总结预防中风的根本方法是节制房事，因为“房室过勤，纵阴不走，而阳气则已动，动而不已，渐积于空隙之所”。“而阳气素动，习惯渐近自然，多不乐于安养，风痰才得少息，往往思及欲事，略一举动，复从本及末，蔓而难图矣。”所以“势必绝欲而不更扰其阳”，是确保平安、预防中风的根本方法。

五、临证特色

喻昌在《医门法律・中风门》中以“律五条”的形式，指出前世医家治疗中风有五种误区：①“凡风初中经络，不行外散，反从内夺引邪深入者，医之过也。”②“凡治中风自汗证，反利其小便者，此医之过也。”③“凡治中风病，不明经络腑脏，徒执方书，妄用下法者，必至伤人，医之罪也。”④“凡治中风四肢不举证，不辨虚实妄行补泻者，医之过也。”⑤“凡治外中于风，不辨内挟何邪，误执一家方书，冀图弋获，其失必多，医之过也。”

喻昌批判医者以治疗风寒暑湿之方治疗中风是一误再误，他认为“风即自内而生，还须自内而息”，而“内风之人，腠理断不可实，实则汗不能出也。气血不可不补，虚则不足以供汗之用”。并指出像荆芥、防风、柴胡等轻清表散之药，只可用于偶感之外风，不能治经年积累之内风，欲治内风补气补血的药自不可少。还指出一味用补气血之药，亦难以收效，而应“助阳而通血脉”，使气旺血行，瘀去络通，病即愈。

喻昌强调驱风的同时要兼填空窍，重视金石之药的使用。治疗中风首推方侯氏黑散中用矾石，以固涩诸药，使积而不散，以渐填空窍，空窍实，则旧风尽去，新风不受矣。在清热祛湿除风的风引汤中，应用金石之药更多，包括滑石、石膏、赤石脂、白石脂、寒水石、紫石英、龙骨、牡蛎等，涩以堵其路，防止风邪继续侵入人体。

总之，喻昌将中风的病因分为内风和外风。辨证分为中经络、中脏腑两型。治法以驱风为主，兼填人体空窍，主要分为补虚息风和清热除湿驱风。用药时注意金石之药的使用以堵塞风邪的入侵。主张节制房事预防中风，对后世有较大的影响。然而喻昌所述的“真中”概念与传统的“真中风”不同，应当注意分辨。

（《河南中医》，2005 年第 25 卷第 6 期）

浅释喻嘉言胀病症治

广州中医药大学　　朱志华　邱慧颖　李绍华　刘　侃

喻嘉言（1585—1664），我国明末清初著名的医学家。喻氏通晓临床各科，擅长疑难杂症，对于“胀病”，尤多心得。他认为“《内经》明胀病之旨，而无其治；仲景微示其端，而未立法”，故于《医门法律》立“胀病论”一篇，以明其理。《寓意草》举胀病案八则，以详其治，其论多剖见，治恒奇中，既可补前人之未备，又能启后人之心智，于今研究鼓胀，仍有指导意义，故撷其要，以资来者。

一、继前贤，拓己见

喻氏对鼓胀的认识，虽然他将其与水肿归于同一类疾病，但更多的是注意到两者的区别，实际上是按两病来对待的。喻氏在《医门法律·水肿门》中著有胀病论专篇，指出胀病“不似水气散于皮肤表面目四肢也”“以治水诸法治之，百中无一愈者”。同时指出，《内经》虽明肿胀之旨，但无治法，张仲景微启其端，亦未立法。所以，喻氏在鼓胀病因病机的认识和辨证论治上，提出了一系列个人独到的见解。

二、析病机，水气血衰脾气

鼓胀的病因病机，喻氏认为实因脾气衰微所致，使“中州之地，久窒其四运之轴，而清者不升，浊者不降，互相结聚，牢不可破”(《寓意草·面议何茂倩令媛病单腹胀脾虚将绝之候》)。所以他又在“胀病论”中指出胀病也不外水裹、气结、血聚。凡有癥瘕、积块、痞块，即是胀病之根。其病理变化，一般是始则病气，继则病血，再则病水；气病血亦病，血病则气益伤，血病水亦病；水病则气益结，血益瘀，终致气血水相包互裹，厮结一团而肿胀益盛矣。虽然气滞、气虚皆可导致血瘀而水阻，但气滞常是本病初期之暂时现象，气虚(或气散乱)则是本病后期之内在本质。故本病始终以气病为本，血病为标，水病为其标中之标。

前人之论鼓胀，虽有气鼓、血鼓、水鼓之分，不过言其证之侧重不同而已，切不可就此割离气血水之间的内在联系。故喻氏言“胀病论”不以气血水名其病，而以气血水之多少辨其证。如谓“多血少气”(即血病为主)者，以“左胁坚，大如盘”为临床特征；“多气少血”(即气病为主)者，以“右胁坚，大如盘”为临床特征；而气血水“相厮相结”者，则以“腹中坚”“大如箕如瓮”为临床特征。前两证常见于早期肝硬化腹水，后一证多类于晚期肝硬化腹水。因此，临床治疗鼓胀，不可见胀唯消其胀，见肿唯逐其水，见血唯决其瘀；既要有所侧重，又要互为兼顾。一般因气病而水病者，治气即所以治水；因血病而水病者，化瘀即所以行水。此皆喻氏“胀病论”言外之意。

三、明治则,立治胀三法

在治疗上,对时医的一味攻伐,喻嘉言一针见血地指出其弊端:"传世诸方,皆是悍毒攻伐之法,伤耗元气,亏损脾胃。"(《寓意草》)所以他在"胀病论"中立有医律一条,禁止乱投攻伐之物,其言:"凡治肿病,而用耗气散气、泻肺泻膀胱诸药者,杀人之事也。"他还以其丰富的临证经验指出:"凡用劫夺之药者,其始非不遽消,其后攻之不消矣,其后再攻之如铁石矣。"(《寓意草》)他认为治疗鼓胀,不可以求快意于一时,而只可缓缓图之,提出治疗的正确途径是"唯理脾一法,虽五脏见不治之症,而能治者尚多"。进而则拟治单腹胀的原则:"则有补养一法,补中益气之法是也;则有招纳一法,升举阳气是也;则有解散一法,开鬼门洁净府是也。三法具不言泻,而泻在其中矣。"(《寓意草》)

喻氏此三法与《医门法律·肿胀论》所附治胀方是一脉相承的。综观人参芎归汤、化滞调中汤、人参丸、小温中丸等九方的组成和药理作用,充分体现了上述三法的精神。所谓"培养""招纳"两法,大致指人参、羌活、白术、茯苓、甘草、当归、川芎、芍药等补养之品;所谓"消散"一法,则指大黄、槟榔、水蛭、三棱、莪术等化积消瘀之品。此治疗肿胀三法,无论是立论还是选方用药,都有作用。

总之,喻昌胀病之论,提出了"见机于早""握机于病象之先"的诊断措施、气血水瘀结为患的病机理论,以及理脾健中为主的治疗大法,其良苦用心,的确难能可贵,其学术观点,值得珍视和进一步加以探讨。

(《世界中医药》,2009 年第 4 卷第 3 期)

喻嘉言论治痘疹经验之探讨

北京中医药大学　　龙奉玺　蒋力生

喻昌《(痘疹)生民切要》撰于 1664 年,分上下二卷,该书较全面地记载了痘疹辨证论治的各个方面。现就其论治痘疹经验有关内容作如下探讨。

一、痘疹病因

喻嘉言开篇列有《痘疹原委》专论，曰："夫小儿痘疹，乃五脏六腑，胎养秽液之毒，留于命门之内，发于肌肉之间，人生无不种者。"喻嘉言分析多种原因可引起痘疹，如外感伤寒、时气传染、伤食发热呕吐，甚至因跌仆惊恐蓄血而得，具有传染性。发作严重时除发疹外还可表现为惊搐、咽喉痛、腹痛，甚至烦躁狂闷昏睡，或自汗，或下利，或发热，或不发热，证候多端。痘疹初起时应辨别内外因致病。如痘初起，欲出而未出，抽搐，是外感寒邪，因而发心热。"盖缘心火交争而致之，宜王氏惺惺散，或升麻葛根汤、木香参苏饮之类。"如痘欲出而未出，吐利，是中焦停痰或有宿食，"宜用四君子汤加砂仁、陈皮，或和中散。若有宿食，可用紫霜丸"。

二、痘疹论治

喻嘉言对于痘疹的辨治有总的治疗原则：若 3 日内未见红点疹子，宜升麻汤、参苏饮之类以和其表，微汗为度；若不发汗且表未解，可在肌肉之间隐约见到红点，用四物十神汤透肌之剂；若见出疹发而缓慢，根窝欠红活，便应用心调理，切忌袖手待毙。

1. 辨表里虚实、气血不足

（1）辨表实表虚：痘疹从内出外，寒在表，热在里。红活凸绽为表实，可顺其发展不必用药。若"初起之时，外感风寒，内受郁热，毒气不能发散，凝结于皮肤，无汗而光，睡卧不宁"，辨为表实兼热，宜四物十神汤透汗解肌，透肌散和其气。所谓虚者即气血不足。如果疹子不起，面白唇红，舌黑汗透毛端，辨为气血不足，这时就需判断其发热情况。若微发热用葱白汤少许即能壮气而痘自出。若至五六日疹子仍出不快，六七日疹子出水但无脓，辨为虚证而寒，宜人参养荣汤倍参、芪以实表。

（2）辨里实里虚：痘从内出外，能食不泻吐辨为里实，可顺其发展而不必用药。若"初起饮食不节，外感风寒，内受郁热，舌黑唇焦，目翻气促，言语不清,人事不省,壮热烦渴”,辨为里实而热之证,急宜服四物十神汤出大汗泄其热。同时予解肌化毒汤解其毒,水调六一散通其滞,石膏汤下其滞。若痘初起,腹痛,呕逆,泄泻,不食,烦躁不渴,辨为里虚而寒。宜藿香正气饮,和中安胃。

(3) 辨表里俱实俱虚:“痘疹初起,能食而不呕泻,微渴而汗,面色红活”,辨为表里俱实,可顺其发展而不必用药。若舌黑唇焦,心烦目闭,语乱昏沉,则为里实太过,宜四物十神汤先取汗解表;又透肌散连进二三服以解毒,这样才能退热,清身心。若“痘初起,意识清楚,微热,舌不白,唇不裂,饮食少进,不烦渴,面色白,微利而呕”,辨为表里俱虚,宜用八物汤加升麻、干葛、白芷、黄芪、人参以助其里。若虚太过,乳食不进,自利不渴,多睡心清,辨为里虚太过。不大热,面皖白,目清不闭,皮不肿而多汗,唇微焦,舌微白,辨为表虚之过,宜服四君子汤、保元汤。

2. 辨痘疹与伤寒 痘疹初发时,与伤寒有相似之处。痘未出之时,憎寒壮热,身体疼痛,或腹痛头疼,眼涩鼻塞,气促,口生黏痰,大便黄稠,证候类似伤寒。但治法与伤寒不同,伤寒由表入里,痘疹从里出表,同归于脾肺二经。《内经》曰:“脾主肌肉,肺生皮毛。滋养气血,使脾不虚,肺不寒,表里中和,其痘易出,自然靥也。”为避免辨证发生错误,喻嘉言列有“辨痘疹与伤寒相似治法与伤寒不同者何”专篇讨论两者相似相异之处。喻嘉言指出:“所谓相似者何?初起之时,憎寒壮热,头疼脑痛,身热脊强不眠,舌干口燥,寒热呕而口为之苦,此其所以相似也。”什么是不同呢?喻嘉言又曰:“伤寒从表入里,一二日宜发表而散,三四日宜和解而痊,五六日便实,方可议下,故伤寒先治表而后治里。痘疹从里出表,一二日毒气内蕴,宜托里以解表;二三日内有宿食,以致胃烂成斑,宜急下以和中,故痘疹先治里而后治表,此其所以不同也,且症类伤寒者多矣。”另外喻嘉言还对其他相似症状作了辨证分析:“予见十二三日,饮食多者反死,不进饮食者反生,与除中何异?大热未除,咽喉舌烂,齿牙脱落,与狐惑同条。烦极而渴,热炽成斑,谵语郑声,虚实相等,多眠不眠,转重可知,举此以示后学,所以发丹溪之未发也。且伤寒明表里,毒入于内,以致发狂,方可议下,下之早者结胸,伤寒下之宜迟。痘疹明虚实,毒蕴于内而不发越,便宜速下,下之迟者胃烂成斑,是以下之宜早。”最后总结为:“表里明,则伤寒无不治;虚实辨,则痘疹无不调,治痘疹端在此。”

3. 辨四季用药规律 在“辨春冬寒盛用药准绳”和“辨夏秋热盛用药规

矩”篇中，喻嘉言分别论述了四时用药有其规律：“凡痘出不快，有五症，天时严寒为寒所折，不能起发，宜发汗温表。”若寒太过，红点出见，治宜五积散、正气散、调解散。“夏秋热盛，烦渴昏迷，痘出不快，宜辰砂五苓散，加山栀、麦冬。若热太过，治宜小柴胡汤加生地，或人参白虎汤倍加人参。热者，人参竹叶汤加生地。”辰砂五苓散可治呕逆不清，并阴阳不分，烦渴昏迷，痘出不快。小柴胡汤可治六七日疹子当泛不泛，血不居位，身热盛。

4. 辨三阴三阳症治　痘疹的辨证可从三阴、三阳论治。“夫三阴者，厥阴肝经、心包络也。主面肿黑，舌卷青，泣不止。”治宜十香散、保元汤，加升提药以升阳散火。“少阴心肾二经，主肉黑，目直视，舌干燥，狂言乱语，身汗闷热，若误为热，则虚烦黑陷而死。”治宜四物汤保血，加麦冬清心，升提药安表，即所谓安表和中的治法；“太阴脾肺二经，主满面浮肿，洞泄不止，唇反如煤，肌不光泽，四肢厥冷，若不急治，十二三四日而死。”治宜理中汤，使脾不虚肺不寒。总的来讲三阴证：“胫冷，腹虚胀，尿清色，面皎色，乳食呕，目睛青，脉微沉，出现以上七症，不宜服凉药。”予异功散、调中汤或人参白术散。异功散治痘出四肢厥冷，寒战咬牙，大便自利，虚白陷顶，太阴脾经受病。人参白术散，治心不清，腹膨胀，痘不长泛。

“夫三阳者，太阳小肠、膀胱之病，胎毒流于命门，去膀胱为不远，主腰疼、身热，小便出涩。”治宜防风汤，防风汤可治太阳病身热，小便湿，出不快，小肠膀胱之病；“少阳三焦、胆经，主寒热往来，时或惊悸而发搐。”治宜连翘防风汤，连翘防风汤可治少阳病，乍寒乍热，出不快，三焦胆经之症。“阳明胃与大肠受病，若火太盛，毒气壅结，不能传送而秘结。”治宜升葛汤散火导滞为主，葛根汤治阳明病，身热目赤，大便闭，出不快，胃与大肠之病。辨治三阳症：“足胫冷，两腮红，大便闭，小便湿，渴不止，气上促，脉搏洪散，以上七症，不宜服热药。若如蚕种，如糠秕，地枯赤，火热不退，宜解表取汗。此系三阳受病。”方用连翘升麻饮、解毒丸、犀角地黄汤、宣花散、地黄膏、黄柏膏、猪心龙脑膏、玉露散、栀子麦冬汤、紫草汤、清脾散、犀角汤。解毒丸治痘未出而先发搐，狂言乱语，四肢痛，因外感风寒，内发心热。宣花散治痘青干黑陷，身不大热，便涩，热蓄于内，宜大黄汤下。地黄膏、黄柏膏治痘稠密，喘渴饮食，宜散下之。玉露散治夏月火炽，痘大发热，烦躁渴，大便结。非胃热相火盛者，不宜服。栀子麦冬汤，治八九日唇枯焦心热。紫草汤治初起痘出不快，色不活，大便不通。清脾散治三四日痘出，而地不清，毒侵阳位者。犀角汤治心烦热，衄血不止。“以上俱系火症,属三阳,宜详症施治。”

三、预防调理

对于痘疹,喻嘉言强调预防。“痘疹一事,人生未有或免,调理亦宜预防。一遇乡邻有种痘,而值天时不正,即宜避风寒,节饮食,戒嗜欲,倘一失调,为患非小。”指出痘疹在于预防调理。一旦发现周围有感染痘疹者,应立即采取措施,防患于未然。“古人所以调于未种之先,幼幼之心,为至切矣。古方用油饮子、稀痘散、三豆散、不换金正气散,辟秽丹及琐琐葡萄,皆能获效,然未尽美。”喻嘉言创立预防汤,以山楂、生地为君,当归、木通、牛蒡、茯苓为佐,预防痘疹感染。若已感染痘疹应防变生热证。“初起或半日、一二日内,太阳无汗,热壮点见者,毒气乘热侵于阳位,急宜取汗退火,以清肌肤。”

四、讨　论

喻嘉言《(痘疹)生民切要》探讨了痘疹的病因、辨证、治疗及预后等各个方面,尤其是辨证治疗讨论得最为细致。尽管目前临床痘疹发病率得到很大程度上的控制,但在当时来讲,喻嘉言著书立说,全面深入地分析痘疹,在临床上意义重大。而且书中细致的文字描述,实事求是的医学精神仍值得我们学习和借鉴。

(《云南中医中药杂志》,2008 年第 29 卷第 8 期)

《寓意草》血证病案分析与临证体会

首都医科大学附属北京中医医院　　许　金

凡由多种原因引起火热熏灼或气虚不摄,致血液不循常道,或上溢于口鼻诸窍，或下泄于前后二阴，或渗出于肌肤所形成的疾患，即非生理性的出血性疾患可统称为血证。临床常见的血证有鼻衄、齿衄、咳血、吐血、便血、尿血、紫斑等。明代喻嘉言《寓意草》载有喻氏医案、医话60余则，其中血证病案5则。笔者将喻氏血证医案辨治思路运用于临床肿瘤患者血证的治疗中，疗效满意。现将临证体会简述如下。

一、《寓意草》血证案例析

案1

黄湛侯素有失血病。一晨起至书房，陡爆一口，倾血一盆，喉间气涌，神思飘荡，壮热如蒸，颈筋粗劲。诊其脉，尺中甚乱……少阴之脉，萦舌本，少阴者，肾也。今肾中之血，汹涌而出，舌本已硬，无法可以救急……不得已用丸药一服，坠安元气；若气转丹田，尚可缓图。因煎人参浓汤，下黑锡丹三十粒，喉间汩汩有声，渐下入腹……遂与阿胶一味，重两许，溶化，分三次热服，溉以热汤，半日服尽。身热渐退，劲筋渐消，进粥与补肾药，连服五日，声出喉清，人事向安。但每日尚出深红之血盏许，因时令大热，遵《内经》热淫血溢，治以咸寒之旨，于补肾药中，多加秋石，服之遂愈。

【按】本病案属咳血急症，患者暴吐鲜血，若气随血脱，则危在旦夕。《景岳全书》曰："盖督脉从肾上贯肝膈入胸中。循喉咙，夹舌本，其奇者从肺络心注胸中。此肺肾相连，而病则俱病矣。"肺与肾经脉相连，故肾伤可以致血从肺中咯出。患者素有失血病，肾精亏虚，暴发咯血，则元气随血上脱，故见"喉间气涌，神思飘荡"。黑锡丹温壮下元、镇纳浮阳，以"坠安元气"。阿胶入肺、肝、肾经，遂与之以补血、止血、滋阴润燥。症状好转，但每日仍有出血，考虑到时令大热，遵循《内经》热淫血溢、治以咸寒之旨，在补肾药中多加秋石善后。秋石入肺、肾经，有滋阴降火、止血消瘀之功效。

案2

闻君求有失血疾，时一举发，其出颇多。咳嗽生痰，上气，面青少泽……诚欲气不上升，无过于血日滋长，暗将浮游之气，摄入不息之途，乃为良治。然胸膈肺胃间，顽痰胶结，既阻循环，又难培养，似乎痰不亟除，别无生血之法矣。不知此证而欲除痰，痰未必除，气已先尽，不得之数也……先以微阳药开其痰，继以纯阴峻投……久久而血生，血生而气返血室……然饮食最宜致慎，不但肥甘生痰，浓味伤阴已也。人身自平旦至日中，行阳二十五度，饮食易消，故不成痰。自日中至合夜，行阴二十五度，食不消，故易成痰……盖贤人尝以秋冬养阴。秋者于时为收，冬者于时为藏。法天地之收藏，而宁茹毋吐，宁拒毋迎，宁早卧，毋早兴……然春月之荣，不自春月始也，始于秋冬收藏之固……故失此不治，至春病危始图之，则万无及矣。

【按】本病案亦属咳血，主要论述血证兼痰证的治法。"顽痰胶结"，除痰则可能伤气，生血则可能滋痰。应采用乘机利导法，"先以微阳药开其痰，继以纯阴峻投"，痰已开，再滋血摄气，从而治愈了多年顽疾。同时还应从预防的角度调理饮食养生，改善调摄，做到未病先防。

案 3

顾枚先年二十余岁，身躯肥大，平素嗜酒，迩来鳏居郁郁。壬午孟夏，患失血证，每晚去血一二盏。至季夏时，去血无算。面色不见憔悴，肌肉不见消瘦。诊其脉亦不见洪盛，昼夜亦不见寒热。但苦上气喘促，夜多咳嗽，喉间窒塞，胸前紧逼，背后刺胀，腹中闷痛，躁急多怒。医以人参、阿胶治失血成法，用之月余，逾增其势。更医多方，以图用膏子之润上，而气时降也；用牛膝、黄柏之导下，而血时息也。及服酒研三七少许，则血止而咳亦不作。但未久，血复至，痰复增，又以为龙雷之火所致，思用八味丸中之些微桂附，以引火归原，总繇未识病情也……当此长夏土旺，不唯母病，而子失养。抑且母邪尽传于子……夏月适当暑热，时令热也。而与胃中积热，合煽其虐，不治其热，血必不止。然不难于血之止也，第患其止而聚也。聚于中为蛊为痈，犹缓也。聚于上为喘为厥，则骤也……用玄明粉化水煮黄柏，秋石化水煮知母，以清解蕴热而消瘀化疽，加甘草以调其苦，独取咸寒气味，进四剂而血止……渠家果不终其用。延至八月，病者胸胁高肿数围，肺内生痈，寒热大作，喘咳不休，食饮不入，俯几不敢动移，以致瘠肉磨穿，危在呼吸……病者不戒，兼啖生冷，肺复生痈。一夕呕痰，如猪胆状者，百十余枚。一脏两伤，竟至不起。

【按】本病案属呕血。患者从发病至死亡，病程五个月。前医不辨病机而以人参、阿胶治之，致病情加重。改以膏子润上、牛膝黄柏导下、酒研三七止血，出血、咳嗽减轻不久，再发呕血、痰多，又给予八味丸以引火归原。治疗前首当辨清病机。胃为水谷之海，多气多血，患者平素嗜酒，渐渐损伤胃气，则气血生化乏源。热与血积于中，随积随呕。胃之大络，贯膈络肺。值长夏土旺，母病及子，由胃及肺。分析运气热、时令热以及胃中积热，故从热邪入手治疗，以咸寒之品清解蕴热而消瘀化症，进四剂药而血止。但终因患者任医不专，延误病情，造成难以挽回的局面。

案 4

门人问曰：州尊暴病，呕血数升，指尖微冷，喉间窒塞，声不易出，安危之机，关于医药。有用温补人参阿胶之属者，有用凉血生地、玄参之属者，有用降火黄柏、知母之属者，漫难适从。请吾师确言其理，以开瞽聩。答曰：古今论失血之症，皆混在痰火一门，是以言之不中肯綮。吾试为子详之：夫血病有新久微甚，无不本之于火。然火有阴阳不同，治法因之迥远。州尊虽旧尝失血，不过伤损之类，其原颇轻。今入春以来，忽尔呕血数盂，则出之暴矣……唯夫龙雷之火，潜伏阴中，方其未动，不知其为火也。及其一发，暴不可御，以故载阴血而上溢……故凡用凉血清火之药者，皆以水制火之常法，施之于阴火，未有不转助其虐者也。大法唯宜温补，而温补中之微细曲折，要在讲明有素……阴气久居于上，势必龙雷之火，应之于下。血不尽竭，不止也；气不尽厥，亦不止也……健脾之阳，一举有三善也。一者脾中之阳气旺，如天青日朗，而龙雷潜伏也；一者脾中之阳气旺，而胸中窒塞之阴气，如太空不留纤翳也；一者脾中之阳气旺，而饮食运化精微，复生其下竭之血也……今春令将行，而肝木居青龙之位，震雷之司，乘权用事，是以天时之龙雷未动，身中之龙雷先动，其血已暴涌而出……夫大病须用大药。大药者，天时春夏，而吾心寂然秋冬是也。昔人逃禅二字甚妙，夫禅而名之曰逃，其心境为何如哉？子后遇此病，必以崇土为先，土厚则阴浊不升，而血患必止。万物以土为根，元气以土为宅，不可不亟讲矣。

【按】本病案属呕血急症。喻氏通过本案，详细论述了阴火即龙雷之火致病病机。阴火伏于肾水中，阴火动则阴气随之上奔，而致阴血上溢，呕血势急。“土厚则阴浊不升，而血患必止”，治阴火当温脾阳，使脾旺则阴气得以开闭，运化功能恢复正常。患者自身也有自然疗能，即精神安静到忘我的境地，类似佛家之“逃禅”，可以使龙雷之火寂然不动。李东垣《安养心神调治脾胃论》曰：“心脉者，神之舍。心君不宁，化而为火；火者，七情之贼也。故曰：阴火大盛，经营之气不能颐养于神，乃脉病也。”因此保持心神安宁、清静无为，则可使阴火自熄。

案 5

筠翁长郎病失血，岁二三发。其后所出渐多，咳嗽发热，食减肌削，屡至小康，不以为意。夏秋间偶发寒热如疟状，每夜达曙，微汗始解。嗣后寒热稍减，病转下利。医谓其虚也。进以参术，胸膈迷闷，喉音窒塞，服茯苓、山药预收红铅末，下黑血块数升，胸喉顿舒，而容亦转……加用桂附二剂，于是下利一昼夜十数行，饮食难入，神识不清，病增沉剧……《经》云：暴病非阳，久病非阴。则数年失血，其为阳盛阴虚无疑。况食减而血不生，渐至肌削而血日槁。虚者益虚，盛者益盛，势必阴火大炽，上炎而伤肺金，咳嗽生痰，清肃下行之令尽壅……今补而不宣，势必移于大肠，所谓肺移热于大肠，传为肠澼者是也……其阴分之血，随浊气行至胸中，为膜原所蔽，久瘀膈间者，得经水阴分下出之血，引之而走下窍，声应气求之妙也……桂附燥热，以尽劫其阴，惜此时未得止之。今则两尺脉乱，火燔而泉竭，脾胃脉浮，下多阴亡，阳无所附……夫以火济火，董曹乘权用事，汉数焉得不终耶。

【按】本病案是便血被他医误治致死的记录及分析。“暴病非阳，久病非阴”，患者失血数年，为阳盛阴虚。然而误用参术补而不宣，热移大肠，发为腹泻。误用桂附燥热而劫其阴，使阳无所附，阴阳离决，为不治之症。

二、肿瘤病血证临床辨治体会

1. 咯血　咯血是肺癌常见的症状，在临床上主要证型有：

（1）阴虚毒热：主症为干咳少痰，痰中带血，气短胸痛，心烦寐差，或低热盗汗，口干便干，或咽干声哑，脉细数，舌红或暗红，苔薄黄或薄白。治以养阴清热、解毒散结法，方药予沙参麦冬汤加减，咯血甚者可加仙鹤草、血余炭、侧柏叶。

（2）气滞毒瘀：主症见咳嗽不畅，气急胸痛，便秘口干，痰血暗红，唇暗舌绛，舌瘀斑点，脉象弦或细涩。治以理气化滞、活血解毒法，常用枳壳、桔梗、降香、瓜蒌、桃仁、杏仁、仙鹤草、大小蓟、三七粉、白英、龙葵、紫草等。“胸膈肺胃间，顽痰胶结”，咯血合并痰湿阻滞者“先以微阳药开其痰，继以纯阴峻投”，可先酌加温化寒痰之品，如草果等，继予沙参、麦冬等滋阴清热。调护方面，饮食宜清淡，晚餐不宜过多，以防食积化生痰湿。

2. 呕血 呕血常见于胃癌、食管癌、胰腺癌、肝癌、肝硬化食管胃底静脉曲张、消化性溃疡、凝血功能障碍等疾病，可分为以下几型。

(1) 胃中积热：主症为吐血紫暗或成咖啡色，甚则鲜红，口臭口苦，心烦不安，大便色黑，面赤、胸中烦热、便秘、舌红苔黄，脉滑数有力。治以清胃泻热、降逆止血法，方药以泻心汤加减。

(2) 肝火犯胃：主症为吐血鲜红或紫暗，口苦目赤，胸胁胀痛，心烦头晕，失眠易怒，舌边红苔黄，脉弦数。治以清肝泻火、凉血止血法，方以龙胆泻肝汤加减。

(3) 脾不摄血：病程日久，时发时止，吐血暗淡，黑便稀溏，腹胀，纳差，神疲乏力，面色萎黄，头晕心悸，或形寒肢冷，舌淡苔薄白，脉细数。"土厚则阴浊不升，而血患必止"，故治以健脾益气、温中止血法，方以黄土汤合归脾丸加减。

(4) 瘀阻血络：主症为便血或伴吐血，血色紫暗，或有血块，胃脘或胁肋疼痛，痛有定处，痛如针刺，舌紫暗或有瘀点，脉细涩或弦紧。治以祛瘀止血、活血行瘀法，常用当归、白芍、生地、生蒲黄、五灵脂、藕节炭、三七粉、郁金、生大黄、穿山甲等。

3. 便血 便血常见于大肠癌，临床常见证型为湿热瘀毒：主症为腹痛拒按，腹中包块，便下脓血黏液，或里急后重，或便溏，舌暗红或有瘀斑，脉弦数。治以清热利湿、祛瘀解毒法，常用三棱、莪术、木香、川楝子、厚朴、黄连、白英、北败酱、藤梨根、槐花、血余炭、地榆炭、仙鹤草等。患者失血日久，切不可再用燥热之品劫其阴。

三、讨 论

喻氏医案的主要特点即"先议病后用药"，"议病"即辨证，"用药"即治疗。笔者的体会是，议病的过程不仅为望、闻、问、切，同时还应结合患者的生活习惯、居处环境、发病季节以及既往治疗情况，全面综合分析后得出结论。治疗时遵仲景之法而不拘泥于古方，随证灵活加减，充分体现了中医学"整体观念、辨证论治"的指导思想。

(《北京中医药》，2013 年第 32 卷第 12 期)

《医门法律》之咳喘辨治规律初探

安徽中医学院　　周雪梅　陈雪功

《医门法律》是明末清初名医喻昌总结临证经验之作。全书共六卷，多穷源《内》《难》，深究《伤寒》《金匮》。喻氏对内伤杂病多有见解，将诸种病证分门别类，创见性地对每一证候处治确立了医疗是非标准，对疾病的辨治重临证实际，不尚空谈。本文就其对咳喘的论治初探如下。

一、形寒饮冷，比类暑湿火邪

喻昌曰“咳嗽一证，求之《内经》，博而寡要；求之《金匮》，唯附五方于痰饮之后”。认为《内经》中“五脏六腑，皆足令人咳，非独肺也”。此一语推开肺咳，似涉太骤。认为“虽言五脏六腑，皆足令人咳，其所重全在于肺”，宗《内经》“肺寒则内外合邪，因而客之，则为肺咳”，认为“风寒之邪入内，与饮食有形之邪相合，必留恋不舍”，强调发病中“内外合邪”的相互作用、相互影响，尤与外感寒邪有关。这样的认识与喻氏多年的临床经验密切相关。临床上患者也多在气候寒冷季节发病或病情加重，从西医病因学角度看，寒冷刺激可使呼吸道抵抗力下降，继而诱发病毒和细菌感染，引起支气管炎症和黏液腺增生、肺组织损伤。此与中医学相应的观点有类通之处。

喻氏治疗上参《金匮要略》，常用麻黄、杏仁、桔梗、枳壳、前胡以复肺之宣降兼以化痰；紫苏叶、葛根、荆芥穗以宣肺散外邪；紫苏子、半夏、陈皮、细辛以涤痰散饮，使胃气和降，肺气清肃；通草、茯苓通膀胱气化，使气化复常，痰不内停，以除病根。

喻氏由形寒饮冷伤肺“内外合邪”而致病之一端，比类于暑湿火之气，认为不仅风寒入内可伤肺，同样暑、湿、火之气也可伤肺，扩展了对咳嗽病因病机的认识，同时也充实了咳嗽的治疗方法。喻氏认为，暑湿之邪入内，必与素酿之热相合而增其烦咳，“宜从辛凉解散，又当变小青龙汤之例为白虎”，重在辛凉化其内蕴之热邪以除其病根；暑为阳邪，易耗气伤阴，正如喻氏所言“夏月人身之阳，以汗而外泄；人身之阴，以热而内耗”，袭仲景“甘寒生津保肺、固阳益阴为治”，取白虎加人参汤并用苍术、泽泻、黄柏等。

此外，喻氏认为君相二火相合，虽不是内外之合，亦足以令人咳。若“相火从下而上，挟君火之威而刑其肺金，上下合邪，亦可从外内合邪之例比拟用之，或引或折，以下其火。若肾中浊阴之气上逆，亦为上下合邪，下驱其浊阴则咳自止”。这种君相之火相合引起的咳逆喘促气急发热，选用加减泻白散，以黄芩、知母、地骨皮、桑白皮、寒水石、大黄折之。若火热之邪夹肾中浊阴内郁、蒙蔽神志而出现烦躁、咳喘、咯痰不爽，严重者甚至神志恍惚、谵语、嗜睡、昏迷或肢体的瘛动、抽搐等症，这种临床表现正如西医所认为在长期咳喘等肺部病理改变基础上引起的呼吸衰竭而出现肺性脑病精神神经症状。这是由于肺的通气或换气功能存在严重障碍，不能进行有效的气体交换，导致缺氧和二氧化碳潴留所引发。喻氏用水煮金花丸或紫菀膏，以桑白皮、木通、大黄引肾中浊阴之邪从二便而出，从西医观点看，即从肠道、泌尿道黏膜排出体内缺氧和二氧化碳潴留状态下的代谢产物，减轻体内酸中毒的程度，增加“浊阴”即代谢产物的出路；喻氏并用款冬花、紫菀、桔梗、枇杷叶、杏仁宣降肺气，或用生姜、半夏、天南星辛温化痰，雄黄、天麻祛痰镇惊息风。

二、燥邪伤肺，甘寒立法

喻氏对于《内经》《难经》《伤寒》研究颇深，大胆地指出《内经》中“秋伤于湿”乃“秋伤于燥”之误，其言“《内经》病机十九条，独遗燥气，他凡秋伤于燥，皆谓秋伤于湿”“昌特正之”。根据四时六气各有所主而推断，认为“秋伤于燥”才合《经》意；还旁征博引，肯定了历代医家论燥治燥之贡献。在喻氏之前，治疗上“多辛香行气”“间有一二用润剂者”，但又不得其旨，这种方法只可以“治内伤之燥，不可以治外感之燥”。于是，喻氏藉一生经验，创造了清燥救肺汤这一名方。此方以甘寒立法，存津液、养胃气、保肺气，以桑叶为君，石膏、麦冬为臣，一清肺经之热，二润肺金之燥，则宣中有清，清中有润，佐杏仁、枇杷叶利肺气，阿胶、胡麻仁润肺养阴，人参、甘草益气和中、培土生金，以治疗燥热伤肺、肺失清肃、气阴受损而见气逆咳喘等症。此方开创了治疗秋燥之先河，为后世治燥指明了方向。

此外，喻氏认为《内经》中“诸气膹郁，皆属于肺”和“诸痿喘呕”亦皆为燥气伤肺，这种燥邪“内外上下，初无定属，或因汗吐太过而津越于外；或因泻利太久而阴亡于下；或荣血衰少，不养于筋；或精髓耗竭，不充于骨”，日久肺金干燥，火入莫御，咳无止息。“治燥病者，补肾水阴寒之虚，而泻心火阳热之实，除肠中燥热之甚，济胃中津液之衰，使道路散而不结，津液生而不枯，气血利而不涩。”治当苦温治其燥，或苦温下其气，或辛甘淡下其火，或生津养血之品补其精水。

喻氏尚创立了以下治法。

1. 辛甘淡平寒凉法 内伤阴虚热在午后子夜前，用四物加黄柏、知母多不效，喻氏认为当归、川芎气辛大温，非滋阴降火之药；黄柏、知母苦辛大寒，虽滋阴，实燥而损血，虽降火，实苦先入心，久而增气，反能助火；不若用薏苡仁、百合、天冬、麦冬、桑白皮、地骨皮、牡丹皮、枇杷叶、五味子、酸枣仁之属，佐以生地汁、藕汁等；治咳嗽多用桑白皮、枇杷叶，有痰则加贝母，有血则多用薏苡仁、百合，增阿胶，而麦冬常为之主，以保肺金而滋生化之源。燥本阴伤，五志之火内动，燥火相助，更增其势。故药用天冬、生地泻心火之亢，防己、赤茯苓、桑白皮导火下行。

2. 甘药培土法 气息喘促，或短而不足以息，治之“宜补之以甘药”“培补中央，以灌输脏腑百脉之良药”。喻氏推仲景、东垣之法，药用人参、甘草、山药，以甘药养脾，则气血生化有源，益气而不伤阴；气下陷而不能升则用东垣的补中益气汤之类。

3. 滋肾养胃法 肾之阴精、胃之津液为五脏真液之本，故用山药、胡桃、牛髓、麦冬、白蜜、阿胶滋养胃肾之阴以充养五脏真液，效丹溪之法，火上升而不能降则用丹溪大补阴丸之属，以涵“五脏五志之火”，使“凝聚不动”。

三、久病咳喘，责之痰饮

喻氏宗《金匮》旨意，认为反复咳嗽咳喘“必因之痰饮，而五饮之中，独膈上支饮，最为咳嗽根底”。非生理条件下，饮入于胃，“由胃上入阳分，渐及于心肺；由胃下入阴分，渐及于脾肝肾”，一旦肺失宣发肃降，肺不布津则水聚成饮，水聚留而不去为留饮，留饮留而去不尽者，皆谓伏饮。因此，痰饮轻浅者易治，唯留饮、伏饮之类停蓄部位幽隐，治之难达难化。喻氏认为“支饮久蓄膈上，其下焦之气逆冲而上者，尤易上下合邪也”，且“以支饮之故，而令外邪可内，下邪可上，不去支饮，其咳终无宁矣”，主张治疗上“驱其所留之饮还胃，下从肠出，或上从呕出”“趋胃趋肠而下”，十枣汤去其支饮，“不嫌其峻，岂但受病之初，即病蓄已久”。“痰饮伏肺”是咳喘反复发作、缠绵难愈的病理基础，宿痰伏饮为发病的内因和关键，宿疾不除，痰饮不去，则咳喘之根难绝。一旦外感病邪、饮食失节、情志失调、起居失常，必将触及这一“夙根”，使哮喘反复发作。正如喻氏所谓“窠囊之痰，如蜂子之穴于房中，如莲实之嵌于莲内，生长则易，剥落则难”“故治窠囊之痰甚难”。西医认为，哮喘两个关键病理环节是气道慢性炎症和气道高反应性。气道炎症是哮喘的本质，气道高反应性是哮喘的基本特征，气道炎症是气道高反应性的基础，而中医学之“宿痰内伏，日久难去”与长期存在的气道慢性炎症之间似有相关之处。

总之，正如喻昌书中所强调：咳不分外感内伤、虚实新久，多用清凉少加疏散；阴虚火盛，不可劫阴；邪盛久咳，不可固涩；肺痿肺痈之咳，不可妄补阴血而滞其痰；咳且利，肺热肾寒，回护中气；肾虚气脱，急补其本。这些思想，至今对临床仍有指导意义。

（《中国中医急症》，2008 年第 17 卷第 3 期）

《医门法律》之论关格

北京中医药大学　陈怡瑾　冯蕙裳　张　晨
林瑾如　姜晓媛　黄　斌

喻昌，字嘉言，晚号西昌老人，不但医术精纯，医名卓著，冠绝一时，还精研《内经》和《伤寒论》。晚年致力于著书立说，开办讲堂，最具代表性的著作是《喻嘉言医学三书》——《寓意草》《尚论篇》《医门法律》，具有很高的学术价值，也奠定了他在学术史上的地位，对后世医家有很大影响。

《医门法律》作为喻嘉言的代表著作之一，其对关格的研究集中体现在其中。他着重引用《内经》《伤寒》对于“关格”的描述，提出自己对于关格的认识，在定义、治疗等方面提出了自己独到的见解。本文在研读《医门法律》的基础上，着重对文中关格的治疗进行了整理分析论述，并且简要地整理了文中对于“关格”发展历史源流的论述及喻昌对于“关格”病因病机的研究。

一、“关格”发展的历史源流

对于关格的发展，喻嘉言如此论道：“关格之证，自《灵》《素》以及《难经》，仲景脉法，皆深言之，然无其方也。”在《素问》《灵枢》《难经》以及张仲景的著作中，都有论及“关格”，但对于其治疗却没有明确的记载。接下来，喻昌摘录了以上著作中关于“关格”的记载，在此例举一二。

《素问》谓：“人迎一盛，病在少阳；二盛，病在太阳；三盛，病在阳明；四盛以上为格阳。寸口一盛，病在厥阴；二盛，病在少阴；三盛，病在太阴；四盛以上为关阴。人迎与寸口，俱盛四倍以上为关格。”不难看出，此处所指“关格”是指“人迎与寸口，俱盛四倍以上”的脉象。

故《灵枢》复言：“邪在腑，则阳脉不和。阳脉不和，则气留之；气留之则阳气盛矣。阳气太盛，则阴脉不利，阴脉不利则血留之。血留之则阴气盛矣。阴气太盛则阳气不能荣也，故曰关。阳气太盛，则阴气不能荣也，故曰格。阴阳俱盛，不能相荣矣，故曰关格。”这段话出于《灵枢·脉度》。此“关格”指阴阳均偏盛，不能相互营运和交济的严重病理状态。

“趺阳脉伏而涩，伏则吐逆，水谷不化，涩则食不得入，名曰关格。”仲景把吐逆不得小便谓之“关格”，由此而缩小外延，使内涵具体化，把关格作为一疾病看待。

二、“关格”之病机

在《内经》中，“关格”是指某种脉象的表现，亦指某种严重的病理状态；在《伤寒论》中，仲景所论及“关格”是指特定的一种疾病。

文中亦提及云岐子(张璧,号云岐子,金代医家,张元素之子,易州人,著有《伤寒保命集》)之所谓关格,喻嘉言在文中予以了否定。云岐子认为:“阴阳易位,病名关格。胸膈以上阳气常在,则热为主病。身半以下阴气常在,则寒为主病。”而喻嘉言的评价如下:“此从《伤寒论》胸中有寒、丹田有热立说,实非关格本证,所引《内经》运气治主客之法,亦属无据。至于《灵》《素》《难经》《金匮》之文,绝不体会。”由此看出,对于云岐子的论述,喻嘉言认为其并没有真正依据经典的内容仔细进行研究、阐述。

喻昌在文中提到:“仲景金针暗度,由此三法,大概在顾虑其虚矣。”可以看出,喻昌对张仲景于关格的认识表示认同,即关格病,主要症状见水谷不化、食不得入、吐逆、不得小便。

对于“关格”的病机,《医门法律》中如此提到:“关格之源,由于五志厥阳之火,遏郁于心包之内。”“况关格之病,精气竭绝,形体毁沮,离绝菀结,忧愁恐怒,五脏空虚,气血离守,厥阳之火独行,上合心神,同处于方寸之内。”“中枢不运,上关下格。”因此,一般认为,喻嘉言所论关格:其病见“精气竭绝,形体毁沮,离绝菀结”,在病机上其一为“中枢不运,上关下格”;其二为“属火者多,属痰者少”,火者,即“五志厥阳之火”。

三、“关格”之治疗

“关格之证,自《灵》《素》以及《难经》,仲景脉法,皆深言之,然无其方也。后世以无成方依傍,其中玄言奥义,总不参研,空存其名久矣。间有以无师之智,临证处方,传之于书,眼中金屑,不适于用,可奈之何?”虽《内经》《伤寒》等提出了对关格的描述,甚至是定义,但是“皆深言之,无其方也”,对其具体治疗的方剂或方式没有记载,后世之医“总不参研”,因此造成了关格“空存其名”的情况,虽有人提出治法,却“不适于用”。喻嘉言认为,关格的治疗在很长的一段时间内并没有真正地发展。

在文中,喻昌具体提到了云岐子对关格的治疗提出的方案,不难看出其对于云岐子提出的治疗方剂表示否定。对于云岐子给出的方剂,以“方中小疵”“方中大疵”例举了在方药的用法上的不当,在“关格门”的结尾也将“云岐子关格九方”一一列举,详细提出其中的不合宜的部分。“方中小疵,杂用二陈汤、五苓散、枳壳、厚朴、槟榔、木香是也。方中大疵，杂用片脑、麝香、附子、皂角刺、牵牛、大黄、朴硝是也。”对于“云岐子关格九方”，喻嘉言如是说：“非不具一种苦心，然终不识病成之理。”“其以峻药加入六君子汤、补中益气汤中，犹可言也。其以峻药加入二陈汤，及八正、承气等方，不可言矣。至于片脑、麝香、皂角等药，骤病且不敢轻用，况垂病者乎？”

解释如下：“少加麝香以通关窍……不知游刃空虚，欲以麝香开窍，适足以转闭其窍耳。”“此方辄用脑、麝，耗散真气，才过胸中，大气、宗气、谷气交乱，生机索然尽矣。”“参附固在所取，但偏主于阳，无阴以协之，亦何能既济耶？且以麝香为衣，走散药气，无由下达，即使药下关开，小便暂行，其格必愈甚矣！”对于云岐子的治疗方剂的评论，不一一赘述，可以看出，喻嘉言认为云岐子对于关格的治疗注重于行气开窍利尿通下等“通”法，但是没有很好地理解关格的病机，从整体上有一个统筹的治法，比较局限地着眼在症状上，因此在用药上有一些纰漏。

在此之外，喻嘉言提出了自己对于关格治疗的看法，并给出了治疗的方药，“昌不获已，聊拟二方，为治关格之榜样”。此二方即进退黄连汤和资液救焚汤（均加以崔氏八味丸）。

进退黄连汤：在《关格门》中的“论二首”中的一首即是进退黄连汤方论。在这之中，喻嘉言详尽解释了自己拟进退黄连汤的理论依据：“黄连汤者，仲景治伤寒之方也。”首先论述了仲景黄连汤治疗的适应证，即所谓胃中邪气致阴阳升降失常导致的“上热下寒”。接着论述了《伤寒论》中小柴胡汤的“和法”：“表里之邪俱盛，则从中而和之，固有小柴胡汤之和法。”“至于丹田胸中之邪，则在于上下，而不为表里，即变柴胡汤为黄连汤，和其上下。”虽均为使用和法，但小柴胡是和表里，而黄连汤是和上下。将小柴胡汤改为黄连汤的方式如下：“以桂枝易柴胡，以黄连易黄芩，以干姜代生姜。”“夫表里之邪，则用柴胡、黄芩。上下之邪，则用桂枝、黄连。表里之邪，则用生姜之辛以散之。上下之邪，则用干姜之辣以开之。”这是在用药上的改变。而进退黄连汤的“进退”如何体现？“前论中求之于中，握枢而运，以渐透于上下，俟其荣气前通，卫气前通，而为进退也。”上文所拟之方，针对关格的临床表现分析，某些方面是合理的，但是仍有看似不合理之处。“格则吐逆，进而用此方为宜。盖太阳主开，太阳不开，则胸间窒塞，食不得入，入亦复出，以桂枝为太阳经药，和荣卫而行阳道，故能开之也。”此为合理，但是接下来“至于五志厥阳之火上入，桂枝又不可用矣，用之则以火济火，头有汗而阳脱矣。有关则不得小便，退之之法，从胃气以透入阴分，桂枝亦在所不取。但胃之关门一开，少阴主阖，少阴之气不上，胃之关必不开矣。”此为不太合理之处，联系在后文中提到的进法中药物的组成：黄连、干姜、人参、桂枝、半夏、大枣。退法：“不用桂枝，黄连减半，或加肉桂五分。”由此分进退二法针对不同的情况。对于运用肾气丸的解释，文中如此说：“是则肾气丸，要亦退之之中所有事矣。肾气交于胃，则关门开，交于心，则厥阳之火随之下伏，又不得不用之时矣。”由此一来，以喻昌自拟的进退黄连汤加以肾气丸（崔氏八味丸）能比较好兼顾各个方面的症状。

在文章的最后，喻嘉言也提出了自拟的资液救焚汤，以“治五志厥阳之火”。方药组成为人参、炙甘草、阿胶、胡麻仁、柏子仁、五味子、紫石英、寒水石、滑石、生地汁、麦冬汁、生犀汁、生姜汁，并配服崔氏八味丸。不难看出此方是由《伤寒论》炙甘草汤法衍化而来的。此方在炙甘草汤（炙甘草、生姜、桂枝、人参、生地、阿胶、麦冬、麻子仁、大枣）的基础上，去桂枝、大枣，加上柏子仁、五味子、紫石英、寒水石、滑石、生犀汁。炙甘草汤在《伤寒论》中主治“伤寒，脉结代，心动悸”，是阴阳并补的代表方。资液救焚汤在此基础上，去桂枝、大枣补益温阳，方药加上寒水石、滑石、生犀汁等清热之品，同时以滋阴降火。且在大片寒凉中亦予温阳之药，以防清热太过，伤及阳气，是以“治五志厥阳之火”而不伤正。

在治疗上，“中枢不运，上关下格”者，以进退黄连汤之“进”法，“属火者”，用以资液救焚汤或者进退黄连汤之“退”法。

喻嘉言对于关格的研究论述对于现今的相关疾病的治疗依然有着深远的影响。通过对经典的苦读与深研，研究其拟方的思路、规律，从中生发出自己新的组方思路与理论，对于现今关格病治疗方案的确立仍有重要的指导意义，也为关格治疗的进一步的创新研究提供了重要的参考。

（《中国中医药现代远程教育》，2017 年第 15 卷第 2 期）

“谨守病机”与“守法守方”

——从喻嘉言一则医案谈起

中国中医科学院　　于智敏

昔章太炎先生有言：“中医之成绩，医案最著。”研读古今医案从中获取营养、启迪思维是提升理论和临床水平的重要方法。喻嘉言《寓意草·治叶茂卿小男奇证效验并详诲门人》，清晰地展现了“谨守病机”与“守法守方”。

一、病情与诊疗经过

1. 初诊　“叶茂卿乃郎，出痘未大成浆，其壳甚薄，两月后尚有着肉不脱者。一夕腹痛，大叫而绝。余取梨汁入温汤灌之，少苏。”

2. 复诊　“顷复痛绝，灌之复苏。遂以黄芩二两煎汤，和梨汁与服，痛止。令制膏子药频服，不听。”

3. 三诊　“其后忽肚大无伦，一夕痛叫，小肠突出脐外五寸，交纽各二寸半，如竹节壶顶状；茎物绞折长八九寸，明亮如灯笼，外症从来不经闻见……以黄芩、阿胶二味，日进十余剂。三日后始得小水，五日后水道清利，脐收肿缩而愈。”

二、辨证分析

(1) 痘不成浆，肺热而津不行也：“夫人一身之气，全关于肺，肺清则气行，肺浊则气壅。肺主皮毛，痘不成浆，肺热而津不行也。”

(2) 壳着于肉，名曰甲错：“甲错者多生肺痈，痈者壅也。岂非肺气壅而然欤？”

(3) 腹痛叫绝者，壅之甚也：“壅甚则并水道亦闭。”

(4) “气横行于脐中，而小肠且为突出；至于外肾弛长，尤其剩事矣。”

(5) 小结：肺主气，司呼吸，人体一身之气全在于肺主。肺清则气行，肺浊则气壅。肺主皮毛，水痘成而浆不饱满，是肺热炽盛、津液不行所致。水痘2个月豆壳还附着于肉，伴腹痛叫绝，系肺热壅塞、气机不畅、不能宣发肃降所致；“肺为水上之源”，肺气郁闭，膀胱不利，甚则水道闭塞、少尿无尿而致水肿；人体一气周流，倘气机不畅，升降出入失常，其气横行逆乱，小肠突出而为疝气；外肾弛长，睾丸下坠透亮，是久病及肾、病至极期、病情危重之征兆。

三、处方用药思路

1. 初诊 “取梨汁入温汤灌之，少苏。”这是针对“肺热而津不行”核心病机施治。由于患儿“大叫而绝”，病情不明，亦含“以药测证”之意。方证对应，故取得“少苏”的疗效。梨性凉、味甘微酸，入肺、胃二经，生津润燥，清热化痰。《本草通玄》：“梨，生者清六腑之热，熟者滋五脏之阴。”用梨汁兑温水灌服，滋阴润燥，兼以清热透表、镇静安神，可谓标本兼顾。但由于是救急兼“以药测证”，药力不足，所以病情出现反复。

2. 复诊 “以黄芩二两煎汤，和梨汁与服，痛止。令制膏子药频服，不听。”喻嘉言在明确诊断后谨守病机，守法守方加味。缘梨汁滋阴尚可，清热力弱。此时病进，腹痛与昏厥反复发作，邪热鸱张，热毒亢盛，故加黄芩二两煎汤，以清肺热、解热毒、开肺壅、宣肺气。黄芩味苦性寒，归肺、胆、脾、大肠、小肠经，能清热燥湿、泻火解毒、止血。《名医别录》：“疗痰热，胃中热，小腹绞痛，消谷，利小肠，女子血闭，淋露下血，小儿腹痛。”黄芩配伍梨汁，既针对“小腹绞痛、小儿腹痛”症状，又契合病机，标本同治，立竿见影。

最为独到之处是“制膏子，频服”。为何要熬膏服？《本草蒙诠》：“膏，取其如饴，力大滋补胶固。”为何要频服？《医经原旨》：“虚劳之疾，百脉空虚，非黏腻之物填之，不能实也；精血枯涸，非滋润之物濡之，不能润也。”患儿病情反复，久病体虚，气血未复，此时只宜缓图，不求速效，故制膏频服调理善后，可惜未被患者采纳。

3. 三诊 “以黄芩、阿胶二味，日进十余剂。三日后始得小水，五日后水道清利，脐收肿缩而愈。”亦谨守病机，守法守方的加减化裁。用阿胶也是“制膏子，频服”思路的继续。古时“膏”“胶”本为一物，“膏”是“胶”之始，“胶”是“膏”之终。《本草蒙诠》：“膏者，胶也。”熬胶先成膏而后成胶，用胶，溶胶成膏而后用，其质为二，用则为一。

以阿胶易梨汁，既可“去久病之用”，又具有“力大滋补胶固”之功。阿胶，

《本草纲目》："和血滋阴，除风润燥，化痰清肺，利小便，调大肠，圣药也。""阿胶乃大肠之要药，有热毒留滞者，则能疏导；无热毒留滞者，则能平安。数说足以发明阿胶之蕴矣。"用阿胶"是滋养无形，以行有形也"（《古今名医方论·猪苓汤》）。

"日进十余剂"的"频服"是取效的关键，少量频服"则滋荣于上"。尽管此时病势危重，又现脐带突出、睾丸下坠、阴茎肿胀、小便不通等症状，喻嘉言"以黄芩、阿胶清肺之热，润肺之燥，治其源也。气行而壅自通，源清斯流清矣！缘病已极中之极，唯单味多用可以下行取效，故立方甚平，而奏功甚捷耳"。正是由于谨守病机，守法守方，故"三日后始得小水，五日后水道清利，脐收肿缩而愈"。

四、启迪与意义

1. 深入病机，有维有守　临床上有许多疾病被称为"疑难怪病"，之所以认为"怪"，实为外在表象所蒙蔽。倘能拨云见日，秦鉴烛物，深究病机，自能洞悉五脏六腑之癥结，见怪不怪，否则总有"总为浮云能蔽日，长安不见使人愁"之虞。究其本质，全在病机的把握与探求。《医学源流论》："深入病机，而天下无难治之症矣。"一语道破玄机。

本医案可谓既难又重且怪。喻嘉言之所以能胸有成竹，心有定见，有胆有识，有维有守，最终取得奇效，全在对病机的把握。谨守病机，守法守方而又适度变方，辨证论治、治病求本是其精髓所在。

2. 体察物性，取象比类　为医者当深谙医理，体察物性，如此方可一隅三反，触类旁通。本案患者"肚大无伦，一夕痛叫，小肠突出脐外五寸，交纽各二寸半，如竹节壶顶状，茎物绞折长八九寸，明亮如灯笼"，肿胀痛具备，病情危急。喻嘉言体察物性，以格物致知之学分析道："凡禽畜之类，有肺者有尿，无肺者无尿，故水道不利而成肿满，以清肺为急，此义前人阐发不到。"从另一个角度阐发了中医肺为水上之源，清肺热、养肺阴、宣肺气，提壶揭盖治疗水道不利所致肿满的机制，也是本案治疗取效的关键所在。用药体现着"缘病已极中之极，唯单味多用，可以下行取效，故立方甚平，而奏功甚捷耳"的思想，对于危急重症，针对核心病机"单味多用"，方虽平而取效速是对其"格物致知”的最好回报。《论语·雍也》有言:“能近取譬,可谓仁之方也已。”诚哉斯言!

3. 守法守方,不失人情 临床常见因患者治病心切见不能速效,便要易方更医者。倘若医者胸无定见,不识病机,曲顺人情,一有讪谤就改弦易辙,另辟蹊径,如此取效也难。

从本案的诊疗过程可知,喻嘉言当时也曾面临患者将信将疑的处境,表现为“令制膏子药,频服,不听”,这为临床诊疗增加了难度。

中医有“病有六不治”“治病有五难”之说。该患者应属于“骄恣不论于理、轻身重财”两者之一,也是“自用意而不信臣”。对这类不遵医嘱的患者,医生是完全有理由找借口推辞的。但喻嘉言考虑到“余以知之素审,仍为治之”,既体现了大医的慈悲济世救人情怀,侧面反映出其成竹在胸,心有定见,对自己的医术充满信心。这是大医精诚、德艺双馨的境界。先贤李中梓尝读《内经》至《方盛衰论》,而殿之曰“不失人情”;近圣岳美中谓“治急性病要有胆识,治慢性病要有方有守”,此之谓也。

4. 学以致用,探微索隐 中医学是致用之学,切不可将至效之学沦为空谈之术。张仲景“经络府俞,阴阳会通;玄冥幽微,变化难极。自非才高识妙,岂能探其理致哉”为舟楫宝筏;俞东扶《古今医案按》“读书与治病,时合时离;古法与今方,有因有革。善读书斯善治病,非读死书之谓也;用古法须用今方,非执板方之谓也”为金科玉律。

(《中国中医基础医学杂志》,2017 年第 23 卷第 1 期)

批郤导窾辨病机

——喻嘉言医案赏析与启迪

中国中医科学院　　于智敏

批郤导窾语出《庄子·养生主·庖丁解牛》。原文为:“依乎天理,批大郤

(隙),导大窾(kuǎn),因其固然。"批,击,分割;郤,空隙;窾,骨节空处。意思是从骨头接合处入手批开,无骨处则会就势分解。比喻善于从关键处入手,顺利解决问题。就中医诊疗而言,批郤导窾就是"审察病机"。喻嘉言在《寓意草·论黄湛侯吐血暴证治验》中,以批郤导窾之法审察病机,治愈危急重症,展示了高超医术。

一、病例介绍

黄湛侯素有失血病。一日晨起至书房,陡暴一口,倾血一盆,喉间气涌,神思飘荡,壮热如蒸,颈筋粗劲。诊其脉,尺中甚乱。曰:此昨晚大犯房劳,自不用命也。因出验血,见色如太阳之红。其仆云:此血如宰猪后半之血,其来甚远。不识痴人有此确喻。再至寝室,谓曰:少阴之脉萦舌本,少阴者,肾也。今肾中之血汹涌而出,舌本已硬,无法可以救急。因谛思良久,曰:只得一法,不得已用丸药一服,坠安元气,若气转丹田,尚可缓图。因煎人参浓汤,下黑锡丹三十粒,喉间汩汩有声,渐下入腹;顷之,舌柔能言,但声不出,亟用润下之剂,以继前药。遂与阿胶一味,重两许,溶化,分三次热服,溉以热汤,半日服尽,身热渐退,劲筋渐消,进粥。与补肾药连服五日,声出喉清,人事向安。但每日尚出深红之血盏许,因时令大热,遵《内经》热淫血溢,治以咸寒之旨,于补肾药中多加秋石,服之遂愈。

胡卣臣曰:此等治法,全在批郤导窾处用意,未许向痴人说梦。

二、辨证思路分析

(1) 本病为吐血暴证。既往有失血治疗不彻底,余邪尚存是根本(素有失血病);又恣情纵欲、房劳过度是诱发因素(此昨晚太犯房劳,自不用命也)。

(2) 发病突然,出血来势凶猛(陡暴一口,汹涌而出),出血量大(倾血一盆),出血部位深(血如宰猪后半之血,其来甚远),气逆喘急(喉间气涌),神志不清(神思飘荡),高热汗出(壮热如蒸),颈项强直(颈筋粗劲),舌强语蹇(舌本已硬),病情重笃。

(3) 脉象散乱,已见危象(诊其脉,尺中甚乱)。《脉经》:"诸浮脉无根者皆死。"《景岳全书·血证》:"凡失血等证,身热脉大者难治,身凉脉静者易治;若喘咳急而上气逆,脉见弦紧细数,有热不得卧者死。"以此标准衡量,患者可谓九死一生(无法可以救急)。

(4) 患者素有失血病,恣情纵欲,入房太过,耗竭肾精,耗散元气,阴不潜镇,阳不固藏,气不固摄,真元亏惫,上盛下虚,气机逆乱,奔涌而上导致出血。气机逆乱而致喘息气急,血不养筋则见颈项强直,高热汗出,即《血证论·发热》:"失血家阳气郁于血分之中,则身热郁冒,但头汗出,身热者,火闭于内,而不得达于外故也。"舌强语蹇,《三因极一病证方论》谓:"停积败血闭于心窍,致神志不能明了。又心气通于舌,心气闭塞,则舌亦强矣,故令不语。"两尺为肾部,其脉甚乱,尺之无根,总为肾水绝也。肾精枯竭,元气暴脱,阴不潜阳,阳不固阴,上盛下虚,痰气交阻是本病的核心病机。

三、治疗用药思路分析

通过以上分析,喻嘉言分三步进行治疗。

1. 先"煎人参浓汤,下黑锡丹" 人参浓汤即独参汤,大补元气,回阳固脱。大出血,气随血脱,故以之救急。同时下黑锡丹30粒,以升降阴阳,坠痰定喘。黑锡丹,《兰台轨范·通治方》称其:"镇纳上越阳气,为医家必备之药。"《王旭高医书六种·通治方》谓其:"镇坠之功胜于灵丹。"人参、黑锡丹同用,对于真元亏惫,上盛下虚,痰壅气喘,吐血不止者,标本兼顾,切合病机。用药后血止神清,"喉间有声,舌柔能言",达到"坠安元气,若气转丹田,尚可缓图"的预期效果。

2. 继以大剂量阿胶溶化频服(亟用润下之剂,以继前药) 这里的"润下之剂"与通常所说的润肠通便药不同,其中蕴含阿胶滋阴补血、导龙入海、壮水之主、摄纳浮阳、引火归原等多重含义。"以继前药"表明用阿胶能够延续人参、黑锡丹两者的作用,不唯补血兼以益气;不单止血,同时固脱,持续奏效。

阿胶力大滋补胶固,以继前药,综合作用得到充分发挥。阿胶有"去久病用之"的特长。清代程国彭《医学心悟·医门八法》:"有形之血不能速生,无形之气所当急固。"失血补血只能缓图,"胶"的使用,力大滋补,胶固收敛固脱，切合病症。《本草蒙诠》说："膏，熬成稠膏也。药分两须多，水煎熬宜久……去久病用之，服其如饴，力大滋补胶固。故曰：膏者胶也。"阿胶用东阿阿井水、乌驴皮熬制而成。陈修园《神农本草经百种录》指出："必用黑皮者，以济水合于心，黑色属于肾，取水火相济之意也。"阿胶为补血止血良药，《本草纲目》曰阿胶"疗吐血衄血，血淋尿血，肠风下痢，女人血痛血枯，经水不调，无子，崩中带下，胎前产后诸疾"。喻嘉言以阿胶养血清热，滋阴润燥，敛气固脱，止血消瘀，填补下元，使精血互生、气血复常，故而气顺血止，身热渐退，劲筋渐消；同时配合进食糜粥以鼓舞胃气，俾后天以养先天，故能取效。

3. 后与补肾药加秋石调理善后 连服5日，患者"声出喉清，人事向安"是"必伏其所主而先其所因"的体现。"声出喉清"表明患者上实下虚，气逆痰喘症状消失；"人事向安"表明患者肾阴肾阳各归其位，性功能恢复正常。人事，古时常指男女间情欲之事。本病起于房劳过度，经治后又以"人事向安"为痊愈指标良有深意，蕴含"以人为本""不失人情"。

在补肾药中多加秋石用意有三，一是本病因房劳而诱发，故以补肾药加秋石调理善后。秋石为人中白和食盐的加工品，味咸性寒，功效滋阴降火，止血消瘀，主治虚劳羸瘦、骨蒸劳热、咳嗽、咳血等症。《本经逢原》称其："能滋阴降火而不伤胃，补益下元真火，散瘀血，助阴精，降邪火，归真阳，止虚热嗽血，骨蒸劳瘵"；二是患者虽病情平稳，"但每日尚出深红之血盏许"，是正气未复而余邪未尽，补肾同时加秋石滋阴降火，止血消瘀，扶正祛邪兼顾；三是当时"时令大热"，喻氏遵《内经》"热淫血溢，治以咸寒"之旨用药，可谓一举多得。

4. 胡卣臣先生点评 "此等治法，全在批郤导窾处用意。"批郤导窾，语出《庄子·养生主·庖丁解牛》："依乎天理，批大郤，导大窾，因其固然。"批，击，分割；郤，空隙；窾，骨节空处。意思是从骨头接合处入手批开，无骨处则会就势分解。比喻善于从关键处入手，顺利解决问题。喻嘉言之"批郤导窾"，是以病机为"郤""窾"入手施治。

四、启迪与启示

（1）血证治疗历代医家立论甚详，无不以止血为第一要义。《血证论》的

"止血，消瘀，宁血，补虚"四法，"唯以止血为第一要法。血止之后，其离经而未吐出者，是为瘀血，故以消瘀为第二法；止吐消瘀之后，又恐血再潮动则须用药安之，故以宁血为第三法；去血既多，阴无有不虚者矣，故又以补虚为收功之法，四者乃通治血证之大纲"。毕竟"存得一分血，便保得一分命"。

(2) 本病若按常规治疗，见吐血并伴有壮热如蒸，肯定首选凉血止血、收敛止血、活血止血的方药。《景岳全书·血证》指出："凡治血证，须知其要，而血动之由，唯火唯气耳。"设若当时用清热降逆、凉血止血又当如何？恐怕危殆立至。喻氏未囿于常法，知常达变，于危难之际做出正确选择。此即《杂病广要·诸血病》："凡失血之证，以甘寒之剂和之自止。止血不难，唯生血为难。若泥用苦寒，先伤脾胃之气，多致生机日损，传为虚怯，可不慎欤。"

(3)《素问·至真要大论》有"《经》言盛者泻之，虚者补之。余锡以方士，而方士用之尚未能十全"的疑惑，指出"欲令要道必行，桴鼓相应，犹拔刺雪污，工巧神圣""审察病机，无失气宜"是重要途径。喻嘉言治疗本案就是依此而行，即先审查病因，究病之所由生；查验所出之血，断血之所由出，辨证于疑似之间，探求核心病机，针对肾精枯竭、元气暴脱、阴不潜阳、阳不固阴、上盛下虚、痰气交阻的核心病机，先以人参汤下黑锡丹，以冀气转丹田；继以阿胶大量频服，承前启后，保持药力；以阿胶补气养血，滋阴润燥，使精血互生，同时进糜粥以鼓舞胃气，滋后天以养先天，同时用补肾药加秋石调理善后。理法方药一以贯之，救治次第丝丝入扣，故奏桴鼓相应之效。

(4)《素问·至真要大论》曰："谨守病机，各司其属；有者求之，无者求之。"所求者何？求病机，识病本也。李中梓《医宗必读》在论述"治病求本"时，引王应震"见痰休治痰，见血休治血；无汗不发汗，有热莫攻热；喘气毋耗气，精遗勿涩泄；明得个中趣，方是医中杰"，实得《内经》真意。《灵枢·九针十二原》"言不可治者，未得其术也"，徐大椿《医学源流论·药石性同用异论》"深入病机，而天下无难治之症也"，意蕴诸此。喻嘉言对本病病因、病位、病性、病势、病机的准确把握，是治病求本与辨证论治的有机结合。

(5) 明辨病机，深谙药性是取效的关键。《素问病机气宜保命集·病机论》指出："察病机之要理，施品味之性用，然后明病之本焉。故治病不求其本，无以去深藏之大患。"治病本于病机，也是选择方药"施品味之性用"的依据。《景岳全书·十问》指出："用药之道无他也，唯在精其气味，识其阴阳，则药味虽多，可得其要矣。”《褚氏遗书·除疾》以“用药如用兵，用医如用将。善用兵者，徒有车之功；善用药者，姜有桂之效”喻之，无不强调“知药善用”的重要性。

(6) 用药准确精当是疗效保障。《医学源流论·貌似古方欺人论》：“古圣人之立方，不过四五味而止。其审药性，至精至当；其察病情，至真至确。方中所用之药，必准对其病，而无毫发之差，无一味泛用之药，且能以一药兼治数症。故其药味虽少，而无症不赅。”倘不能够“推药理之本原，识药性之专能，察气味之从逆，审脏腑之好恶，合君臣之配耦，而又探索病源，推求经络”（《医学源流论·方剂古今论》），心无定见，用药庞杂，则有“杂货汤”之嫌。

(7) 喻嘉言处方用药简精，功效专宏，取效显捷。对人参、黑锡丹、东阿阿胶以及秋石功效认识之深刻，运用之纯熟，可谓炉火纯青。徐大椿《医学源流论》论曰：“盖古之圣人，辨药物之性，则必着其功用。”“凡人所患之症止一二端，则以一药治之，药专则力厚，自有奇效。”“为医者，尢一病不穷究其因，无一方不洞悉其理，无一药不精通其性。庶几可以自信，而不枉杀人矣！”“用药之道无他也，唯在精其气味，识其阴阳，则药味虽多，可得其要矣。”诚哉斯言！

(8) 医道因药石而彰显，药石依医道而全功。医与药，分则两败，和则俱荣。

（《中国中医基础医学杂志》，2018年第24卷1期）

方药应用

喻昌“一法三则”组方探析

黑龙江中医药大学　李　冀　高彦宇　方　芳

方剂是在辨证审因，确定治法之后，遵循组方原则，选择适宜的药物，并明确其用量、用法的药物配伍组合。历代医家在运用方剂和创制方剂的过程中，有许多诠释和阐发。本文从喻昌主以病证之“法”组方，并以此法为基础，从病因言组方、从病机言组方、从主症兼症加减化裁言组方之“三则”中探析其遣方用药之临证特点。

一、“一法”：组方重病证

喻昌非常重视疾病因素对遣方用药的影响，《医门法律》分述各类外感及内科杂病十四门，每门均先议病后载方。首卷即述望、闻、问、切四诊，并重视脉象研究，通过四诊合参以辨明病证，确定治疗方剂。足见其选方组方以病证为基础的特点。

喻昌强调遣方用药以病证为根本在《寓意草》中有较完整的体现。该书卷首即设“先议病后用药”和“与门人定议病式”两则医话，对当时一些庸医“《灵枢》《素问》《甲乙》《难经》无方之书，全不考究，而后来一切有方之书，奉为灵宝”，不重视与病证分析相关的中医基础理论研究，只“议药不议病”的弊病进行了批驳，强调“治病必先识病，识病然后议药，药者所以胜病者也。识病则千百药中，任举一二种用之。且通神，不识病则歧多而用眩”。说明其治疗用药必先“识病”，然后对应病证选药组方。“病经议明，则有是病即有是药，病千变药亦千变，且勿论造化生心之妙，即某病之以某药为良，某药为劫者，至是始有定名。若不论病，则药之良毒善恶，何从定之哉?”医者治病必须先诊断何病何证、病因何起、病势缓急、病程长短及病性如何等，以此确定治法方药。同时进一步规范议病模式，从患者病情表现，到“其症或内伤，或外感，或兼内外，或不内外，依经断为何病？其标本先后何在？汗、吐、下、和、寒、温、补、泻何施？其药宜用七方中何方？十剂中何剂？五气中何气？五味中何味？以何汤名为加减和合”？均有述及，“一一详明，务令纤毫不爽”，并被“允为医门矜式”。足见喻昌选方组方用药考量周全，选方组方均以辨明疾病特征为先提条件，是其组方的突出特点。当然，喻昌“识病”用药的过程不是简单的一一对应，其所论议病式为议病、识证、组方施药的模式，以辨明病证为中心法则，而后根据药性等药物理论选择合适的药物。围绕此“法”组方的过程包括疾病的病因分析、病机阐述、主兼症辨别“三则”。

二、“三则”之从病因言组方

喻昌强调治病求因，从病因根本上探寻治疗方法。曰：“凡治病者……知病所由生而直取之，乃为善治。”从病因出发首先要对患者所表现的症状、发病原因、发病情况等进行思辨，从而审清患者当前阶段的病因病位等，即所谓“审症求因”，然后辨明病证，决定正确的治则治法，最后在治法的指导下选用适宜的药物组成方剂，或采用相应的措施进行治疗，这就是针对病因进行组方治疗的过程。针对病因组方，必须有对疾病病位、病因、病性的辨析、对药物性能的理解以及对制方原则的把握。

《医门法律》中从病因角度出发选方组方用药的实例较多。如暑病应用白虎加人参汤治疗，强调该方“专治其热。以夏月之热淫，必僭而犯上，伤其肺金，耗其津液”，即是从病因角度考虑，暑病为热邪伤肺，故选方用药清热“以救肺金，存津液也”；又有针对“日中劳役，而触冒其暑者”的病因，确定治则“此宜清凉解其暑毒”，并选择适当方药治疗，“如白虎汤、益元散、黄连香薷饮、三黄石膏汤之类，皆可取用也”。

喻昌自制方剂清燥救肺汤，亦体现出从疾病病因出发组方的特点。其著“秋燥论”，创燥证证治方论范例。从秋季燥邪病因出发，辨明病证特点为燥邪伤肺。“诸气膹郁之属于肺者，属于肺之燥也”“诸痿喘呕之属于上者，亦属于肺之燥也”，而前人不识肺燥病因，“古今治气郁一方，用辛香行气，绝无一方治肺之燥者”。随后叶天士《临证指南医案》亦认为：“秋燥一症，气分先受，治肺为急。”清燥救肺汤以润制燥，治重在肺，清燥救肺，疗效显著，为后世医家所推崇，足以体现喻昌组方制方有从病因出发的特点。

三、“三则”之从病机言组方

《医门法律》对各病证详论病机，然后依据病机确定治疗法则，选定治疗方药，中医的辨证论治精神融汇其中。辨证的关键在于紧扣病机，论治的关键在于确定治法、组方用药，而治法是针对病机辨明病证而确定的治疗法则，遣药组方亦是根据治法完成的，方剂组成后，它的功用、主治与治法相一致，即所谓“方从法出，法随证立”，此过程为重要的组方思路。各个环节层层相扣，病机、病证、治法、方药一脉相承，意同不悖，共同完成诊疗过程，如此则邪去正复、药到病除。正如《素问·至真要大论》的精辟总结：“寒者热之，热者寒之，微者逆之，甚者从之，坚者削之，客者除之，劳者温之，结者散之，留者攻之，燥者濡之，急者缓之，散者收之，损者温之，逸者行之，惊者平之。”可见病机在诊疗过程中引导治疗用药的方向，是组方用药的始基。喻昌组方亦以病机为基础，在《医门法律》中有较多体现。

以暑病为例，暑为阳邪，易耗气伤阴，喻昌分析病机为：“夏月人身之阳，以汗而外泄；人身之阴，以热而内耗。阴阳俱不足。”宗《灵枢》“阴阳俱不足，补阳则阴竭，泻阴则阳亡”之论，认为“阳以阴为宅，补阳须不伤其阴；阴以阳为根，泻阴须不动其阳。夫既阴阳俱不足，则补泻未可轻言”。治则宗张仲景“甘寒生津保肺、固阳益阴为治”，取白虎加人参汤主之，并用苍术、泽泻、黄柏，化其湿热。另有暑病病机如为“脾为湿所浸淫而重滞”，则治法应重在祛除脾湿，选择治疗方剂为缩脾饮。曰：“于扁豆、葛根、甘草中佐以乌梅、砂仁、草果以快脾，而去脾所恶之湿。”还有针对病机为“胃为湿所窍据而浊秽”的暑病，喻昌选用枇杷叶散为治，以“用香薷、枇杷叶、丁香、白茅香之辛香以安胃，而去胃所恶之臭”。暑病治胃为湿所窍据，实为喻昌针对病机判别病证治法而作出的组方选择。

四、“三则”之从主症、兼症加减化裁言组方

喻昌在运用成方时，多根据主症、兼症加减化裁，不仅扩大了古方应用范

围，亦为依古方创新方之路。组方应用中多在主症不变的情况下，随着病情的变化，加入相应的药物，减去与病情不适宜的药物，或依据病情的变化和治疗的需要，加重或减少方中某些药物的用量。正如清代医家徐灵胎曾指出："欲用古方，必先审病者所患之症，悉与古方前所陈列之症皆合，更检方中所用之药，无一不与所现之症相合，然后施用；否则必须加减，无可加减，则另择一方。"喻昌在热湿暑三气门论治暑病曰："香薷饮，用香薷、扁豆、厚朴为主方。热盛则去扁豆，加黄连为君，治其心火。"中风门用加味六君子汤治四肢不举，喻昌依症对该方化裁曰："口渴去半夏，加葳蕤、石膏，虚甚不热者，加附子。"治痹在手足，湿流关节的薏苡汤，喻昌对原方药量加减化裁论曰："此方以薏苡仁为君，舒筋除湿，其力和缓，当三倍加之，至于麻黄，虽能通其阳气，然在湿胜方中，即无汗不可多用，减大半可也。"在所录医方不当之处，喻昌亦对其加减变化，如治痹在皮，用羌活汤，认为"此方杂沓"，针对病症的特点，取用原方中的"沙参、羚羊角、麻黄、杏仁、白蒺藜、丹参、五味子、石菖蒲八味"，而去掉原方中的"羌活、细辛、附子、白术、五加皮、生地黄、官桂、枳壳、萆薢、木通、槟榔、郁李仁、赤茯苓"，针对主症"皮中状如虫走"确定清肺气为治法而加用"石膏以清肺热，甘草以和肺气，更加干姜少许为反佐，以干姜得五味子，能收肺气之逆也"。

方剂组方思路与模式的探索与研究是方剂学的重要研究内容。本研究分别从病因出发、以病机阐述为始基引导治疗用药方向、针对主症兼症辨证加减化裁或选方制方的"三则"中探讨了喻昌组方以辨明病证特征为先提条件之组方大"法"，为方剂组方研究和临床应用提供参考与借鉴。

（《中华中医药杂志》，2015 年第 30 卷第 8 期）

仲景理中汤在喻昌《寓意草》医案中的运用探析

安徽中医药大学　潘翠群　汪　瑶　郭锦晨

喻昌，字嘉言，号西昌老人，新建（今属江西南昌）人。喻氏通晓医药、禅理，治病奇效，精研仲景之说，与张璐、吴谦并称清初三大名医。喻昌临证经验丰富，造诣颇深，勇于创新，提出“秋燥论”和“大气论”。晚年潜心著述，《寓意草》为其代表作，蕴涵着喻氏丰富的学术思想和临床经验。在《寓意草》所载医案中，喻氏多效经方，理中汤法即十几例，通过分析与学习其运用特色，对我们加深对喻氏学术临床经验的了解及提高临床疗效大有裨益。

一、理中汤方证分析

理中汤出自《伤寒论》第396条，曰：“大病差后，喜唾，久不了了者，胸上有寒，当以丸药温之，宜理中丸。”在《金匮要略》中称“人参汤”。方乃以甘草干姜汤为方根而加人参、白术两味药物，功用温中祛寒、补气健脾，原方理中丸所主治之证为脾阳不足、斡旋失司、升降紊乱致使出现上逆下陷之证。理中汤可温助中阳，使中焦脾胃复其升降之职，故张仲景曰：“理中者，理中焦。”

方中干姜为君，辛温之本质迎阳归舍，扶阳抑阴，土中泻水；人参为臣，性甘温，补气健脾，培补后天之本；温中胜湿，必以甘为助，是以白术为佐，健运中州；甘草助参、术益气健脾、缓急止痛，并兼调和诸药。吴崑曰：“病因于寒，故用干姜之温；邪之所凑，其气必虚，故用人参、白术、甘草之补。”全方温补兼施，然以温为主，温中阳、健脾气、助运化，太阴之虚可补，故名“理中”。本方适用诸证皆由脾胃虚寒所致，故立温补之法。叶天士曰：“太阴湿土，得阳始运。”理中汤组方切合脾之多虚、多湿、多寒之病机，使脾阳重振，脾胃健运，升清降浊恢复自然，中焦枢机运转自如。

二、理中汤在《寓意草》医案中的妙用

1. 运转停积　“袁仲卿乃郎”案，患者入水为戏，溺水救出后少顷出现大热呻吟之状。众医皆投镇惊清热之剂，然两日仍昏迷不醒，头颈项软，气息衰绝，收效甚微。一医曰“鼻如烟煤，肺气已绝，纵有神丹，不可复活”。喻氏察其“脉止存蛛丝，过指全无”，坐静思良久，谓此乃惊风之症，其病因由入水外感冷湿之气，且内因所食之物皆滞胃中，加其前医误投金石寒凉之品，其性镇坠，不能鼓邪外出，反致深入脏腑，中焦脾虚脏寒，故神识昏昧。寒凉之品不

能运化胃中积食，其所服前药皆不能透入胃口，转积转多，以致胸高三寸，“天地不运转，则一气停积，万物不生”。喻氏认为必以理中汤温阳气，理中焦，恢复脾胃之气之健运，运转前药，乾坤交泰，使邪有出路，积食得消，症状乃解。遂煎服理中汤，鼓前药外出，病情稍缓。又借仲景伤寒之说，以玄明粉开其大肠之燥结，再接送服生津之品以润其胃肠，一日乃苏。

2. 升清降浊 “陆六息先生”案中患者平素体坚脉充，莅任以后忧劳成疾，“食饮减少，肌肉消瘦……口中时时嗳气”，喻氏察其脉，知病邪在阳明胃一经。阳经受病，邪本易趋，而时医不知辨病之所在，投六味地黄丸之属，乃滋补凝滞之药，于胃病大大不相宜，故出现“其候一日轻，一日重，缠绵三月，大为所苦”之状。人虽一胃，而有三脘之分。上脘清气居多，下脘浊气居多，《内经》曰：“浊气在上，则生䐜胀；清气在下，则生飧泄。”其升清降浊全赖中脘脾胃之健运，“脾宜升则健，胃宜降则和”。今中脘因饥饱劳倦所伤，宜培中央脾土之气，若中脘土脏之气旺，“脾气散精，上归于肺”，水谷精微上升于肺，经肺运达皮毛，灌输百脉，“水精四布，五经并行”，水谷之浊气下达于大小肠，则胸中通畅，便溺自消。故喻氏立升清降浊之法，引理中汤一方温中健脾，脾胃中气健旺，则清阳得升，浊阴得降，数剂后先生之疾不久即愈。

3. 分理阴阳 “倪庆云病膈气十四日”案，患者出现“粒米不入咽，始吐清水，次吐绿水，次吐黑水，次吐臭水，呼吸将绝”之症，众医视之皆不能治。《金匮要略》曰：“病人噫气不除者，旋覆代赭石汤主之。”喻昌言其所吐黑水、臭水皆为胃肠之水，吐后则胃津匮乏，如用半夏反燥其胃，又其气将绝止存一丝，如用代赭则气立绝，命休矣。故应“先立分理阴阳之法，俾气易于降下，然后代赭得以建奇奏绩”。喻氏析其证谓阴乘阳位，阴阳逆乱，蛔滞膈间，俾其性喜钻窜上扰，有遇寒则动，得温则安之说，故必以理中干姜之辛辣以下转蛔虫，则上逆之气得以下转，故方用干姜而非煨姜。柯琴言“蛔得酸则静，得辛则伏，得苦则下”亦有此意。理中汤温中理气分理阴阳，各归其位，阴平阳秘，精神乃治，不仅具有温补中焦脾胃的功能，亦能温补手太阴肺。脾肺得温，阳气运化，津液敷布正常，数剂之后诸症悉减。再加用旋覆花一味煎调代赭石末二茶匙，其后又因触冷气、动怒而复呕，遂予前药立止，不日而愈。

4. 温通上下 “袁聚东年二十岁”案，患者因生痞块，故日服化坚消痞之药，然渐至毛枯肉脱，面黑发卷，生气殆尽。喻昌视其块“自少腹至脐傍，分为三歧，皆坚硬如石，以手拊之，痛不可忍”。再察其“脉止两尺洪盛，余微细”。言此由前医不探其源而见块医块，峻猛之药攻致真气内乱，邪气得盛则病，然兼误用破血破气之药，致使少阴肾经之气不能转运而结为石块。中焦阳虚、痰饮上泛致使心中痞坚、逆气上冲心胸，故须先以补中之剂以通上下之气，后用大剂药以内收肾气、外散结聚之膀胱之气。喻氏遂先用理中汤少加附子成附子理中之剂，温阳健运中焦之枢纽以温通上下、消其结痞，再用桂、附一大剂再消其痞，其重附子、干姜以补火助土，温补肾阳以健脾助运，其效甚，乃三剂而愈，然后兼加调摄，肌肉复生，面转明润。喻氏曰：“肾气之收藏未固，膀胱之气化未旺。”兼加新婚房事所伤，其病复作也，故更用补肾之药助膀胱之气化，服数剂后而痊。

三、结　语

综上所述，从喻氏晚年力作《寓意草》可见，喻昌精研仲景伤寒之说、经方医理，学宗仲景，精悟医理，临床经验丰富，对仲景著作中所体现的温阳思想多有发挥。善用仲景理中汤法治疗众多疑难重症，尤为重要的是以温中祛寒、补气健脾为核心演变出运转停积、升清降浊、分理阴阳、温通上下等诸法，使得理中汤的应用范围渐趋扩大，后世医家广泛应用于临床各科疾病，获效颇佳。并印证了喻氏理脾重在温阳，刚中济柔之学术思想，值得中医学者深入学习与探析之。

（《浙江中医药大学学报》，2014年第38卷第11期）

从《尚论篇》谈对五苓散的再认识

广州中医药大学　叶柳忠　陈纪藩
广州中医药大学第一附属医院　钟玉霖

五苓散一向作为“太阳膀胱蓄水证”的主方而为广大临床医家称道，并被广泛地应用于各种具有小便不利、水液停蓄特点的病症治疗中。五苓散首见于《伤寒论·辨太阳病脉证并治》中第71条，全文共8次提到五苓散的证治。喻嘉言在其《尚论篇》中对涉及五苓散的条文进行了重新编排与注释，且多有独到见解。

喻氏首将“辨太阳病脉证并治中篇”的第74条与第71条放于“太阳病上篇”，归纳为“不解肌或误汗，病邪入里，用五苓散两解表里二法”。

原文第74条：“中风发热，六七日不解而烦，有表里证，渴欲饮水，水入即吐者，名曰水逆，五苓散主之，多服暖水，汗出愈。”

喻氏注曰：伤风证原有汗，以其有汗也，延至日久不行解肌之法，汗出虽多，徒伤津液，表终不解，转增烦渴，邪入于腑，饮水则吐者，名曰水逆，乃热邪挟积饮上逆，以故外水格而不入也。服五苓散后，频溉热汤，得汗则表里俱解。盖表者阳也，里之属腑者亦阳也，所以一举两得也。

原文第71条：“太阳病，发汗后，大汗出，胃中干，烦躁不得眠，欲得饮水者，稍稍与饮之，令胃气和则愈。若脉浮，小便不利，微热消渴者，五苓散主之。”

喻氏注曰：不行解肌反发其汗，致津液内耗烦躁不眠，求救于水。若水入不解，脉转单浮，则无他变，而邪还于表矣。脉浮本当用桂枝，何以变用五苓耶？盖热邪得水，虽不全解，势必衰其大半，所以邪既还表，其热亦微，兼以小便不利，证成消渴，则腑热全具，故不从单解而从双解也。凡饮水多而小便少者，谓之消渴，里热炽盛，何可复用桂枝之热？故导湿、滋干、清热，唯五苓有全功耳。

其后又分别于《太阳病中篇》及《阳明病上篇》中再次论述太阳病或误汗、或误下而致热耗津伤内燥，水道不利的情况下运用五苓散以“两解表里之热”，并“润津、滋燥、导饮、荡热”。

从喻氏的观点来看，他认为五苓散证是围绕一个外感之邪误治失汗或误下—表里邪热结—结热伤津成燥—水津失布、小便不利的病机规律发展的。而这个证的成因有二：① 太阳中风失汗或过汗，致太阳经腑同病而表里皆热，热邪影响膀胱水道气化而小便不利。热邪挟饮上逆而水逆，津伤成燥而消渴。② 太阳病误下，使太阳证“渐传经”而“邪入阳明”，因脾胃属中焦传输之地，如《内经》言：“饮入于胃，游溢精气，上输于脾，脾气散精，上归于肺，通调水道，下输膀胱。”阳明胃腑处于水液调节输布的重要地位，一旦津液的分布受邪热所扰不能顺利执行“下输膀胱”的功能，就会出现小便不利，或小便过利而大肠失润的紊乱情况。此外，五苓散的主治不但有水停，更存在热结及津伤的情况。

我们仔细分析五苓散条文就会发现小便的异常并不是张仲景反复强调的症状，文中各种症状出现频率依次是“消渴”或“消渴饮水”等 7 次，“烦躁”“烦”“躁烦”等 4 次，脉浮或浮数 2 次，小便不利 1 次，小便数大便硬 1 次，微热、汗出、水入即吐各 1 次。可见“渴”“烦躁”等热燥津伤的症状在五苓散证中要甚于单纯的“小便不利”，喻氏是这样看待这一点的，他于“太阳病中篇”注释原文第 72 条“发汗已，脉浮数，烦渴者，五苓散主之”中谈到：“脉浮数而烦与上同也，加之以渴，则津液为热耗而内燥，里证具矣。津液内耗，即非细故，宜用四苓以滋其内，而加桂以解其外。”明确指出病机中存在的津伤情况，而且认为五苓散是滋内燥、解外邪之剂。

那么既然有表里同病，水饮停聚且又有热燥津伤，其病位在何处呢？换句话说，五苓散证到底是不是“太阳蓄水证”？这是近代诸多医家争论的焦点。《伤寒论》原文并未提到“太阳蓄水”这一说法。其说肇始于成无己的“水饮内蓄，津液不行”的注释，至明清才逐渐成熟为“太阳蓄水证”的完整提法。观《伤寒论》可以知道，五苓散证的出现是在发汗或误汗后病情不解的情况下提出来的，其前第 70 条“发汗后，恶寒者，虚故也；不恶寒，但热者，实也。当和胃气，与调胃承气汤”[《伤寒论·辨太阳病脉证并治(中)》]实际上是提出了发汗后出现伤阳与伤津的两种不同情况的证治。其后即于第 71 条指出：“大汗出，胃中干，烦躁不得眠……令胃气和则愈。若脉浮小便不利，微热消渴者，五苓散主之。”这是承前指出不当的发汗致“胃中干”形成热燥津伤的局面，可以“少少与饮之”以润其燥和其胃气，但如果仍兼表热而“脉浮”，同时影响水液的代谢分布较前严重，出现“小便不利，微热消渴”就要用五苓散来调节。至第 74 条更指出，当水饮停聚更甚，聚于胃脘不去，并与热相扰，使水入即吐，成为一种“水逆证”，其水液停聚的情况更加严重，也当用五苓散治疗。这种因误汗而影响小便不利的病机，曹颖甫的解释比较形象：“若脉浮，小便不利，微热消渴，则为大汗之后，浮阳张发于外，输尿管中水气被引，不得下行。”(《伤寒发微》)认为因发汗使得阳气外张于表，水液得不到阳气的推运与输化，不能化为尿液下行所致。而其他医家也认为全文未见到明确的下腹胀满、里急等水蓄下焦膀胱之表现，故并不支持“太阳膀胱蓄水”的观点。《伤寒论直解》的观点即认为是“脾不转输，水津不布”。至于后文的第158条、第241条、第386条则更是论述因误下及霍乱的直接原因影响中焦功能而导致水液代谢障碍的情况，所以笔者认为文中的“有表里证”当为太阳阳明同病，是阳明因邪扰而不行转输水液之功。喻嘉言在重新编排原文的时候已看到五苓散证中阳明功能障碍的一面，但他可能还是囿于“太阳腑证”的说法，反复强调“邪入于腑”“表里皆热”“腑热全具”等。实际上，在五苓散证的形成中，太阳膀胱的确受到了影响，但是这是间接的因脾胃中焦的水液输布失调而受扰所成，膀胱腑中并未成实。五苓散证是太阳阳明并病可明。

针对上述病机，喻嘉言指出了五苓散的“导湿、滋干、清热”三大功能，这与当代对五苓散利水剂的认识有较大的出入，但从五苓散的主方分析来看，喻氏的提法是有道理的。该方取泽泻一两一分为主药，猪苓、茯苓、白术各三分，桂枝两分为末，以白饮服方寸匕，并嘱咐“多饮暖水汗出愈”。可以看出方中泽泻分量独重是取其甘淡寒之性，于甘寒泻热的同时淡渗水湿，使热随小便而去，恰是针对热与水停的病机而立。取少量茯苓、猪苓、白术于健脾助运的同时利水燥湿兼施，更以辛甘温的桂枝既解肌疏表又振奋中焦兼温化水气、通利小便。另方后要求的“白饮服”“多饮暖水”也是治疗中不容忽视的重要一环，其用意是以白饮和胃生津液，并多饮暖水，借外来温暖之水气以振中焦，宣散弥留的饮邪，同时也补充燥伤之津液而不留后患。近代中医名家赵锡武说得好：“五苓散为中焦淡渗健脾之剂，能恢复脾的功能，使脾阳振而吐泻止，而小便始利。非小便利而后吐泻方止。多饮暖水，是补充失去之津液。”实是深明五苓散之方意。

总之，五苓散证实际上是太阳病失治误治之下出现脾胃中焦功能障碍，水饮失布，同时又有邪热伤津的有表有里、有停水又有伤津的两相矛盾的局面。五苓散即是针对这样的病情确立的解表清热导饮、健脾行津滋燥的有效方剂。它绝不是单纯意义上的利水剂，只是它的临床效应以利尿为多见才导致了这种偏见。下面一则病例正能说明这一点：日本的今田屋章医师报道一病例因酒精性肝硬化合并糖尿病而致腹水，虽用螺内酯、呋塞米等仍无法解决口渴、多饮、腹水等问题，患者不遵医嘱，一次自服五苓散浸膏40 g而全身大汗，一夜而腹水及口渴全消，后坚持每日服用15 g五苓散，1年未见复发。随着对五苓散主治证的深入了解，我们才能在临床上灵活运用，真正体现辨证论治的中医精髓。

（《中医药研究》，2001年第17卷第6期）

喻嘉言应用人参经验初探

广东省韶关市第一人民医院　　钟秋生

一、与解表药同用，治伤寒病

元气素弱之人，得伤寒病，喻氏认为治疗用人参三、五、七分，加入解表药中，少助元气，以为祛邪之主，祛邪外出，非补养虚弱之意。喻氏谓："夫人得感之初，元气未离也；唯壮热不退，灼干津液，元气始离。"治疗主张："倘起先药中用人参三、五、七分，领药深入祛邪，即刻热退神清，何致汗下不应耶！"如嘉靖乙未，五、六、七月间，江南淮北处患时行瘟热病，传染相似，喻氏用人参败毒散倍人参，去前胡、独活，服者全效。在饥馑兵荒之余，饮食不节，起居失常，致患时气者，喻氏也用上法治疗。喻氏称，倍加人参，是因为瘟气易染素体虚弱之人，而饥馑兵荒之余，人已内虚久困，用人参之力以祛邪方可。又如在崇祯辛巳、壬午，时疫流行，各处医生，在发汗的中药内，唯用人参者，多以活人。此外，喻氏尚有个案报道用人参与解表药配伍治疗病温，如治黄曙修氏，时气伤寒，春月病温，喻氏认为势重者以冬不藏精，体虚不任病，治疗于表汗药中用人参七分，服后汗出势减，次日再在和解药中加人参一钱，服后表解里和病安。

二、配附子回阳

1. 治真寒假热　喻氏认为，外显假热，内有真寒，以干姜、附子治疗，不胜回阳之任，配人参则补中有发，并可散邪退热，一举两得。如在治徐国祯病案中，徐氏伤寒六七日，身热目赤，反不欲饮，异常大躁，脉洪大无伦，重按无力，喻氏辨证为真寒假热证，用附子、干姜各五钱，人参三钱，甘草二钱，煎成冷服，服后寒战，阳微之状始著，再以上药 1 剂，微汗热退而安。

2. 治戴阳证 喻氏以人参、附子等药温补下元，收回阳气，治疗戴阳证，效果甚佳。如在治石开晓病案中，石氏伤风咳嗽，误用麻黄药 4 剂，头面赤红，烦躁，脉豁大而空，出现戴阳证，喻氏以人参、附子等药治疗，服后稍宁片刻，大汗出，再进 1 剂，汗出止，咳嗽停。

3. 治元阳衰脱之疟证 在治袁继明病案中，袁氏得疟疾，气急神扬，脉豁大空虚，喻氏认为此为元阳衰脱之候，本应急予人参二两煎浓汤预服，因未及时予参，疟已发作，予附子理中汤连进四小剂，后又予独参及附子理中急救治愈。

三、治阳邪入阴分之证

喻氏用活人败毒散逆流挽舟治痢疾，脍炙人口。喻氏认为，内陷之邪，以逆流挽舟之法，方能提之转从表出。喻氏称“故凡遇阳邪陷入阴分，如久疟、久痢、久热等症，皆当识此意，使其缓缓久久透出表外，方为合法。若急而速，则恐才出又入，徒伤其正耳”。如在治周信川案中，周氏患休息痢，1 日 10 余次，面目水肿，肌肤晦黑，脉沉数有力，喻氏认为此阳邪陷入阴之证，以人参败毒散治疗，后根据病情变化又用补中益气汤调理，不旬日而愈。又如陈氏患者，肠风下血近 30 日，喻氏分析此为阳气陷入阴中，大股热气以肛门泄出，必用参、术，以人参汤调赤石脂末，服之稍安，再以人参、白术、赤石脂、禹余粮为丸，服之而愈。

四、配赤石脂治膈证

喻氏用人参配赤石脂以坠安翻出之胃，如在治李思萱夫人病案中，患者呕哕连绵不绝，声细如虫鸣，久久才大呕一声，脉上涌而乱，重按全无，喻氏认为治疗必多用人参，于是煎人参汤，调赤石脂末，治疗 3 日，服人参五两，赤石脂1斤，又以人参、陈皮与粟米同煎作粥，服3日，胃稍安，再以人参汤送服赤石脂3日，后又以参橘粥服3日，并用四君子汤、丸调理，共用人参九两，疾病获愈。

此外，喻氏用人参煎浓汤，送服黑锡丹30粒，治肾阳虚衰之吐血，以坠安元气，获得良效；在清肺药中，稍加参、术以补脾治疗肺痈而建功等。总之，他对人参应用十分广泛，阐述清楚，有待深入学习和研究。

（《江西中医药》，1999年第30卷第2期）

喻昌对《伤寒论》葛根运用之见解

成都中医学院　　宋　兴

一、葛根为阳明表证之的药

《伤寒论》中用葛根者，有葛根汤、葛根加半夏汤、葛根黄芩黄连汤、桂枝加葛根汤，这四方都与太阳、阳明经病相关。医者或以“项背强几几”，或以“太阳阳明合病”呕、利为运用葛根的基本条件，但其所以然之理未得到较深刻的解释。金代成无己以“轻可去实”作解，然“轻可去实”的药尚多，何以专取本品？唯明清间方有执、喻昌独具慧眼。方氏指出：葛根的临床效用是“解阳明之肌”，运用时机是“太阳尚在”、又“初有阳明”。喻昌在这一认识的基础上认为，阳明证，不仅有在经在腑之异，而且有在表在里之分，其经、腑证均属里证，因为二证都是邪气已离太阳之表，完全深入阳明而形成的阳明正证，而阳明表证却是“太阳初交阳明，未至两经各半”的太阳阳明“合病之初证”，但与合病也有区别。“合病”已是“两经之证各见一半……界限中分，不偏多偏少”；阳明表证却有邪气在经多少之分，在太阳者多，在阳明者少。阳明表证的临床见证喻氏虽未详指，但循意可知，它既不同于经证的热、渴、烦、汗并具，也不同于腑证的痞、满、燥、实、坚同见，又不同于太阳阳明合病的喘而胸满，而是以太阳伤风伤寒脉证为主，且初兼阳明之或呕，或利，或项背强几几，或脉促急等一二症状的病证。喻氏认为，《伤寒论》正是针对这类病证而运用葛根的，于是以“葛根，专主阳明之表”一语深刻揭示了葛根运用的最佳时机。无论是风伤卫之有汗恶风而兼项背强，还是寒伤营之无汗恶风而兼项背强；也无论是风邪合阳明胃中水饮上逆而呕，或是寒邪挟阳明胃中水谷下奔而利；甚或是桂枝证因误下导致太阳热邪未传阳明之经，直逼阳明之腑，而见脉促、汗泄、喘利并作之变证，都应当“才见阳明一证”，就以葛根为首选。喻氏“才见”二字之意，正是强调太阳之证未罢而邪气又初犯阳明这一证候演变时机，以病位层次而论则正当肌腠。因阳明表证之时，正是邪热充斥肌腠，肌腠为之闭塞的阶段，非葛根之大开，不能泄其邪热，故葛根为阳明表证之的药。喻氏的这一认识，不仅揭示了《伤寒论》中四个运用葛根方都与太阳阳明二经病证相关的所以然之理，而且更为重要的是为后世临床运用本品阐明了一个正确的指导原则。

二、葛根为阳明经腑证之禁药

喻氏对葛根在《伤寒论》中之运用的认识并非至此而止，而是在这一认识的基础上，结合柴胡的运用提出了一个发人深思的问题：“仲景于太阳经中，有兼带阳明经者，其风伤卫则桂枝汤中加葛根；其寒伤营则麻黄汤中加葛根。有兼带少阳者，其风伤卫则桂枝汤中加柴胡；其寒伤营则麻黄汤中加柴胡。合、并之病亦然。是则阳明经以葛根为主药，少阳经以柴胡为主药矣。乃少阳经专用小柴胡汤，而阳明一经全不用葛根者何耶？”喻氏认为，其原因在于“阳明主肌肉者也，而用葛根大开其肌肉，则津液尽从外泄，恐胃愈燥而津立亡，故不用者，所以存津液耳”。喻氏此说，道出底蕴，开了千古疑窦。阳明为多气多血之经，邪气至此，最易化热化燥，故经证有大热、大渴、大烦、大汗、脉洪大等症状，腑证则津伤便燥，此际撤热保津犹恐不及，岂能还敢大开肌腠、劫夺津液呢？故葛根为阳明经、腑证之禁药。

（《安徽中医学院学报》，1989 年第 8 卷第 2 期）

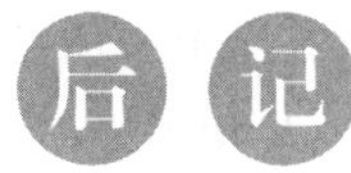

后 记

医学流派是伴随着众多的名医群体和创新的医学思想而形成的。吴中多名医，吴医多著述，吴门医派作为吴地文化中的一枝奇葩，中医药文化优势明显，历史遗存丰富，文化积淀厚实，在中国医学史上有着重要的地位。据不完全统计，吴门医派有史料记载的医家近 2 000 位，滕伯祥、薛辛、王珪、葛乾孙、倪维德、王履、薛己、缪希雍、吴有性、张璐、喻昌、李中梓、叶桂、薛雪、周扬俊、徐大椿、尤怡、王洪绪、曹存心、李学川、陆九芝、曹沧洲等是其中杰出的代表，这些医家群体给我们留下了 1 900 多部古医籍。

当代许多学者聚焦于吴门医派研究，阐述吴门医家的医学思想内核，钩沉其辨证理论与特点，归纳其疾病诊治规律与用药经验，用以指导临床实践，出版了大量相关研究文献。我们意识到汇编“吴门医派代表医家研究文集”，既是吴门医派传承发展的需要，也是服务于建设健康中国的一个举措。于是首先选择了薛己、吴有性、张璐、喻昌、叶桂五位吴门医派代表性医家，编撰出版“吴门医派代表医家研究文集”上集，以飨读者。

本书辑录了当代学者公开出版的关于吴门医派代表医家喻昌的研究文献，内容包括生平著述辑要、医学思想研究、临床证治探讨、疾病诊治应用四个篇章，共 71 篇研究文献。“生平著述辑要”部分主要概述喻昌的生平轨迹、行医经历及评述其代表性著作；“医学思想研究”部分以总论、伤寒温病论、秋燥论、大气论、杂论归类，相对集中地阐述喻昌医学思想；“临床证治探讨”部分主要阐述喻昌的辨证论治的特点；“疾病诊治应用”则主要收录喻昌对具体疾病的诊治经验文献，以及探析喻氏方药的应用规律等，以冀全面反映当代学者对喻昌学术思想的研究全貌。

书中所录文献时间跨度既长，包罗范围又广，原作者学术水平各异，作出判断的角度不同，所参考图书的版本不一，故书中的某些史实及观点不尽相同，甚至互有矛盾之处。我们在编辑时，除对个别明显有误之处作了更正外，一般仍保持文献的原貌，未予一一注明修正，仅在每篇文末注明所载录出版物，亦删去了原文献所列参考文献。对于中医常用词汇如病证、病症等，也仅在同一篇文献中加以统一，而未在全书中加以统一，敬请原作者见谅和读者注意鉴识。书中所载犀角、虎骨，根据国发（1993）39 号、卫药发（1993）59 号文，属于禁用之列，均以代用品代替，书中所述犀角、虎骨相关内容仅作为文献参考。尤其需要加以说明的是，文献作者众多，引用时尽量列举了作者单位，有些文献作者单位难以查证（特别是早期的文献），只能缺如。所引用文献得到了大多数原作者的同意，有些联系不上的作者可在图书出版后与我们联系，以便我们表达对您的谢意。

在本书的编辑过程中，我们得到了苏州市中医药管理局领导的大力支持与帮助，储雷雷、吴思琪、周瑞鹏、王超宇等研究生同学也参与了本书的收集、文字转换、校稿等工作，谨此表示谢意。本书的出版得到了“苏州市吴门医派传承与发展”专项经费和“吴门医派杂病流派传承工作室”经费的资助，深表谢意。

编撰本书也是我们一次很好的学习过程，限于编者的学识与水平，收录文献定有遗珠之憾，书中错误亦在所难免，敬请读者批评指正。

编　者

2020 年 12 月